Le Livre des 28 chakras

Les principaux centres d'énergie
de notre corps

Le livre

Ce livre sur les chakras réunit l'expérience de nombreux praticiens (thérapeutes, médiums, guérisseurs) reconnus dans leur domaine. L'auteur donne une description exceptionnellement intense et compréhensible même pour des débutants des sept chakras – ou centres d'énergie – généralement connus, mais aussi de 22 autres chakras dont certains se situent en dehors de notre corps et ont jusqu'ici souvent été négligés dans les thérapies du corps, de l'âme et de l'esprit. Elias Wolf nous montre avec verve et conviction combien ces centres transpersonnels, car extérieurs à la personne, sont en fait importants, et combien il est précieux de pouvoir intégrer tout le champ énergétique de la personne dans un traitement holistique. Enfin, ce livre se veut surtout pratique. Les informations données peuvent directement être utilisées pour le traitement des clients, l'ouverture et l'activation des chakras ou la conception d'un atelier sur la question.

L'auteur

Elias Wolf, né en 1966 à Prague, est psychologue de formation et travaille essentiellement avec des personnes qui se trouvent à une croisée des chemins cruciale dans leur vie. Dans sa pratique, il met en œuvre diverses techniques psychothérapeutiques et spirituelles, en accordant une importance particulière à la psychothérapie transpersonnelle, et s'efforce d'établir des liens entre la psychologie classique et le travail de guérison spirituelle. Il dirige par ailleurs un projet médical de régénération du système immunitaire. Après avoir exercé pendant quelques années en Australie, Elias Wolf vit et travaille aujourd'hui en Haute-Bavière.

Elias Wolf

Le Livre des 28 chakras

Les principaux centres d'énergie de notre corps

GUY TRÉDANIEL ÉDITEUR
19, rue Saint-Séverin
75005 Paris

Titre original :
Das Buch der 28 chakren

traduit de l'allemand par Anne Charrière

ISBN : 978-2-84445-761-5

info@guytredaniel;fr
www.tredaniel-courrier.com

Avertissement :
Les réflexions, méthodes et suggestions communiquées dans ce livre ne remplacent en aucune façon le conseil et le traitement d'une personne autorisée à exercer la médecine ou à effectuer des actes thérapeutiques.

Sommaire

Avant-propos. 9

Notions fondamentales sur les chakras 11

Les corps énergétiques de notre aura 11

Corps énergétique de sensation (terre) 13

Corps énergétique émotionnel (feu). 14

Corps énergétique des sentiments (Eau) 15

Corps énergétique mental (Air). 16

Corps énergétique spirituel (Éther) 17

Les couleurs de l'aura 18

Le système des chakras 20

Qu'est-ce que les chakras ? 20

Quel est l'effet des chakras ? 21

Combien existe-t-il de chakras ? 22

Une classification des chakras. 24

1er groupe : les chakras principaux 26

2e groupe : autres chakras corporels 28

3e groupe : points corporels (chakras secondaires). 29

4e groupe : chakras suprapersonnels 30

5e groupe : chakras subpersonnels 32

Symétrie du système des chakras 33

Liaisons particulières entre chakras. 35

Voisinage. 35

Liaison directe 35

Court-circuit 36

Ligne spéciale. 36

Le flux vertical à travers les chakras 39

Le flux des éléments 39

Le flux de conscience 47

Le flux du temps 49

L'ouverture des chakras 51

Résonances externes ... 54
Utilisation des résonances dans la pratique ... 55
Résonance avec des polarités sexuelles ... 55
Résonance avec les éléments ... 56
Résonance avec les couleurs ... 58
Résonance avec les tons et les sons ... 61
Résonance avec des formes ... 62
Résonances internes ... 65
Résonance sur le plan corporel ... 66
Résonance sur le plan émotionnel ... 72
Résonance sur le plan mental ... 75
Résonance sur le plan spirituel ... 77

Les chakras ... 79
Les chakras principaux ... 80
1er chakra principal : le chakra racine ... 80
2e chakra principal : le chakra sacré ... 87
3e chakra principal : le chakra du plexus solaire ... 94
4e chakra principal : le chakra du cœur ... 102
5e chakra principal : le chakra de la gorge ... 110
6e chakra principal : le troisième œil ... 118
7e chakra principal : le chakra couronne ... 126
Autres chakras corporels ... 132
8e chakra : le hara ... 132
9e chakra : le kalpa taru ... 136
10e chakra : le chakra du thymus ... 141
11e chakra : le chakra de l'arrière de la tête ... 150
12e chakra : le chakra supérieur du front ... 155
Les points du corps ... 161
13e chakra : les points des pieds ... 161
14e chakra : les points des genoux ... 165
15e chakra : les points des coudes ... 168
16e chakra : les points des mains ... 171

Les chakras suprapersonnels. 175
17e chakra : le point de l'âme 177
18e chakra : la porte de l'âme 181
19e chakra : la porte de guidance supérieure. 184
20e chakra : le centre de la vocation 188
21e chakra : l'étoile céleste 192
22e chakra : l'étoile de l'espace. 196
Les chakras subpersonnels 200
23e chakra : le point inca 202
24e chakra : la porte inca 206
25e chakra : la porte de guidance inférieure 210
26e chakra : le centre de la force terrestre. 214
27e chakra : le centre des êtres vivants 218
28e chakra : l'étoile terrestre 221
L'étoile du temps (hypothétique) 225

Annexes 229
Les tableaux 230
Présentation des tableaux pour le travail sur les chakras 230
Groupe A : EXT – Résonances externes 231
Groupe B : INT – Résonances internes. 231
Groupe C : ACT – Agir 238
1. EXT – Couleurs des chakras corporels. 240
2. EXT – Couleurs des chakras transpersonnels importants. 240
3. EXT – Polarités, éléments et formes 241
4. EXT – Règles d'énergie 242
5. EXT – Mantras sonores, voyelles et son de la voix 243
6. EXT – Musique et danse. 244
7. SPÉCIAL – Pierres thérapeutiques favorisant l'équilibrage des chakras 245
8. INT (tous) – Perceptions. 246
9. INT – Correspondances corporelles 247
10. INT (corps) – Techniques manuelles 248
11. INT (corps) – Exercices corporels 249

12. INT (émotion) - Mots clés du vécu 251
13. INT (émotion) - Techniques respiratoires 254
14. INT (esprit) - Affirmations 256
15. INT (esprit) - Questions clés 258
16. INT (esprit) - Manifestation 261
17. ACT - Entraînement des chakras 262
18. ACT - Amour de couple 264
19. ACT - Sexualité dans le couple 266
20. ACT - Rôles et archétypes 267
Postface personnelle 269
Remerciements de la fin 271
Bibliographie 272

Les planches couleur 273
Les chakras 274
Les corps énergétiques de l'aura 288
Les chakras corporels 289
Les chakras transpersonnels 290
Liaisons transversales entre chakras 291
Flux d'énergie vertical à travers les chakras 292
Les couleurs des chakras corporels (Tab. 1. EXT) 293
Les couleurs des chakras transpersonnels (Tab. 2. EXT) 294

Avant-propos

À quoi bon un livre de plus sur les chakras ? Le marché est inondé d'ouvrages sur la question, les meilleurs y côtoyant les médiocres. Malheureusement, ils ont presque tous une même caractéristique : ils se limitent à la description des sept chakras essentiels sans présenter les autres centres et points de notre système énergétique. Or tout praticien des médecines énergétiques et spirituelles fait tôt ou tard l'expérience qu'il existe nécessairement un bien plus grand nombre de centres énergétiques dans notre corps.

Cette expérience, que je partage avec d'autres thérapeutes, guérisseurs et médiums de ma connaissance, m'a incité à recueillir le savoir de ces personnes. Ainsi, le contenu de ce livre reflète à 95 % l'expérience pratique de thérapeutes qui travaillent quotidiennement avec les chakras sur le plan spirituel et psychothérapeutique, que ce soit pour un diagnostic ou un traitement. Ce livre n'est donc pas le fruit de mes seules élucubrations, mais bien le reflet d'un savoir appliqué, pratiqué par de nombreux thérapeutes qui en tirent de très bons résultats.

Comment ce livre peut-il vous être utile ? Si vous êtes praticien, vous trouverez vite les informations générales pour éclairer votre travail avec vos clients, des éléments pour la mise sur pied d'un atelier, ou une aide pour ouvrir et activer les chakras. Le tout est présenté à l'aide de quelques notions clés qui vous aideront à faire rapidement le lien avec la pratique, tout en vous donnant de petites indications pour une meilleure compréhension du processus en cours dans une guérison. Et même si vous n'avez encore jamais entendu parler des chakras et que vous vous sentez en terre inconnue, j'espère que vous aurez du plaisir à parcourir ce livre parce qu'il vous emmènera dans une dimension inconnue.

Pour coller autant que possible à la réalité quotidienne, je n'ai pas hésité à privilégier un langage direct et des descriptions imagées au lieu de listes de caractéristiques insipides. Car finalement, le but est d'y trouver son plaisir et non des leçons. J'espère que personne ne s'en formalisera, car mon objectif est de décrire des archétypes et des états psychiques, et non des personnes, même si des ressemblances éventuelles avec des êtres vivants sont parfois inévitables.

Pour finir, encore une remarque en passant : je suis un homme et ne puis évidemment écrire qu'à partir d'un point de vue masculin, même si, en raison des sources variées de mon texte, mes descriptions des comportements féminins types ne sont pas fondamentalement fausses. Néanmoins, ma langue reste subjective et pas toujours politiquement correcte à cent pour cent, ni parfaitement androgyne dans sa formulation. Mais comme je trouve lourd et artificiel d'écrire en gommant son appartenance sexuelle, je préfère un langage un peu vert et enlevé, au risque d'être subjectif. Dans ce livre, je respecte les deux sexes, les honore tous deux, mais ne les épargne pas non plus. Comme dans la vie.

Il ne me reste donc plus qu'à vous souhaiter beaucoup de plaisir à feuilleter et à bouquiner ce manuel !

Notions fondamentales sur les chakras

Les corps énergétiques de notre aura

• • •

Quand nous disons que nous sommes faits « de chair et de sang », nous avons décrit une partie de nous-mêmes - mais seulement une partie. Car nous possédons encore une autre dimension, qui n'est pas aussi visible, ni tangible, que notre enveloppe corporelle. C'est le champ énergétique qui est en nous et autour de nous - notre corps énergétique - généralement beaucoup plus grand que notre stature physique. Au fond, l'être humain est une structure énergétique, qui possède également un corps physique.

Le fait de savoir que nous avons un corps énergétique n'est pas nouveau. De nombreuses grandes civilisations qui ont précédé celle de l'ère industrielle le savaient déjà. Beaucoup de désignations ont été données au cours des millénaires pour essayer de nommer cette forme d'énergie biologique qui nous traverse. La langue indienne l'appelle le *prâna,* le chinois le *chi,* et nous, en Occident, parlons d'éther, d'orgon et de biophotons. Cependant, tous ces modèles ont en commun l'idée que chaque être vivant possède aussi un corps énergétique et, selon le procédé de mesure, également quelques aspects inanimés en lui.

L'une des caractéristiques d'un corps énergétique est de rayonner. Nous pouvons parler de radiance, et percevoir ce phénomène sous la forme d'une aura. Certains d'entre vous se rappellent peut-être les appareils à photographier l'aura qui simulent une « photographie » par détection du potentiel électrique de la main. Une vraie photographie d'aura est un peu plus compliquée, mais rendue possible de nos jours par la mesure des biophotons. Et nous pouvons très bien arriver à percevoir consciemment l'aura d'un objet si nous exerçons suffisamment notre sens de la clairvoyance.

Notre corps énergétique présente des couches multiples et beaucoup d'aspects doivent être pris en compte pour en reconstituer la structure. Ainsi peut-on discerner dans l'aura une série de corps énergétiques superposés dont certains s'étendent au-delà de notre entité corporelle. L'illustration ci-dessous décrit une division de l'aura en cinq parties. Ce modèle s'est avéré très utile dans la pratique. Les indications de taille du corps énergétique ne valent qu'au repos. Dans l'activité, il peut énormément changer.

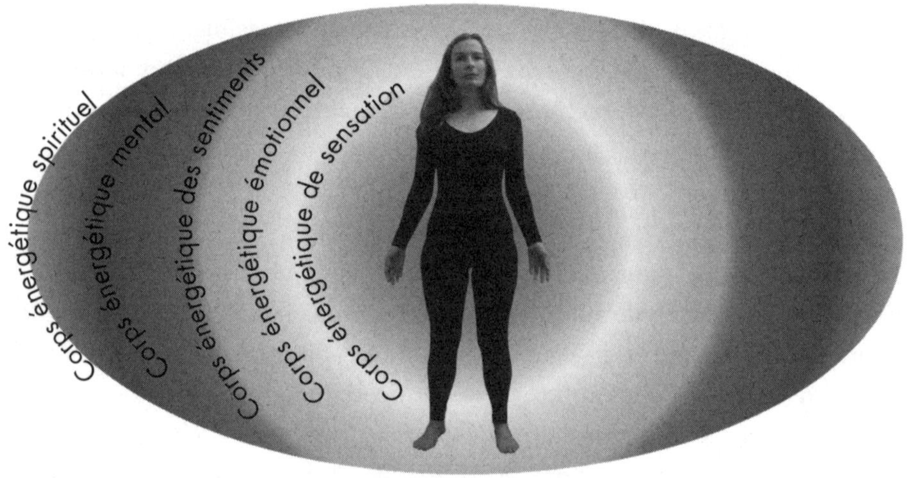

Les corps énergétiques de notre aura.
(voir l'illustration en couleur p. 288)

Une dernière remarque : L'aura humaine n'est pas homogène mais change d'une région du corps à l'autre. Elle n'est pas non plus exactement ovale ou ronde (comme le suggère l'illustration ci-dessus) mais prend une forme spécifique chez chaque personne. En outre, elle est constamment en mouvement. Si quelqu'un se targue d'avoir une photo très « spirituelle » de son aura, ou si un ami s'effondre parce que la photographie de son aura le montre chargé de problèmes, peu lumineux et malade, vous pouvez tranquillement répondre à l'un et à l'autre qu'il ne s'agit que d'une prise de vue instantanée. C'est seulement quand un grand nombre d'instantanés reflètent toujours la même image qu'ils révèlent une constante de la personne. La capacité à voir l'aura est donc un élément de diagnostic utile dans l'instant. Mais il faut faire preuve de prudence quand on veut en tirer des conclusions à plus long terme sur la vie ou sur l'avenir. Lire l'aura et prédire l'avenir sont deux choses totalement différentes.

Corps énergétique de sensation (terre)

• • •

Le premier niveau de l'aura résulte du rayonnement qui émane des processus énergétiques physiologiques de notre corps matériel. Ce corps énergétique se termine légèrement au-dessus de la surface de la peau. Comme il est un produit de notre corps physique, on pourrait aussi l'appeler corps énergétique physique, même si cela paraît un peu paradoxal. Ce corps enveloppe l'être humain depuis sa naissance et chaque bébé communique instantanément avec cette aura. Le corps physique représente par conséquent la somme des processus énergétiques qui se déroulent dans notre corps matériel, y compris ceux qui correspondent à des sensations comme le plaisir, la douleur, la nausée, la pression, la plénitude, la tension, les picotements, etc.

Quand il existe des « atomes crochus » entre deux personnes, c'est que l'échange se joue à ce niveau. Il n'est donc pas étonnant que nous ayons besoin d'une grande proximité corporelle pour savoir si une personne nous attire (ou nous repousse) et nous convient. Une poignée de main amicale et pleine de force, un baiser sur la joue, une embrassade… autant de rituels quotidiens qui ont fait leurs preuves pour vérifier cette partie de l'aura. Et parfois se produit un petit miracle, quand deux personnes qui n'avaient jamais rien eu à se dire ne peuvent plus se quitter à ce niveau de l'être, absolument abasourdies de ce qui leur arrive.

• Médecine alternative •

Comme le corps énergétique de sensation est directement en rapport avec les processus corporels, la connaissance qu'on en a est utilisée depuis des millénaires en médecine. La médecine chinoise avait décelé des lignes d'énergie densifiée dans notre corps et avait appris à utiliser des aiguilles (acupuncture) ou une manière d'appuyer (acupressure) pour rediriger les énergies dans le corps en vue d'une guérison. En Occident, nous avons par exemple l'homéopathie ou les fleurs de Bach qui agissent concrètement à ce niveau. En homéopathie, ce sont les dilutions faibles qui influent sur ce corps énergétique.

Corps énergétique émotionnel (feu)

• • •

Le deuxième domaine de l'aura, en taille, est le corps énergétique émotionnel. Plus un corps énergétique s'étend, moins il est dense. Tous les corps énergétiques sont d'égale valeur mais leur densité change. Au repos, l' « aura émotionnelle » dépasse notre corps physique de 30 à 80 cm. Cela peut évidemment changer très vite quand notre sang entre en ébullition ou que des sentiments comme la joie ou la colère se manifestent. Le plan des émotions est associé à l'élément Feu. Dans l'évolution de l'être humain, c'est le corps qui se développe à la petite enfance.

Le corps émotionnel règle nos conflits affectifs avec l'environnement. Des émotions comme la colère, la joie, la tristesse ou la haine sont des énergies fortes qui, de par leur intensité et leur densité (lorsqu'elles sont pleinement vécues), sont de courte durée et ne se manifestent dans leur entièreté qu'au contact direct de l'autre. Leur force nous fait parfois peur, surtout si nous vivons dans une société contrainte émotionnellement.

• Il y a de la colère dans l'air •

Qui ne connaît pas ce phénomène : nous pénétrons dans une pièce et sentons déjà une « atmosphère lourde », sans avoir besoin de voir la mimique des gens ni même les personnes elles-mêmes. Nous le sentons, tout simplement, dès que nous percevons l'atmosphère. Ce que nous sentons là est le rayonnement émotionnel de la colère. Le médecin tchèque Bradna a construit un instrument qui lui permet de mesurer les modifications du corps émotionnel d'une personne. Il semble que toute information énergétique émise par une personne présente une vibration propre, caractéristique, d'une certaine amplitude et fréquence. Dans le cas d'une émotion comme la colère, deux changements au moins sont mesurables en même temps dans l'aura de la personne. L'un se présente sur le plan physio-énergétique sous la forme d'un rayonnement émis par les muscles tendus (charge myoélectrique) et l'autre directement dans le corps émotionnel, en tant que vibration de l'émotion colère.

Corps énergétique des sentiments (Eau)

• • •

Si nous nous éloignons encore un peu du corps physique, nous entrons dans notre corps des sentiments. Celui-ci correspond à l'élément Eau. L'ouverture du cœur est déterminante sur ce plan. D'après les indications de certains guérisseurs dignes d'être entendus, ce corps se développe entre sept et douze ans et mesure entre 0,80 m et 2 mètres de large. En lui n'apparaissent pas les émotions brutes de la vie décrites plus haut mais les fins mouvements de nos sentiments. Là se reflète notre capacité à vivre l'amour et l'intimité avec une autre personne, dans un rayonnement tendre, aimant. Les blessures de l'âme le ferment, une attention affectueuse et une complicité d'âme à âme lui permet de s'ouvrir. Pour échanger des sentiments aussi subtils avec quelqu'un, nous n'avons pas besoin d'une proximité corporelle. Il suffit d'une présence dans la même pièce, au même moment. Cet espace énergétique n'est pas réduit à une largeur de 2 mètres puisque cette mesure n'est qu'une moyenne à l'état de repos. Remarquons toutefois que l'énergie de l'amour se meut au-delà de l'espace où l'on se trouve, car avec l'amour inconditionnel qui vibre jusque dans le corps spirituel, nous pénétrons un champ énergétique qui s'étend au-delà de nos sentiments personnels et de notre être personnel. L'amour ne connaît pas de limites. Comme pour les autres corps énergétiques, l'aura se modifie très vite en cas d'activité.

Corps énergétique mental (Air)

Si, dans notre champ énergétique, nous nous éloignons encore davantage du milieu du corps, nous nous trouvons toujours plus dans le corps énergétique « crépitant d'électricité » de notre esprit. Le terme esprit est un joli mot pour un mélange indéfini d'intellect (raison) et de sagesse de l'âme. Ce sont justement ces qualités que nous pouvons trouver dans cette partie de l'aura que le terme de corps mental décrit sans doute de la manière la plus pertinente. Ce corps énergétique est considéré en rapport avec l'élément Air et, au repos, s'étend à l'extérieur du corps jusqu'à une distance moyenne de 3 à 5 mètres. Son évolution se poursuit sur une longue période, parallèlement à l'évolution mentale, c'est-à-dire intellectuelle et spirituelle de l'être humain. Selon l'état du corps mental, nous pouvons notamment déceler une forte personnalité ou un caractère remarquable. La force mentale, qui se révèle facilement dans les discussions chaudes d'une table ronde ou d'un débat associatif, se situe à ce niveau, que ce soit sous la forme d'une force visionnaire, d'une force de volonté, d'une force de persuasion, d'une force d'intention ou d'une force de manipulation.

• TÉLÉPATHIE •

Le corps mental pourrait tout à fait être porteur d'une relation télépathique entre deux personnes. Lorsque deux personnes réfléchissent intensément à un projet et communiquent ouvertement entre elles sur le plan du corps mental, leurs pensées commencent à se synchroniser. On reçoit par télépathie ce que l'autre pense avant même qu'il ne parle. Une collaboration fructueuse s'effectue ainsi à un rythme accéléré. Comme la télépathie est possible à très grande distance, il existe encore de tout autres voies de transmission, par exemple à travers le chakra du thymus et l'étoile de l'espace. La plupart d'entre nous connaissent ce phénomène de savoir d'avance, quand le téléphone sonne, qui appelle, sans avoir attendu un coup de fil de cette personne. Certains ne s'en rendent pas compte, d'autres ont juste un moment de surprise, et certains réalisent dans cette situation qu'il s'agit là de télépathie au quotidien.

Corps énergétique spirituel (Éther)

Notre corps énergétique spirituel (corps d'esprit) est souvent perçu comme un corps de lumière et nous enveloppe depuis notre naissance. Il lui correspond l'élément Éther (chi, prâna, orgon, etc.). Dans certaines doctrines, on parle aussi de champ de Bouddha. Le corps d'esprit est essentiel dans ce qu'on appelle le charisme, un rayonnement qui ne repose pas sur l'autorité ou le pouvoir mais sur une présence directe, faite d'amour, de véracité. Notre corps énergétique spirituel se relie directement au corps énergétique infini du Grand Tout, de sorte qu'il n'est pas limité dans l'espace contrairement à nos autres corps énergétiques.

Dans ma description plus précise des chakras, j'ai classé l'éther dans les catégories de cette énergie spirituelle qui afflue sans forme et de la force dispensatrice de vie. Le premier type d'éther correspond au canal supérieur qui pourrait aussi être appelé canal yang. Pour faire simple, je parlerai de forme yang de l'éther. Le second type d'éther circule plutôt à travers les canaux inférieurs du corps physique et peut être appelée l'éther yin. Les deux sont de l'éther, mais à des niveaux de perception différents. Cette distinction est utile si l'on veut comprendre les fonctions des chakras transpersonnels supérieurs et inférieurs.

Le corps d'esprit se transforme en fonction de notre chemin de vie. D'abord, il grandit avec la profondeur de notre conscience, de notre amour et de notre force, qui sont, à mon avis, les trois aspects essentiels d'un chemin spirituel. Il grandit aussi en fonction de l'intimité de notre liaison avec le tout spirituel – et disparaît avec un intérêt exclusif pour le monde matériel. Deux pistes de conscience et un effort d'ouverture conduisent à l'élargissement de ce merveilleux champ de notre aura : un travail

Les couleurs de l'aura

• • •

Pour terminer cette petite excursion dans l'aura humaine, j'ajouterai encore un tableau comprenant les observations de divers experts dont un professeur de physique australien, spécialiste de la physique des rayonnements, qui s'est intéressé à l'exploration de l'aura humaine. Selon une démarche scientifique, il a établi des statistiques sur l'apparition de phénomènes chromatiques en fonction de l'état de la personne. Il est difficile de dire lesquelles de ses observations correspondent à des couleurs propres des chakras, à des énergies (par exemple celles qu'on appelle des essences) pénétrant de l'extérieur dans le système, ou aux véritables couleurs de l'aura. Peut-être le lecteur sera-t-il intéressé, à la vue de ce tableau, d'approfondir le sujet ou de comparer ces résultats à sa propre expérience ?

Couleur de l'aura	État de la personne	Corps énergétique
Rouge	activité, présence pleine de force, vitalité ; rapport à la terre ; besoins physiques, corporels ou sexuels – le rouge vibre avec le plan matériel ; rouge foncé : irritation, colère, frustration	physique
Orange	besoins du ventre : avidité, joie ; orientation des sentiments, mais aussi pouvoir, ambition et manipulation	émotionnel mental
Jaune	vraie joie ; expansion ; communication énergétique interpersonnelle ; force ; activité intellectuelle	spirituel mental
Vert	transfert d'énergie ; énergie thérapeutique ; communication énergétique transpersonnelle ; vert sale : jalousie	spirituel de sensation

Couleur de l'aura	État de la personne	Corps énergétique
Violet	transformation et transmutation au point culminant d'un processus ; changement spirituel et purification	spirituel
Bleu	savoir ; inspiration ; état méditatif ; état de rêve ; lien avec la nature ; enseignement ; sensibilité	spirituel mental
Bleu électrique	blanc + bleu ; esprit affluant ; s'observe souvent dans l'aura d'un guérisseur à la fin d'une séance	spirituel
Pourpre	activité du troisième œil ; énergie mentale	mental
Blanc	synthèse additive de toutes les couleurs ; être au service de Dieu – blanc rose : bonheur	spirituel
Or	le spectre divin des deux côtés (terre et ciel) ; volonté divine ; force divine et bonheur divin/béatitude divine ; action puissante avec Dieu (guerrier « spirituel »)	spirituel physique
Ocre	malade physiquement (si mortellement malade ou proche de la mort, la couleur est blanche) ; fonctions corporelles troublées	physique
Marron	rouge + vert : cœur encrassé physiquement ; rigidité ; peur par inflexibilité et besoin de sécurité	de sensation
Gris	pensées négatives ; peur ; négativité ; dépression ; tristesse ; possédé par des énergies étrangères ; absence de lumière ; trous gris noir dans l'aura	mental

Le système des chakras

• • •

Qu'est-ce que les chakras ?

• • •

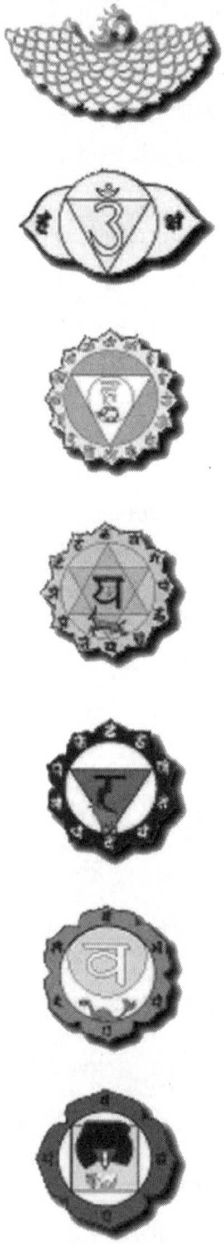

En fonction de sa compréhension des énergies et de leur circulation et répartition dans le corps, chaque grande civilisation a développé au cours du temps un système propre pour la description des processus énergétiques dans le corps humain. Par exemple, sur la base de leur conception du chi, les Chinois ont découvert le système des méridiens, ou canaux de circulation de l'énergie dans le corps ; les points de croisement des méridiens et les endroits sensibles donnent lieu à la pratique de l'acupuncture ou de l'acupressure et les méridiens s'avèrent directement utiles pour un travail sur l'aura. Ce savoir est un pilier de la médecine traditionnelle chinoise (MTC). En Occident aussi, des scientifiques comme Wilhelm Reich ont essayé de travailler avec l'idée de l'existence d'une bioénergie (orgon). Ces premières tentatives ont notamment donné lieu à des formes de traitement psychothérapeutiques comme la bioénergétique. De même, dans la culture indienne, il existe une représentation de la bioénergie (prâna) circulant en l'être humain à travers un système de canaux et de chakras. Le modèle des chakras est très utile pour notre compréhension des interactions énergétiques avec l'environnement et manifeste l'influence massive des énergies sur notre aura. La culture indienne a ainsi développé la base de notre compréhension moderne des chakras. Le présent livre s'incline lui aussi devant ce savoir tout en allant encore au-delà.

Qu'est-ce donc que ces chakras ? Tout d'abord, ce sont des lieux où l'énergie se densifie dans le corps. Les voyants perçoivent souvent les sept chakras principaux comme des entonnoirs en forme de trompette, ouverts sur l'extérieur. Certains rayonnent horizontalement vers l'avant et vers l'arrière (2e et 6e chakras principaux), d'autres verticalement vers le haut ou vers le bas (1er et 7e chakras principaux). Il existe aussi des chakras sphériques qui rayonnent dans toutes les directions ; ceux-là sont généralement situés à l'extérieur de notre corps physique. Les chakras sont évidemment en lien avec tous les processus vitaux à l'œuvre dans la région où ils se situent. Je reviendrai en détail sur ce phénomène d'interrelation dans le chapitre sur les résonances.

Quel est l'effet des chakras ?

Le principal rôle des chakras est, à mon avis, de communiquer avec l'environnement. Alors que les méridiens correspondent à des circulations internes de l'énergie, les chakras constituent notre organe de liaison énergétique avec l'environnement. D'une part, les chakras communiquent par simple ajustement vibratoire, en harmonie avec d'autres états énergétiques de toutes sortes, ce qui pourrait s'expliquer scientifiquement par le phénomène de la résonance. Mais par ailleurs, ils sont également en mesure d'émettre et de recevoir activement des bioénergies. Par analogie, on pourrait parler de radiance pour l'émission de rayonnements et de réceptivité pour leur captage. Cette communication énergétique active et permanente des chakras exerce évidemment des effets concrets sur notre vie quotidienne. Elle détermine par exemple notre rayonnement, notre présence, notre force, notre charisme. En outre, les chakras procurent des qualités telles que la sensibilité ou l'ouverture, et permettent des expériences pouvant aller jusqu'à la télépathie.

Chaque chakra semble manifester un processus énergétique fondamental que j'appelle règle énergétique. Cette caractérisation est peut-être osée, mais certainement stimulante pour saisir le principe du fonctionnement d'un chakra. Par exemple, la règle énergétique du chakra racine serait celle de la gravitation et la règle du chakra sacré le magnétisme. Je suis très conscient du caractère pseudo-scientifique de cette façon de nommer les choses. Je recommande néanmoins au lecteur de se plonger dans la réalité des chakras en prenant en compte cette approche. Car ces règles énergétiques sont très utiles pour comprendre diverses fonctions des chakras. En ce qui concerne l'efficacité de ces règles pour les chakras du corps physique, je suis très confiant. Les choses deviennent plus floues avec les centres énergétiques transcendantaux, mais elles n'en sont pas moins passionnantes.

Combien existe-t-il de chakras ?

Tous les centres d'énergie de notre être forment un tout logique, une structure commune. La bioénergie circule en continu dans notre corps, les chakras ne sont que des bornes d'étape sur ce parcours. La plupart des centres énergétiques sont disposés sur une ligne imaginaire, verticale, qui passe par le milieu du corps et le centre du hara. Les sept chakras principaux et tous les chakras transpersonnels sont exactement situés sur cette ligne du hara.

Combien existe-t-il donc de chakras ? C'est une question extrêmement intéressante et pertinente. Tout d'abord, je voudrais préciser que je n'emploie pas ici le terme de chakra au sens indien classique, mais l'étends à d'autres centres énergétiques du corps qui, selon moi, appartiennent à la même structure géniale que les sept chakras principaux généralement connus. Pour être précis, je ne devrais donc parler que de centres énergétiques. Mais comme les guérisseurs utilisent couramment des dénominations comme chakra du thymus ou chakra de la rate, je me permets la même licence de langage, car le terme importe peu, l'important étant le contenu et le savoir qu'il implique.

Je suppose que la plupart des lecteurs n'ont jusqu'à présent entendu parler que des sept chakras, qui occupent presque la totalité de la littérature sur la question. Mais plus on s'aventure profondément dans l'exploration des corps énergétiques de l'être humain, plus on est amené à douter que leur nombre soit restreint à sept. Énergétiquement, ces sept chakras sont certes les plus puissants, d'où leur nom de chakras principaux. Mais il existe un certain nombre d'autres centres importants dans notre corps énergétique, dont la compréhension nous fait progresser dans notre travail de guérisseur, de psychothérapeute ou de médecin. Plus on travaille sur le corps énergétique, plus on perçoit de centres d'énergie condensée. Je pense que si l'on poursuit ce travail de différenciation du corps énergétique, on obtient à la fin un spectre énergétique continu qui ne présente plus des points fixes de chakras mais seulement des densifications locales d'énergie.

C'est pourquoi le nombre de chakras décrits dans ce livre est arbitraire mais pas plus arbitraire que le nombre limité de sept. Le travail sur les chakras tel qu'il est décrit dans ce livre est extrêmement pratique et fonctionnel. Chaque praticien aura en outre à l'esprit l'idée que la découverte de nouveaux chakras n'est pas du même ordre que celle de l'œuf de Colomb mais seulement la conséquence logique d'une sensibilité personnelle plus affinée. Plus la perception des chakras s'affine, plus la possibilité de travailler avec davantage de chakras s'offre à nous. Chacun peut entreprendre sur ce point son propre voyage de découverte.

Une classification des chakras

• • •

Au fond, l'exercice de classer les centres énergétiques du corps en différentes catégories est purement théorique. Car chaque centre est unique en soi. Mais pour qu'il soit plus facile de se représenter et de mémoriser les chakras dans leur séquence, je me suis résolu à les diviser en cinq groupes et à développer une petite nomenclature correspondante. Mes appellations sont parfois arbitraires mais toujours compréhensibles - et surtout faciles à se rappeler.

Les sept chakras principaux constituent la base de ce livre. En raison de l'influence importante qu'ils exercent sur notre corps énergétique, ils sont aussi traités le plus à fond. Mais selon la conception développée ici, ils ne constituent qu'une partie du système des centres énergétiques en rapport avec notre corps physique. Dans une deuxième partie, d'autres chakras seront donc abordés, même s'ils n'ont pas la même notoriété. Enfin, un troisième groupe de chakras est constitué par ce que j'appelle les points du corps (ou chakras secondaires). Ce sont des centres énergétiques que l'on peut compter parmi les chakras, sans que cela soit absolument nécessaire.

Comme nous l'avons déjà dit, nous avons aussi un champ énergétique qui dépasse les limites de notre corps physique. Les chakras qui s'y trouvent sont tous dénommés chakras transpersonnels. Ceux qui se situent au-dessus de la tête et qui nous ouvrent vers le haut seront appelés chakras suprapersonnels et décrits dans le chapitre correspondant. De même, une section sera consacrée aux chakras subpersonnels, qui se trouvent sous les pieds et ancrent énergétiquement l'être humain dans la terre.

Tous les chakras sont évidemment connectés les uns aux autres. Il me semble plus que logique qu'une communication vive existe entre eux ainsi qu'une forte influence mutuelle. Certains paraissent toutefois collaborer plus étroitement que d'autres. Je parle alors - selon la forme de cette influence réciproque - soit de « liaison directe », soit de « court-circuit ». La particularité d'une liaison aussi étroite réside dans le fait que, dans certains cas, l'un des chakras entraîne automatiquement l'autre dans son état de blocage ou d'activation. J'y reviendrai. Ces connexions sont importantes pour le travail pratique, parce que le blocage d'un chakra peut provoquer un symptôme dans un autre chakra en court-circuit avec le premier et que l'on risque alors de travailler au mauvais endroit si on ne s'en rend pas compte.

Une nomenclature des chakras

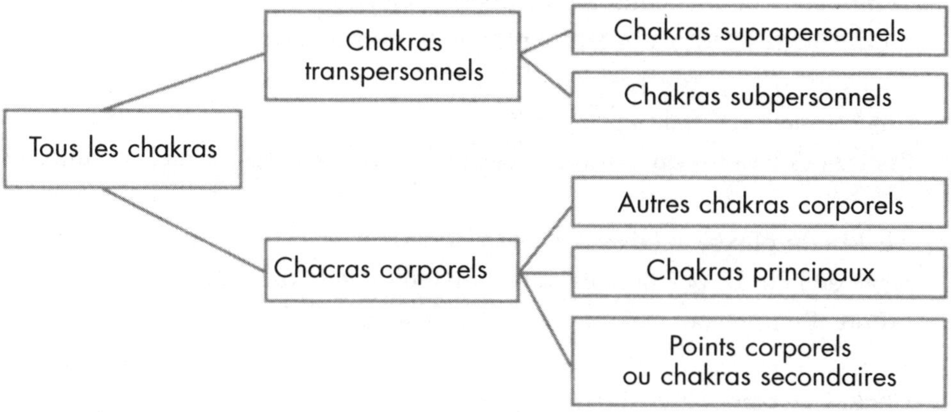

1er groupe : les chakras principaux

• • •

Répétons-le : les chakras corporels sont tous les centres d'énergie situés au niveau de notre corps physique, c'est-à-dire dans l'espace délimité par celui-ci. Les plus connus d'entre eux sont évidemment les sept chakras classiques que j'appelle ici les chakras principaux. Ils exercent une nette influence sur l'état quotidien de nos énergies et méritent une présentation détaillée. En voici la liste :

➢ **Chakra racine** (1er chakra principal)
Centre de force archaïque de l'instinct de survie et siège des pulsions les plus rudimentaires. Notre ouverture principale vers le bas.

➢ **Chakra sacré** (2e chakra principal)
Centre des besoins du ventre, des désirs de toutes sortes, et de la vitalité.

➢ **Chakra du plexus solaire** (3e chakra principal)
Siège de la force personnelle, de la force d'expression et de la force d'action propre. En interconnexion avec le plexus solaire.

➢ **Chakra du cœur** (4e chakra principal)
Lieu de la capacité (personnelle) d'aimer, de la bonté, de l'humanité, et de nombreuses facultés subtiles très importantes.

➢ **Chakra de la gorge** (5e chakra principal)
Centre de la manifestation de soi, de l'expression créative, de l'honnêteté et du don de soi.

➢ **Troisième œil** (6e chakra principal)
Lieu vers lequel nous dirigeons, centrons et modelons l'énergie mentale, lieu des représentations ciblées.

➢ **Chakra couronne** (7e chakra principal)
Siège de la foi, de l'union avec Dieu ; notre « ligne spécialisée » vers le haut.

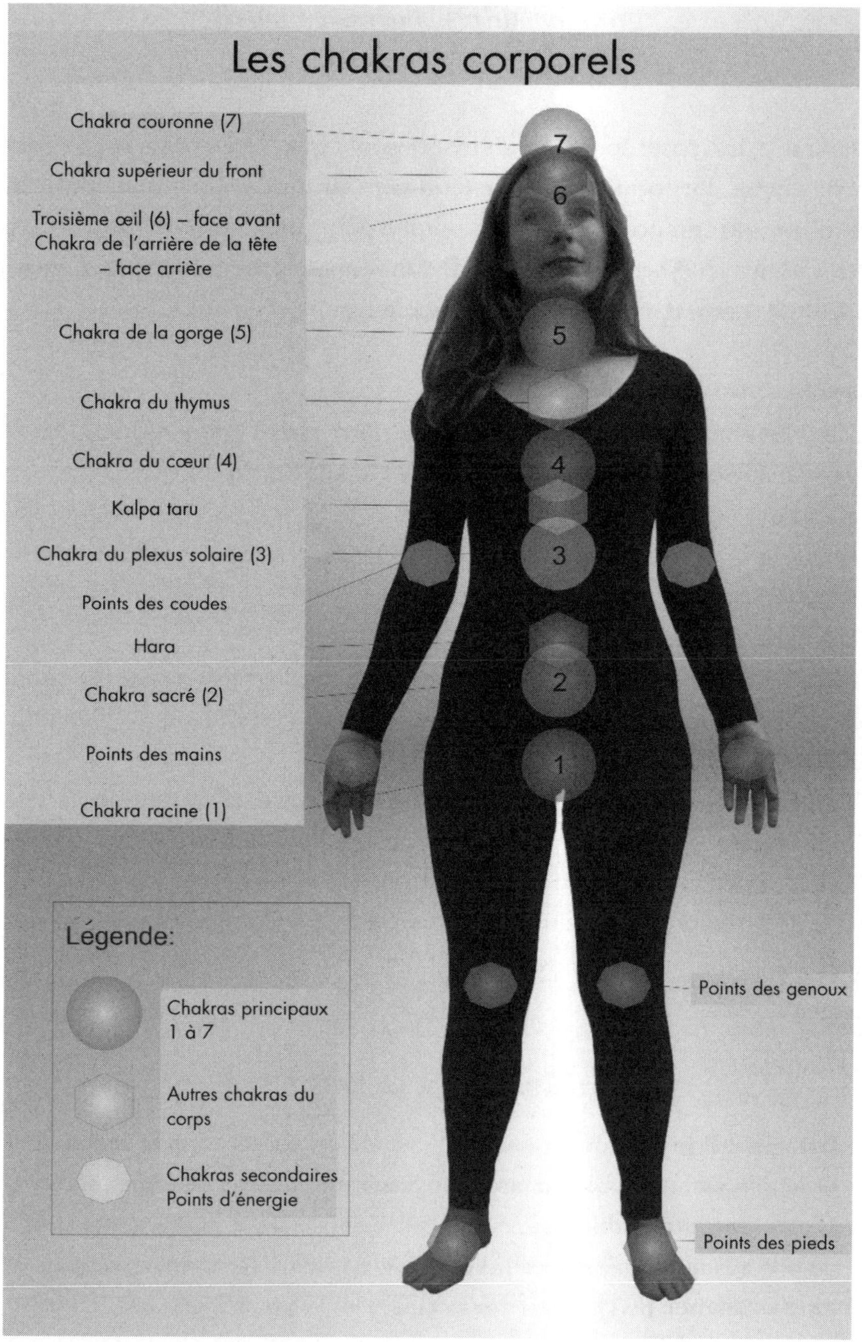

Voir la planche couleur, p. 289.

2e groupe : autres chakras corporels

• • •

Les chakras principaux sont loin d'être les seuls que l'on trouve sur le plan du corps physique. La focalisation sur les « sept grands » nous a détournés des autres, d'une importance pourtant essentielle pour nous. Nous les appelons dans ce livre « autres chakras corporels ». J'ai dénommé les moins connus d'entre eux selon leur situation dans le corps. En voici la liste :

➢ **Hara**
Réserve d'énergie et source de force de notre corps énergétique ; lieu d'ancrage de notre soi (en interaction avec le chakra du thymus).

➢ **Kalpa taru**
Centre de la manifestation des désirs du cœur, situé à mi-chemin entre le chakra du cœur et le plexus solaire.

➢ **Chakra du thymus**
Centre spirituel essentiel, à mi-chemin entre le chakra du cœur et celui de la gorge ; c'est le point par lequel nous accédons à notre noyau le plus intime.

➢ **Chakra de l'arrière de la tête**
L'endroit où la « muse dépose son baiser ». Centre, à l'arrière de la tête, de l'inspiration (notamment visuelle et acoustique) et des vibrations subtiles.

➢ **Chakra supérieur du front**
Siège de la volonté qui peut être accordée à la volonté divine, ainsi que du véritable savoir et de la clarté.

• Chakra de la rate •

Parmi les autres chakras corporels, on pourrait également compter le chakra de la rate. Dans beaucoup d'ouvrages, il équivaut toutefois au chakra sacré. À mon avis, il s'en distingue, même s'il ne se manifeste pratiquement que dans le travail de guérison corporelle. Comme ce livre concerne principalement la guérison psychique et transpersonnelle, je n'en parlerai pas.

3e groupe : points corporels (chakras secondaires)

• • •

Il existe encore d'autres champs énergétiquement sensibles dans le corps. Dans l'exercice de leurs fonctions, ils dépendent directement d'un chakra et se situent aux extrémités de parties corporelles. Les avis des professionnels sont partagés. Certains y voient des chakras à part entière et les appellent ainsi, par exemple chakra de la main, chakra du pied, etc. D'autres les considèrent comme des champs énergétiques à fonction exécutive, qui transmettent et soutiennent les messages et les fonctions d'un autre chakra, notamment des chakras principaux. Dans ce cas, on peut aussi les appeler des chakras secondaires. Par exemple, des « mains guérisseuses » sont capables de transmettre l'énergie d'amour du chakra du cœur, propriété utilisée par des méthodes de guérison comme le Reiki. D'autres utilisent aussi les pieds, pour renforcer l'échange d'énergie terrestre dans le chakra racine, comme le pratiquent plutôt les systèmes de guérison chamaniques. Dans le travail pratique, il apparaît clairement qu'un rayonnement de ces champs sensibles est souvent la conséquence directe de l'activité d'un chakra principal. J'appelle simplement ces chakras secondaires des « points corporels » (points des pieds, points des mains) et laisse au lecteur le soin de les mettre dans une catégorie. En voici la liste :

- **Points des pieds**
  en rapport avec un désir de solidité, de force constructive, de bon sens et de constance.
- **Points des genoux**
  en rapport avec des thèmes comme la perméabilité, la souplesse, la motivation et la progression dans une direction.
- **Points des coudes**
  correspondent à des qualités comme la capacité à aller au bout de ses intentions et la disponibilité à coopérer.
- **Points des mains**
  donner et prendre, offrir et recevoir.

• Ligne énergétique des omoplates •

Le phénomène de la ligne énergétique des omoplates illustre bien la connexion qui existe entre un chakra principal et un champ sensible énergétique. Ce sont deux lignes d'énergie, mesurant de 15 à 20 cm, qui courent le long des omoplates. Manifestement, ces lignes sont seulement activées par une liaison directe avec le septième chakra. C'est pourquoi je les considère comme une sorte d' « extrémité » du chakra couronne. Il est intéressant de noter que ces lignes d'énergie sont situées à l'endroit où prennent naissance les ailes des anges, dans les tableaux classiques.

4e groupe : chakras suprapersonnels

• • •

Nous l'avons déjà dit, notre corps énergétique ne s'arrête pas aux limites du corps physique. Et comme les chakras font partie de notre corps énergétique, on les trouve évidemment aussi à l'extérieur du corps physique. Le terme de « chakras transpersonnels » convient bien à ces centres d'énergie. Tous disposés sur une ligne énergétique verticale qui traverse notre corps, ils nous relient au ciel vers le haut et nous ancrent dans la terre vers le bas. Comme cette ligne passe par notre hara, elle est appelée par certains ligne hara. Les chakras transpersonnels se trouvent au-dessus de la tête - ou de manière imagée, dans la direction du ciel - et sous les jambes, dans la direction de la terre. Dans ce livre, nous distinguons ces deux catégories. J'appelle chakras transpersonnels supérieurs les chakras suprapersonnels et transpersonnels inférieurs les chakras subpersonnels. En voici la liste ;

➢ **Point de l'âme**
À l'endroit où se manifeste « l'auréole » ; siège du Soi supérieur, notre point d'accès à l'âme et à ses besoins.

➢ **Porte de l'âme**
Ce centre devient actif quand une nouvelle âme souhaite s'incarner sur terre.

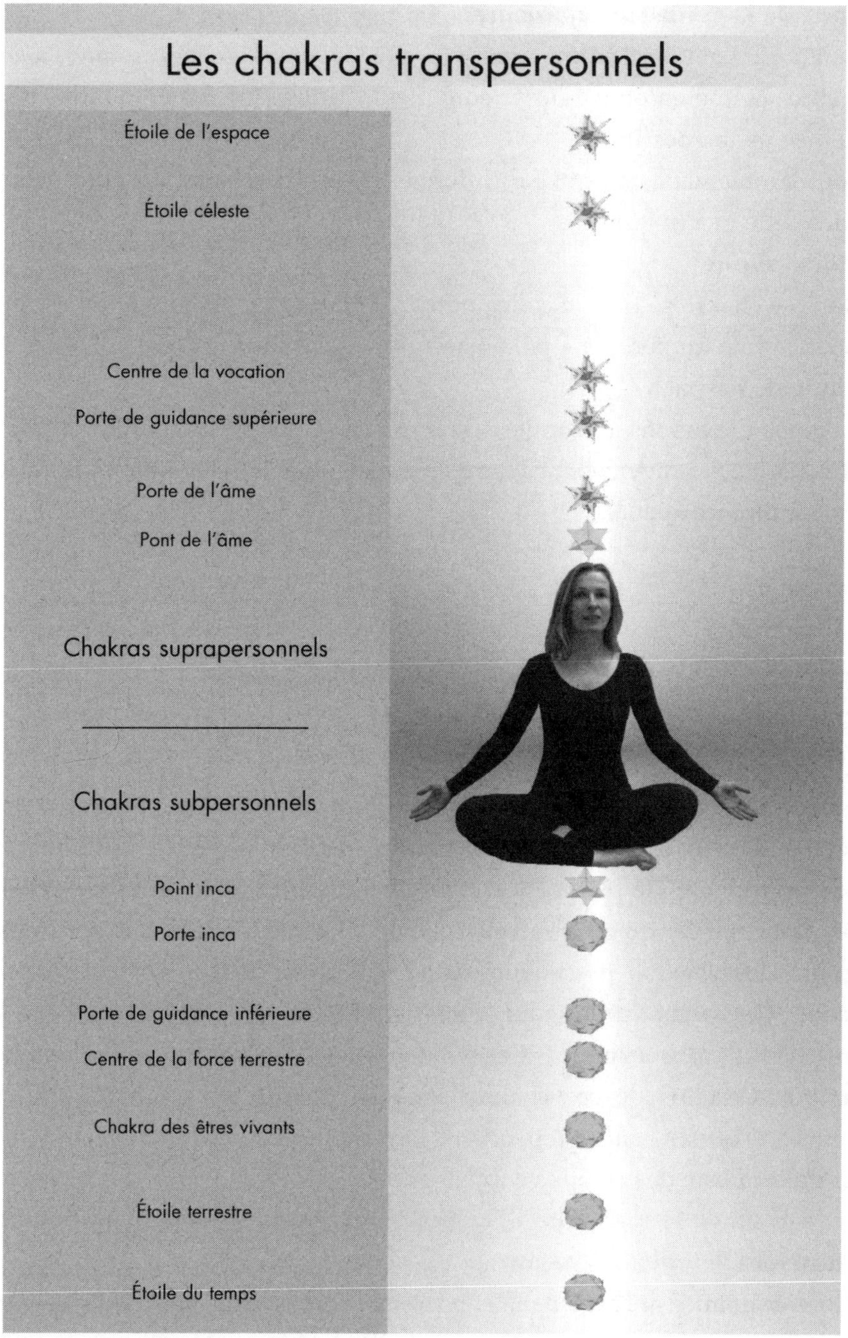

Voir la planche couleur, p. 290.

- **Porte de la guidance supérieure**
  Centre de communication supérieur avec la source (côté lumière), avec des maîtres et une guidance supérieure. Peut s'utiliser de manière interactive.
- **Centre de la vocation**
  Tout simplement, le centre qui donne le sens personnel de notre existence dans cette incarnation.
- **Etoile céleste**
  Dans ce chakra se trouve codée notre relation toute personnelle avec le père céleste, pôle lumière ou « pôle masculin » de la source.
- **Etoile de l'espace**
  Ici, nous dépassons la frontière de notre existence terrestre pour entrer dans la conscience universelle. Chakra essentiel pour la télépathie et la relativité du continuum spatial.

5e groupe : chakras subpersonnels

• • •

Les chakras subpersonnels sont le pendant des chakras suprapersonnels présentés plus haut. Ils constituent notre second accès à l'activité divine. Lorsqu'on travaille de plus près sur ces chakras, on s'aperçoit bientôt chez eux d'une particularité qu'on pourrait appeler « l'accès féminin à la spiritualité », alors que les chakras précédents caractérisent davantage un chemin plutôt masculin. Ces canaux supérieurs et inférieurs se correspondent comme le yin et le yang dans l'ordre cosmique. Ce sont des pôles en même temps que des parties d'un tout. Certains de ces chakras sont en polarité avec un chakra suprapersonnel. D'autres sont indépendants et remplissent des fonctions très spécifiques. Voici la liste des chakras subpersonnels :

- **Point inca**
  Premier point d'ancrage dans la terre de notre énergie spirituelle et donc de la réalisation du chemin de l'âme et de l'utilisation de nos dons.

- **Porte inca**
  Codage de notre propre capacité à nous lier à tous points de vue, et donc aussi notre lien à une famille, à une ethnie ou à un peuple.
- **Porte de guidance inférieure**
  Centre transpersonnel inférieur qui permet notre communication avec les forces, savoirs et maîtres de la terre.
- **Centre de la force terrestre**
  Ce point est un centre extrêmement puissant de la force vitale terrestre. Notre kundalini* est stimulée à partir de ce point.
- **Chakra des êtres vivants**
  Miracle de la vie sur terre ; le thème de ce chakra est celui de notre humilité face à tous les êtres vivants et notre lien avec eux.
- **Étoile terrestre**
  Point d'ancrage de la force divine « féminine » et pôle terrestre de notre existence humaine sur terre.
- **Étoile du temps (hypothétique)**
  Le pendant sous les pieds de l'étoile de l'espace au-dessus de la tête ; relativité du continuum temporel et de la perception du temps.

Symétrie du système des chakras

• • •

Dans le travail sur les fonctions et les thèmes des différents chakras, un phénomène s'impose à notre perception, en rapport avec l'ordre des chakras. Il semble que le kalpa taru soit le centre de gravité énergétique de notre système des chakras. Les flux d'énergie d'en haut et d'en bas se rencontrent et fusionnent en ce point. Et à distance égale du kalpa taru vers le haut et vers le bas, on trouve toujours des couples de chakras qui se correspondent ou s'opposent dans leurs

* Dans les écritures saintes des hindous, la Kundalini représente la force de vie qui remplit l'univers. Chez l'être humain, cette force est stockée au bas de la colonne vertébrale. Si elle est réveillée par la méditation ou des exerces spirituels, elle remonte le long de la colonne vertébrale et active les chakras qu'elle rencontre sur son chemin.

fonctions. C'est comme si l'on avait des cercles concentriques toujours plus grands, centrés en kalpa taru. Le plus petit de ces cercles comprend le chakra du cœur et le plexus solaire, organes exprimant les deux principaux flux de force et d'amour. Le cercle suivant contient les deux principaux gestionnaires des énergies opérantes, le chakra du thymus pour la force céleste et le hara pour la force terrestre. Dans le grand cercle, nous trouvons ensuite l'étoile céleste et l'étoile terrestre comme deux pôles de manifestation, etc. Mais comme cette symétrie n'est pas toujours présente, je ne la prends pas pour une donnée générale. Cependant, parmi les chakras transpersonnels, on retrouve très souvent des couples aux fonctions opposées. C'est pourquoi, il est important de garder en toute souplesse à l'esprit cette possibilité de symétrie.

Liaisons particulières entre chakras

• • •

Même si chaque chakra a à remplir une fonction spécifique, ils sont tous étroitement en interaction. On peut même affirmer qu'ils s'influencent considérablement les uns les autres. Dans le travail concret, je trouve utile de distinguer trois interactions fondamentalement différentes. Je les décris ci-dessous. Dans la fiche de chaque chakra, elles sont mentionnées à la rubrique « Liaisons directes ».

Voisinage

• • •

Le cas le plus simple d'une influence mutuelle entre deux chakras est celui d'une proximité spatiale. La loi de résonance ici à l'œuvre est celle par laquelle un chakra vibre automatiquement sous l'influence de son voisin. Parfois deux centres énergétiques partagent aussi les mêmes organes ou régions du corps, ce qui entraîne une interaction supplémentaire. D'ailleurs, tous les chakras, du haut jusqu'en bas, sont parcourus des deux principaux courants d'énergie de la vie, de sorte que l'énergie se transmet de chakra en chakra. Ainsi, lorsque nous considérons les fonctions d'un centre d'énergie, il vaut toujours la peine d'observer ses effets sur les chakras voisins. Avec un chakra du thymus ouvert, le cœur sera difficilement fermé. Un ego actif dominera dans le chakra de la gorge, fermera le thymus et, par des monologues intérieurs, abaissera la vigilance du troisième œil. La sexualité influencera sans doute toujours les premier et deuxième chakras principaux. Tous ces exemples sont des cas de chakras voisins.

Liaison directe

• • •

Une deuxième forme d'interaction se présente à travers ce que j'appelle les « liaisons directes ». Cela se produit quand deux chakras sont étroitement liés sans être voisins. Ils semblent collaborer de manière privilégiée comme lorsque deux personnes de compétences complémentaires travaillent à un même projet. Face à certaines exigences de la vie, deux chakras sont ainsi étroitement connectés mais restent indépendants. Une telle liaison existe par exemple entre le hara et le chakra du thymus ou entre le chakra de l'arrière de la tête et le point de l'âme.

Court-circuit

J'appelle court-circuit une interconnexion étroite entre deux chakras, plus importante qu'une liaison directe. Dans ce type de relation, les deux chakras deviennent dépendants l'un de l'autre. Quand l'un agit, l'autre réagit, et inversement. Cette interconnexion peut être générale, comme c'est le cas des chakras secondaires qui dépendent de leur chakra principal correspondant ; mais elle peut aussi se produire en rapport avec une situation ou une fonction. Un bel exemple en est la coopération entre le chakra supérieur du front (siège de la volonté mentale) et le chakra du plexus solaire (siège de la force de volonté et d'exécution). Si nous voulons faire aboutir notre volonté, les deux chakras sont constamment actifs. Sinon, cela ne marche pas. La même chose vaut pour un acte de création, dans lequel le chakra sacré (force créative) et le chakra de la gorge (expression artistique) doivent étroitement collaborer.

Ligne spéciale

Outre la liaison directe et le court-circuit, il existe encore ce que j'appellerais la ligne spéciale. Ce type de liaison permet le déroulement de processus énergétiques dans notre relation avec le ciel (vers le haut) et avec la terre (vers le bas). Les lignes spéciales connectent généralement plusieurs centres énergétiques entre eux et les interactions entre chakras situés sur une même ligne spéciale sont plus intenses qu'entre chakras en liaison directe. Mais il n'y a pas de dépendance absolue comme dans un court-circuit.

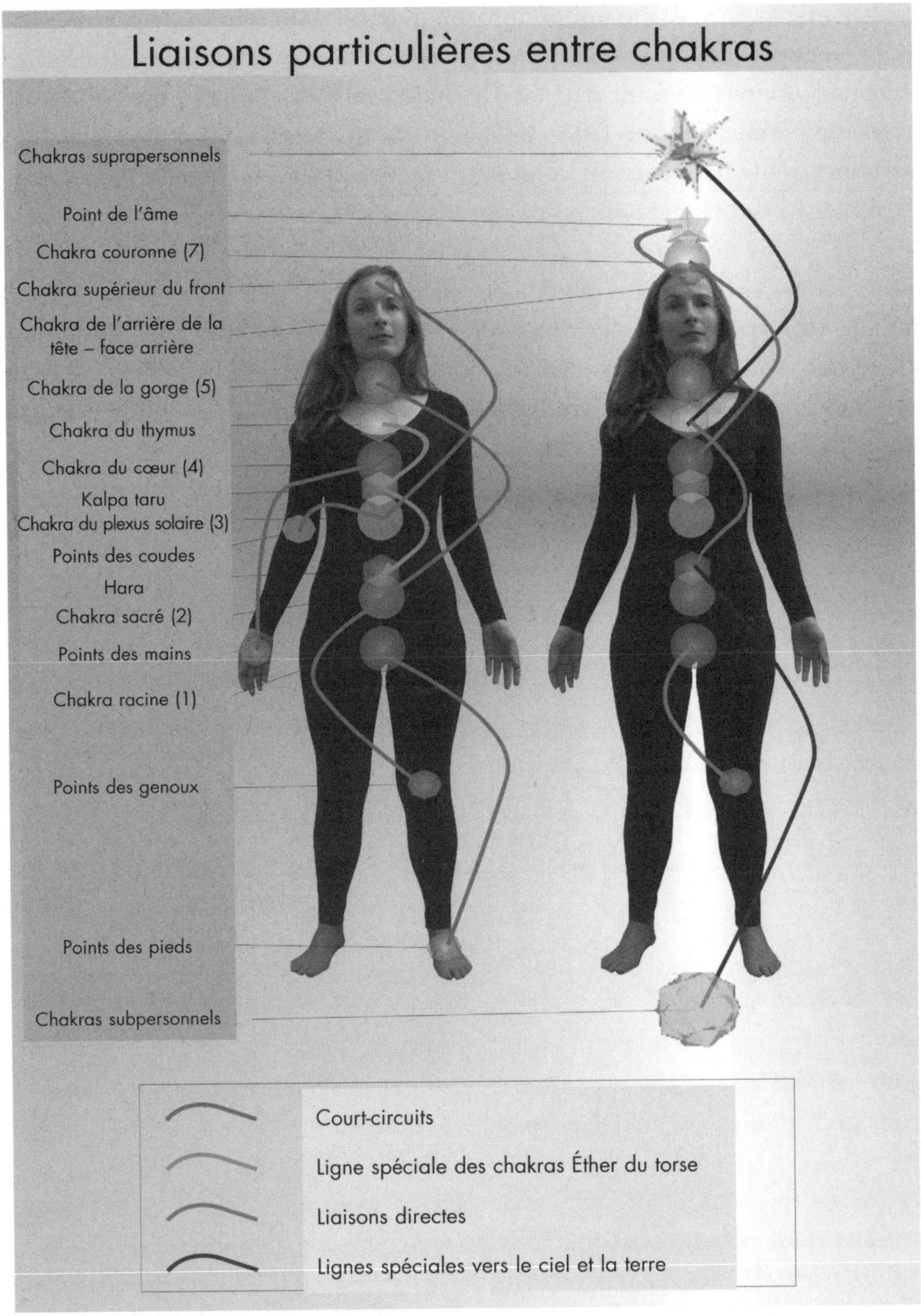

Voir la planche couleur, p. 291.

Il existe une ligne spéciale importante que l'on peut diviser en deux parties. La première partie met en connexion les trois chakras spirituels essentiels du corps (chakra couronne non compris), donc le chakra du thymus, kalpa taru et hara. La deuxième partie met en relation le chakra du thymus avec les chakras suprapersonnels, et le hara avec les centres énergétiques subpersonnels. Notre degré d'activité sur cette ligne dépend très probablement de notre capacité à canaliser l'énergie, le savoir et d'autres aspects (mais en dire plus nous conduirait trop loin dans les subtilités du travail de guérison). Un deuxième type de ligne spéciale correspond à l'interconnexion de plusieurs chakras en un « groupe synergique » dont tous les composants s'influencent mutuellement. Comme cette liaison ne s'observe qu'entre chakras transpersonnels, j'en parlerai davantage dans l'introduction aux chakras suprapersonnels (p. 175).
La planche de la page 40 montre les liaisons directes et les courts-circuits les plus importants ainsi que la principale ligne spéciale.

Le flux vertical à travers les chakras

• • •

L'essentiel de ce livre est consacré à la description détaillée des caractéristiques de chaque chakra. Mais avant de nous y engager, il est utile de considérer une fois tous les centres énergétiques dans leur ensemble. Il existe certaines caractéristiques que tous les chakras ont en commun. J'en présenterai trois ici et les appellerai de manière tout à fait arbitraire : « flux des éléments », « flux de conscience » et « flux du temps ».

Le flux des éléments

• • •

Comme le montre la planche précédente, notre système de chakras s'étend entre terre et ciel, entre la « forme » sous nos pieds et le « sans forme » au-dessus de nos têtes. Le passage du solide à l'éthérique se reflète dans les thèmes des chakras. En outre, cette succession peut se décrire très facilement en rapport avec les cinq éléments terre, feu, eau, air et éther. Cette présentation rappelle la structure horizontale de l'aura, avec cette différence que la structure de répartition selon les éléments est verticale. J'ai pris la liberté de représenter l'éther sous deux formes : éther yin et éther yang. Mais cette distinction ne vise qu'à caractériser les deux principaux canaux d'énergie qui pénètrent effectivement notre être – au bout du compte l'éther est l'éther. Les losanges sur la planche suivante expriment très grossièrement la force d'action d'un élément dans le chakra correspondant. Leur longueur montre la zone d'influence de l'élément. La forme est la plus large à l'endroit où il est le plus influent. Cette succession verticale des caractéristiques des éléments se reflète très clairement dans la pratique du travail thérapeutique. Et elles se chevauchent au passage de l'une à l'autre, de sorte qu'il n'existe pas de frontières tranchées entre les chakras. Certains chakras incarnent plusieurs éléments.

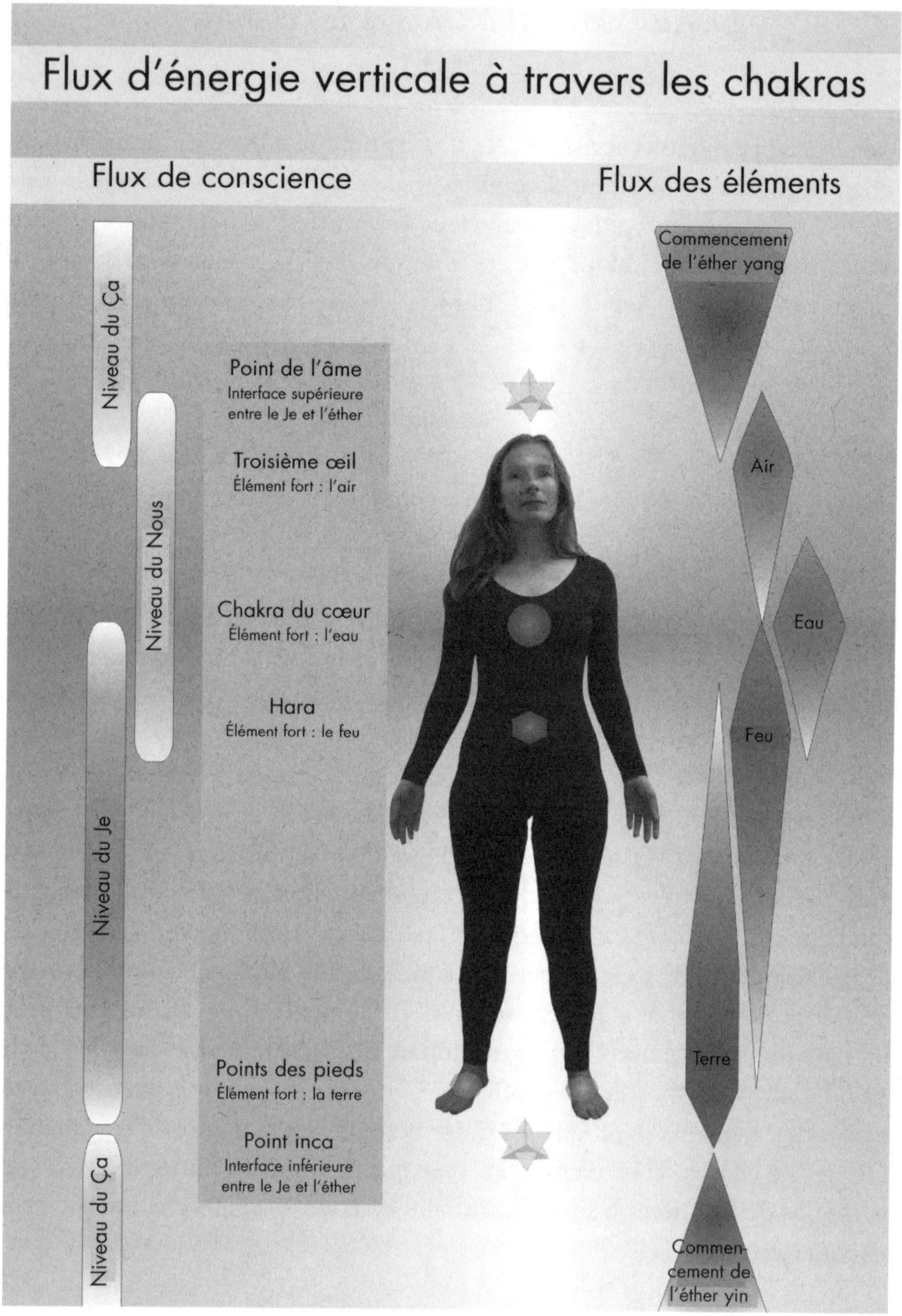

Voir la planche couleur p. 292.

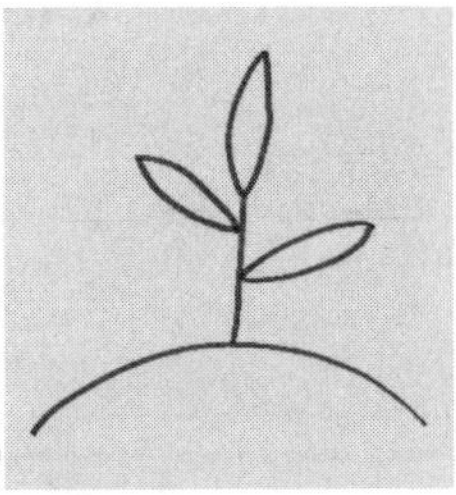

Les chakras terre

POINT DE CONCENTRATION : Points des pieds
ZONE CENTRALE : Points des pieds à chakra sacré
ZONE ENTIÈRE : Point inca à chakra du plexus solaire

La terre est le sol sur lequel tout pousse et croît. La force de la vie monte de ses profondeurs jusqu'à nous et amène toute vie à son épanouissement et à sa plénitude. La force terrestre tend, comme un arbre, à toujours plus d'enracinement, de stabilité, de beauté, de plénitude, de satiété et de présence, et regorge de naturel et de force. Cette tension est toujours présente en arrière-plan dans les propriétés et les tâches des chakras concernés. Le point de concentration de la force terrestre personnelle réside, à mon avis, dans les points des pieds. À travers eux s'effectue le contact à la terre et notre connexion physique vers le bas, ce qui en fait une sorte de pôle opposé au chakra couronne. Mais le chakra racine est également important dans cette région, parce qu'il reflète nos besoins pour la survie matérielle, tels que nourriture, chaleur ou procréation. La terre demeure visible dans les chakras voisins. Le chakra sacré, par exemple, nous conduit à nos besoins de contact physique, de sécurité et de sensualité. Les thèmes du corps physique, notamment la maladie physique et la santé, sont fortement influencés par les chakras terre. Et dans cette région, notre rapport à la matière (argent, propriété) est une thématique non négligeable. Ces chakras jouent également un rôle décisif sur la question de savoir si notre comportement réel, c'est-à-dire nos actes, peuvent demeurer en accord avec nos idées, nos désirs et nos intentions, ou si nous sommes voués à l'échec parce que notre objectif dépasse nos capacités.

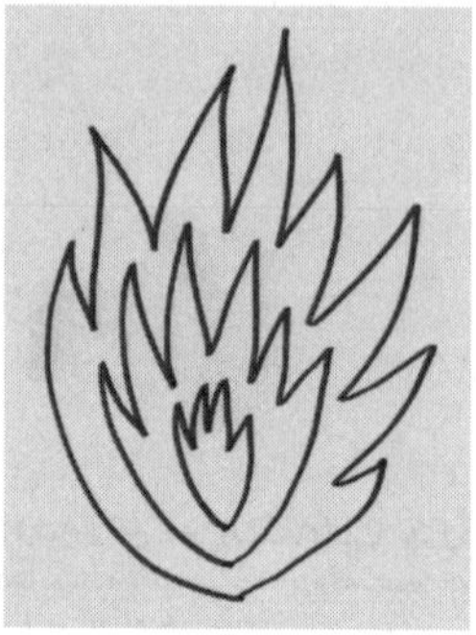

Les chakras feu

POINT DE CONCENTRATION : Hara
ZONE CENTRALE : Chakra racine à chakra du plexus solaire
ZONE ENTIÈRE : Points des pieds à chakra du cœur

Le feu réchauffe ou brûle. Il assure la vie ou la détruit – tout est une question de dosage. Quoi qu'il en soit, l'élément feu nourrit toujours les différentes forces d'impulsion de la vie, qui se déploient tout particulièrement dans certains chakras.

Le premier grand feu qui brûle en nous fait tourner le moteur de la survie personnelle dans le chakra racine, qui nous pousse à rechercher de la nourriture, à construire un abri, à nous défendre et à procréer. À ce feu s'ajoute celui de la passion, de la force créative et des désirs, dans le chakra sacré. L'enthousiasme, la persévérance et la motivation viennent avec le troisième chakra principal. Le feu fusion de l'acte créateur lance ses flammes dans le kalpa taru et dans notre chakra du cœur flambe la force qui nous donne le courage d'exercer activement notre amour dans le monde. Mais les points des genoux, avec leur force de motivation, et les points des pieds, avec leur force de construction, portent encore en eux des parties du feu. Le point de concentration du feu se trouve certainement dans le centre hara, puisqu'il se situe entre les deux (trois) chakras les plus enflammés : d'un côté, le chakra sacré avec sa passion indomptée, alimentée encore par l'énergie agressive du chakra racine, et de l'autre le chakra du plexus solaire avec l'énergie personnelle, mobilisatrice, de l'affirmation de soi, ou d'une force d'expression ou de combat. Il n'est pas étonnant que les arts du combat orientaux cultivent presque tous l'énergie du hara, sur laquelle ils s'appuient quand il s'agit d'agir ou de combattre avec fougue. Alors que les sensations physiques sont essentielles sur le plan de la terre, les émotions priment avec le feu parce qu'elles assurent une vie terrestre fougueuse et animée.

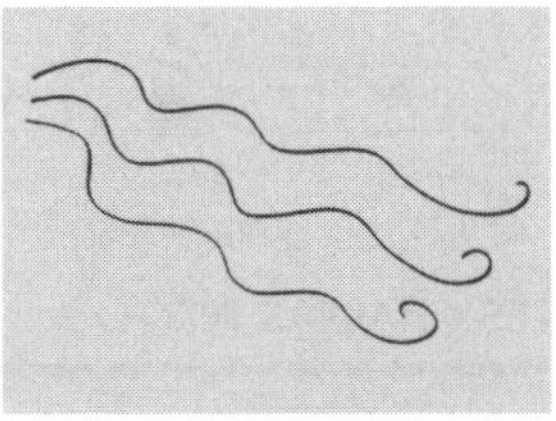

Les chakras eau

POINT DE CONCENTRATION : Chakra du cœur
ZONE CENTRALE : Kalpa taru à chakra de la gorge
ZONE ENTIÈRE : Chakra sacré à chakra de la gorge

Sur le plan de l'élément eau, les émotions font place aux sentiments. Il n'est plus question ici d'actes impétueux et hardis, mais de sentiments intérieurs, de finesse et de sensibilité. Au centre du plan de l'eau se trouve le chakra du cœur, qui est le chakra le plus important et le plus pur en rapport avec les sentiments. Et si nous voulons vraiment nous révéler, non pas à travers la pression du plexus solaire, mais par la manifestation volontaire de la complexité de nos sentiments, nous ferons la connaissance de notre chakra de la gorge. Tantôt il collaborera, et tantôt il réagira avec une boule dans la gorge.

L'eau doit toujours couler pour rester claire et pure. Quand elle stagne, elle commence à croupir. Les chakras de l'eau nous obligent à couler avec le flux de la vie. Ils sont tout le contraire des chakras du feu, qui crient leur besoin d'autoaffirmation et nous permettent d'accéder à notre pouvoir personnel et de subvenir à nos besoins. Ces chakras eau sont le lieu de la confiance, de l'humilité, du don de soi, de l'acceptation, du lâcher prise, de la révélation de soi. Dans le feu, la qualité yang d'une masculinité affirmée, dans l'eau la qualité yin de la féminité originelle. Ces deux aspects exigent de nous un don de soi – don de soi à la force et don de soi à l'amour.

Les chakras air

POINT DE CONCENTRATION : Troisième œil
ZONE CENTRALE : Chakra du thymus à chakra supérieur du front
ZONE ENTIÈRE : Chakra du cœur à point de l'âme

Dans les chakras air règne le principe spirituel. Le mot esprit convient très bien ici, à mon avis, parce qu'il unit le principe rationnel (raison et intellect) au principe intuitif (créativité et intuition) et assaisonne le tout d'inspiration spirituelle. Les représentations, les idées et les constructions mentales sont les principaux aliments des chakras air. Sur le plan des chakras terre, le contact est le moyen de communication le plus utile entre les êtres humains, sur le plan des chakras feu c'est l'expression des émotions, sur le plan des chakras eau, la manifestation des sentiments propres et ici, sur le plan des chakras air, les images et les mots prononcés.

Le chakra air inférieur est celui du thymus. Il est notre plus grand enseignant dans le domaine du non penser, c'est-à-dire de l'être. Avec le chakra couronne, qui nous enseigne le non-agir, il forme l'arc spirituel sur lequel se déploient toutes les pensées et toutes les images de notre vie. Même le point de l'âme est touché par les images et les pensées de notre vie antérieure (pour autant que l'on croit à la théorie de la réincarnation), et comporte ainsi des aspects air. Dans le chakra de la gorge, nous descendons vers les images inconscientes des côtés obscurs en nous et de notre ego, tandis que notre force mentale se concentre dans le troisième œil. Pour finir, tous les chakras air contribuent à leur manière à la force de la vision créatrice.

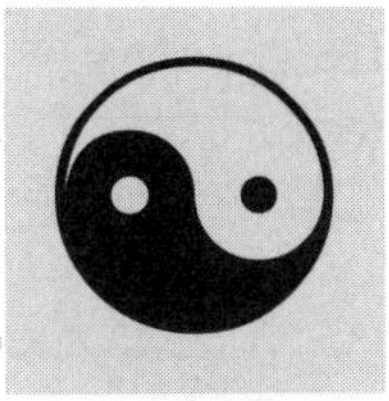

LES CHAKRAS ÉTHER YANG (CHAKRA DE LA GORGE À POINT CENTRAL DU CIEL)

POINT DE CONCENTRATION :	Étoile céleste
ZONE CENTRALE :	Chakra couronne jusque dans l'infini du cosmos
ZONE ENTIÈRE :	Chakra de l'arrière de la tête jusque dans l'infini du cosmos

Dans cette région, nous pénétrons avec notre être dans les espaces illimités du ciel et contemplons le monde d'en haut. À travers les chakras de l'éther, le monde de la superconscience s'ouvre à nous. Ce qui était croyance devient savoir. Ce qui était encore savoir sur le plan de l'eau devient maintenant sagesse ; ce qui y était tâche devient vocation ; ce qui était simple biographie devient un chemin de l'âme, à travers peut-être un grand nombre de vies. Plus nous nous élevons dans le plan de l'éther yang, plus l'activité se déplace de l'être individuel le plus profond vers l'unité avec Dieu. Le point de l'âme nous montre encore dans la migration de notre âme ; le centre de la vocation nous révèle déjà étroitement unis avec notre mission sur cette planète. Dans l'étoile céleste réside notre unité avec un pôle du divin ou notre confrontation à celui-ci. C'est comme un voyage vers l'essence de notre âme. L'éther est un mot approprié pour parler de l'essence. Cela a donc un sens de voir dans l'étoile céleste le chakra central du plan de l'éther yang.

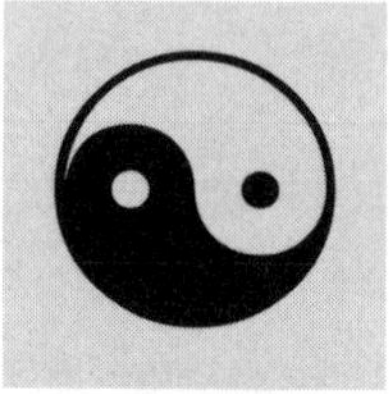

Les chakras de l'éther yin (point inca à point central du ciel)

POINT DE CONCENTRATION : Étoile terrestre
ZONE CENTRALE : Porte de guidance inférieure à point central de la terre
ZONE ENTIÈRE : Point inca à point central de la terre

Nous pouvons voler vers Dieu, mais nous pouvons aussi le trouver en plongeant dans les profondeurs. Le chemin de la terre vers l'autre pôle divin conduit de la même façon à l'unité mais dans l'autre direction. Au sein de l'éther yin, nous descendons dans les profondeurs de la terre, en général à travers les abîmes de notre subconscient. L'éther reste toujours l'éther, mais j'ai choisi d'appeler ce domaine l'éther yin parce que le chemin de la terre est souvent le chemin féminin et s'oppose, quand on le pratique, au chemin masculin du ciel. Les thèmes spirituels des chakras subpersonnels reflètent très clairement le chemin spirituel de la terre. Il y est question de plénitude incommensurable, de force de vie et de sécurité dans le sens de mère Nature. Tout, ici, est simplement bâti sur la solidité de notre incarnation.

Le centre supérieur de l'éther yin est le point inca. Il vibre quand nous mettons concrètement en pratique notre chemin de vie spirituel, quand l'âme a choisi de procéder ainsi, en polarité avec le point de l'âme. Entre le point de l'âme et le point inca s'étend notre être qui se vit dans cette incarnation. C'est ce que symbolise la figure géométrique du *merkaba** qui englobe ces deux points. Le point de concentration est en l'étoile terrestre, pendant de l'étoile céleste de l'éther yang. Étant donné que nous nous unissons ici avec le Tout comme déjà dans l'éther yang, l'éther yin s'étend évidemment toujours plus loin vers l'intérieur de la terre, sous nos pieds.

---

* Le mot *mer-ka-ba-* se compose de trois mots qui viennent de l'égyptien ancien. *Mer* signifie lumière, *ka* esprit, et *ba* âme. Il s'agit d'une structure lumineuse spirituelle qui englobe le corps physique et a la forme d'une étoile tétraédrique tridimensionnelle (composée de deux pyramides à trois faces qui s'interpénètrent). Tout organisme vivant est entouré d'un *merkaba*.

Le flux de conscience

• • •

La deuxième séquence de processus pourrait être appelée le flux de conscience. Cette deuxième tendance décrit le simple fait que le point de concentration de la conscience se déplace de bas en haut, du centre du Je vers le centre du Tout en passant par le centre du Nous. Plus un chakra est situé bas par rapport au corps, plus apparaît ce dont nous avons besoin pour nous, ce que nous voulons et ce que nous désirons. Plus le centre est élevé, plus nous sommes conscients de ce que nous sommes, voulons et devons faire en accord avec le Tout. En bas, la conscience saine du Je, en haut la conscience saine du Tout ou super-conscience (dans le cas idéal). Le flux des éléments et celui de la conscience sont très étroitement liés, ce que le texte suivant fait apparaître encore plus clairement.

Le plan individuel du Je

Unification de la terre et du feu

La liaison entre terre et ciel forme le noyau du plan individuel de notre Je. Le feu exige de nous que nous nous occupions activement de nous et que nous nous donnions résolument la place, l'écoute, le champ libre ou champ d'action dont nous avons besoin. La terre est le sol sur lequel nous nous tenons, le point d'ancrage, la racine, la matière et la source pour la couverture de nos besoins. Les chakras terre et feu ont donc, à la base, à voir avec l'affirmation et la prise en charge de soi. C'est pourquoi on les appelle aussi les organes du Je, parce qu'ils déterminent fortement notre individualité. Ils témoignent aussi le plus clairement de la réalisation de notre personnalité. C'est le domaine où prédominent des thèmes liés au Je, comme la réalisation et l'affirmation de notre individualité, ou notre différenciation par rapport à autrui. C'est aussi le lieu de la construction systématique de notre vie, pierre après pierre, avec force et détermination. Les chakras terre servent ainsi surtout à la communication des besoins humains, individuels, de base. Des émotions fortes et brutes comme la force combative, la colère, l'avidité, la peur, le plaisir, la rage, la joie, l'enthousiasme ou l'envie sont ici chez elles. Ces chakras façonnent chez nous les traits qui nous rendent si uniques. Les chakras du Je ont donc beaucoup à voir avec notre « côté lune » et vont de pair avec l'inconscient ; nous trouvons ici les ombres de notre Soi.

Sigmund Freud aurait eu plaisir à travailler sur ces chakras parce que la dynamique inconsciente qu'ils peuvent créer est immense. En même temps, les traces d'ego et les empêtrements dans lesquels ils nous plongent produisent certes des drames importants mais sont souvent plus faciles à discerner que les côtés violentés par notre ego, qui prennent le dessus quand nous nous égarons plus haut dans le système des chakras.

Le plan social du Nous

Unification de l'eau et de l'air

J'appellerai « chakras du Nous » l'union des chakras de l'eau et de l'air, car ceux-ci sont éminemment impliqués dans nos rapports sociaux avec notre entourage. Ils font le pendant aux impulsions du ventre provenant des chakras du Je et concilient nos besoins vitaux avec les exigences de nos proches, de tous les êtres vivants, en un mot, de notre entourage et notre environnement. En même temps, les chakras du Nous sont dynamisés par les chakras du Ça. Ainsi, les premiers, notamment la triade kalpa taru, chakra du cœur et chakra du thymus, forment le creuset des énergies du haut et du bas. Ces trois centres constituent un réacteur de fusion vivant, dans lequel se fondent en un tout les besoins du Je, de notre environnement et de notre intégration au monde spirituel. Les combustibles de ce réacteur sont l'amour, la force et la vérité (conscience). Cette fusion produit une forme de vie utile à nous-mêmes autant qu'à la communauté. Le but n'en est plus principalement l'affirmation de soi mais l'harmonie, l'accord, l'ouverture, la coopération, l'attention, la confiance, la compassion, la compréhension et l'humilité. Sur le plan de notre vie quotidienne, nous trouvons ici des thèmes tels que l'amour, l'intimité, la créativité, le jeu, ainsi que nos capacités mentales d'influence et de manifestation.

Le plan universel du Ça

Unification de l'éther yin et de l'éther yang

Les chakras du Je et du Nous servent en premier lieu à la communication avec notre environnement. Les chakras du Ça, en revanche, nous relient vers le haut, le cosmos infini, et vers le bas, le centre de la terre. Ils nous maintiennent dans le filet du Grand Tout, le ÇA.

(J'aurais également pu appeler le plan du Ça le plan du Tout). Les thèmes liés aux chakras du Ça dépassent le champ de notre individualité et concernent notre intégration personnelle dans le Tout universel. Nous trouvons ici le centre lié à la réalisation de soi et du plan divin. Nous y entrons en harmonie avec notre bien le plus élevé. Nous acquérons ainsi la possibilité d'agir en conséquence, et par contrecoup, de plonger dans la plénitude de la vie. Nous n'avons pas consciemment accès à ce qui se produit ici parce que les transformations et les développements de ce niveau se déroulent selon les lois cosmiques. Nous pouvons en tirer de la force, de la lumière et beaucoup de formes d'aide – mais seulement si nous sommes prêts à harmoniser nos besoins personnels avec les exigences de notre chemin de vie. Chacun peut trouver ce chemin pour lui-même, s'il aspire à la paix et veut réaliser sa vocation. Si cela est accompli, les chakras du Je se purifieront dans leur spécificité et les luttes intérieures sur le plan des chakras du Nous s'apaiseront. Ce chemin est toutefois souvent très long, et pour certains dure même toute une vie.

Le flux du temps

Le troisième fil rouge qui traverse tous les chakras est celui de leur réactivité, sorte de vitesse biologique de réaction. Car plus nous nous élevons dans la verticale du système des chakras, plus la fréquence vibratoire des chakras est grande et leur amplitude (intensité de la vibration) faible. À l'inverse, plus nous descendons profondément en nous dans la terre, plus les centres d'énergie vibrent lentement et fortement. Nous en dirons davantage dans la section sur les résonances. En même temps, il semble qu'un chakra réagit d'autant plus lentement dans la communication en tant qu'émetteur ou récepteur qu'il se situe plus près du centre de la terre.

Comment cela se traduit-il dans la pratique ? Rappelons-nous le flux des éléments. Tout en haut de notre système des chakras, nous trouvons l'éther yang qui réagit instantanément, puis vient l'air, véhicule alerte de l'esprit, ensuite le feu mobile et rapide auquel s'associe l'eau plus lente dans son écoulement, et pour finir la terre ferme. Si nous communiquons avec quelqu'un sur le plan suprapersonnel, nous franchissons en un rien de temps des milliers de kilomètres ; et notre champ mental peut réagir en quelques secondes dans l'échange entre deux personnes. Si nous voulons, en revanche, devenir conscient des besoins de notre ventre et de nos convoitises, il faut quelques secondes de plus. Ou pour le dire autrement, l'érotisme flambe vite dans le champ aérien mais la rencontre de deux corps nécessite beaucoup plus de temps. Pour qu'une information extérieure traverse toutes nos « couches de terre » et nous atteigne dans tous ses aspects, il faut sept secondes, d'après la théorie de la PNL*.

Il en va de même des activités spirituelles de nos deux principaux canaux, celui de la lumière d'en haut et celui de la force d'en bas. Si je réalise un channeling pour une descente de savoir, le résultat s'obtient en un clin d'œil. Mais si je suis un maître de Tai chi et frappe un coup chargé d'énergie, cette énergie que je mobilise (à partir du centre hara) traverse l'espace à la vitesse de 1 m/sec. Retenons que la transmission d'une information ou d'une énergie prend d'autant plus de temps, dans un échange, que le chakra correspondant est plus bas en nous. Mais plus l'énergie vient lentement, plus elle est puissante.

Démêlons jusqu'au bout le rapport entre fréquence et amplitude : la fréquence d'une vibration porteuse de l'information du silence (amplitude nulle) voyage au-dessus de notre tête à une distance infinie – n'est-ce pas cela que nous recherchons dans la méditation ? Sous nos pieds, en revanche, il se produit une immobilité (fréquence nulle) avec une force infinie – j'appellerai cela la présence massive. Les chakras étoile de l'espace et étoile du temps nous donnent une idée des possibilités qui nous attendent sur ce plan, même si nous ne pouvons pour l'instant que formuler des hypothèses à ce sujet.

---

* Programmation neurolinguistique : méthode de transformation de la perception et de la communication.

L'ouverture des chakras

Lorsqu'on travaille plus étroitement avec les chakras, l'idée vient parfois de vouloir les ouvrir. Ce processus va de pair avec un élargissement de la conscience. La méthode la plus simple pour ouvrir un chakra consiste à le stimuler par sa propre fréquence vibratoire, donc à le faire entrer en résonance. Nous expliquerons ce processus en détail dans le prochain chapitre. Concrètement, on expose la personne à des stimulations qui excitent le chakra en question. Ces stimulations peuvent être une lumière de la couleur correspondante, un son de la bonne fréquence et de la sonorité appropriée, une forme adaptée, la bonne respiration ou le bon mouvement, le mantra adéquat, etc. Le chakra vibre alors au diapason et s'élargit. Si nous laissons faire sans nous crisper, l'énergie propre du chakra se renforce, ce qui s'accompagne de sentiments positifs d'amour, de force ou de paix. Mais dans la plupart des cas, nos chakras sont fermés pour certaines raisons, de sorte que nous ne les utilisons pas. Dans ces conditions, à la place de l'énergie propre ce sont tout d'abord les blocages qui verrouillaient jusqu'à présent ces chakras qui remontent. Cela signifie que nous sommes alors confrontés à des sentiments, des images, des pensées et des ressentis corporels très désagréables. C'est seulement après avoir vécu tout cela que nous pouvons éprouver la merveilleuse beauté de ce centre énergétique – et découvrir une nouvelle partie de nous-mêmes.

Si nous sommes d'une nature décidée, courageuse et tenace, nous voudrons ensuite ouvrir et élargir toujours plus de chakras pour en éprouver les énergies. Avec certains, cela nous sera facile et nous nous sentirons immédiatement en terrain familier. Nous y reconnaîtrons vite nos dons et nos points forts. Avec d'autres, en revanche, se seront d'abord des impressions et des souvenirs désagréables qui pénétreront dans notre conscience, comme nous l'avons déjà dit. Toutefois, d'autres et moi-même avons observé que les centres énergétiques du corps acceptent toujours de s'ouvrir dans un certain ordre que je décris ci-dessous en trois grandes étapes.

1ère ÉTAPE : OUVERTURE DES CHAKRAS CORPORELS

On observera régulièrement d'une personne à l'autre que les chakras corporels sont les premiers à s'ouvrir, et ceci en suivant l'orientation principale de bas en haut, du chakra racine au chakra couronne. L'ouverture, toutefois, ne s'effectue pas automatiquement dans un ordre précis mais selon une succession spécifique à chacun. Cela vient du fait que chacun a des points forts et des problèmes à des niveaux différents, de sorte que les chakras déjà ouverts d'emblée ne sont pas les mêmes.

Un homme d'affaires, par exemple, brillera, dans un « atelier d'ouverture » par un plexus solaire fort (capacité à s'imposer, à décider, puissance) et un troisième œil surdéveloppé (visions d'avenir, idées, influence mentale). Une infirmière en revanche, qui accompagne les mourants, aura sans doute les chakras du cœur et du thymus largement ouverts. Tous deux apprendront vraisemblablement beaucoup l'un de l'autre. Mais globalement, il semble que tous les centres d'énergie corporels s'ouvrent avant qu'une ouverture systématique des chakras transpersonnels puisse avoir lieu.

2e ÉTAPE : OUVERTURE DES CHAKRAS SUPRAPERSONNELS

ÉTHER YANG

Une transition fluide s'effectue ensuite vers une seconde étape, avec le développement d'un axe spirituel spécifique. Celui-ci se déploie manifestement d'abord vers le haut. La personne se lie toujours plus consciemment à la source divine au moyen des canaux supérieurs, et découvre davantage des aspects d'elle-même, de son Soi supérieur, de sa vocation, de sa voie. Elle reçoit toujours plus d'aide d'en haut sous forme d'instructions, de guidance et de tâches. La vie avec Dieu devient de plus en plus « normale ». Dans cette phase se développent aussi les premières facultés paranormales, ou dans certains cas, des capacités de voyance qu'une personne peut employer pour le bien de son environnement. Cette étape nous ancre solidement dans le divin. Tout dépend aussi dans quelle mesure nous sommes prêts à croire et à suivre notre foi. Cela ne veut pas dire qu'aucun chakra spirituel ne puisse s'ouvrir avant, mais cette phase correspond à l'ouverture d'une ligne spécifique vers le haut, et pas seulement à quelques événements spirituels perçus dans un chakra ou un autre.

3e ÉTAPE : OUVERTURE DES CHAKRAS SUBPERSONNELS

ÉTHER YIN

Une fois que la ligne spécifique vers le haut est stabilisée, les chakras inférieurs s'ouvrent en direction de la terre. D'une part, il est temps que la personne mette son activité spirituelle en application, trouve un ancrage terrestre à sa voie, à sa vocation. C'est seulement quand la ligne énergétique du hara est continue qu'une personne peut devenir pleinement active pour la globalité de toutes choses. La vie propre se déploie, toujours plus souvent accompagnée de miracles et de cadeaux divins. L'ouverture vers le bas ne se produit que maintenant, parce que les blocages et les questions liées aux chakras subpersonnels ont auparavant déclenché beaucoup de résistances en nous, et que nous devons d'abord ressentir une sécurité et une guidance intérieures pour pouvoir y faire face.

• PRATICIENS DE LA LUMIÈRE ET CHAMANS •

Le processus dans l'ordre décrit se produit souvent lorsque l'ouverture d'une personne s'effectue dans le cadre d'un travail avec la lumière. Cela est le cas lorsque le formateur ou le guérisseur travaille essentiellement avec les canaux spirituels supérieurs, donc dans une liaison yang au divin. En revanche, les chamans, les druides ou les celtes travaillent de préférence avec les canaux inférieurs, c'est-à-dire avec les forces de mère Nature, le pôle divin yin. C'est pourquoi il existe aussi un chemin qui intervertit les étapes 2 et 3 : il se produit alors d'abord un ancrage dans la terre puis une ouverture vers le ciel. Dans l'un et l'autre cas, le but est celui d'une ouverture dans les deux directions. Je n'ai vu que trop souvent des praticiens de la lumière, ouverts unilatéralement vers le haut, se transformer en des êtres flottants et perdus, ou un magicien celte unilatéralement ouvert vers le bas devenir un être lié à la terre et assoiffé de pouvoir.

N'oublions pas, toutefois, que l'ouverture d'une personne se produit de la manière précise qui est la bonne pour elle, même si ce n'est pas celle qu'elle veut. Car le développement vers une conscience pleine et entière ne dépend pas de nos seuls efforts. Cependant, la connaissance de l'ordre des ouvertures reste utile pour les professionnels qui souhaitent organiser un atelier sur l'ouverture et la purification des centres énergétiques.

Résonances externes

• • •

Les chakras vibrent. Ce phénomène physique est l'une de leurs principales caractéristiques. Nos centres d'énergie ne sont pas au repos mais animés d'une sorte de vibration énergétique spécifique à chacun. Comme je l'ai déjà noté dans la section précédente, la fréquence vibratoire (ou vitesse de vibration) de nos chakras augmente le long de notre ligne corporelle vers le ciel et diminue en direction de la terre. En même temps, l'amplitude de cette vibration (force de la vibration) baisse à mesure qu'on s'élève vers le ciel et augmente dans le sens contraire. C'est comme si chaque chakra disposait de la même quantité d'énergie, mais répartie différemment entre sa fréquence vibratoire et l'amplitude. Donc, plus nous nous élevons vers le ciel, plus le nombre de vibrations est grand et leur amplitude faible, ce qui correspond à des vibrations subtiles, silencieuses et élevées. Plus nous nous rapprochons de la terre, plus le mouvement de l'onde vibratoire se ralentit mais gagne en puissance.

Toute vibration entraîne des résonances. La résonance est tout simplement l'entrée en vibration d'un autre milieu au contact d'une première vibration. L'eau dans un verre placé près d'un émetteur de basses va se mettre à onduler rythmiquement, puis former des vagues jusqu'à déclencher une véritable « tempête dans un verre d'eau » si la fréquence et le volume augmentent en conséquence. De même qu'un piano commence à sonner si nous parlons d'une voix forte à proximité, ou qu'un verre à vin fin se brise si une cantatrice chante une certaine note. De tels phénomènes de résonance sont quotidiens. À chaque chakra, nous pouvons attribuer certaines résonances externes en fonction de sa fréquence vibratoire et de son amplitude propres. Si ces correspondances nous sont connues, nous pouvons, très consciemment, repérer l'activité d'un chakra ou la stimuler.

Utilisation des résonances dans la pratique

La connaissance des résonances des chakras s'utilise par exemple dans le diagnostic. Une application pratique peut être trouvée quand, après une séance de guérison, une personne peint une image et qu'il apparaît des couleurs ou des formes particulières correspondant à des chakras précis. Inversement, on peut proposer certains exercices à une personne ou la soumettre à certains processus pour la mettre plus profondément en relation avec un chakra particulier. Par exemple, on exposera une personne à de la lumière rouge ou bien on lui fera écouter de la musique de tambour. Si nous connaissons la résonance du chakra, nous avons une clé d'accès à lui.

Le présent chapitre sur les résonances externes des chakras explique tout d'abord comment les chakras entrent en résonance avec des phénomènes physiques simples tels que les couleurs, les sons et les formes. Il existe également des résonances internes, quand les chakras vibrent à l'unisson avec des processus internes du corps et s'excitent mutuellement. Ces deux types de résonances figurent dans les tableaux à la fin du livre. Nous décrirons maintenant quelques résonances externes les plus courantes.

Résonance avec des polarités sexuelles

Constatons tout d'abord que les chakras n'ont pas de sexe. Cependant, les thématiques exprimées par chaque chakra peuvent nous apparaître tantôt plutôt féminines, tantôt plutôt masculines. Les mots « féminines » et « masculines » s'entendent en fait ici au sens de yin et de yang. En gros, il semble que la polarisation des chakras alterne de l'un à l'autre, tout le long du corps. Quelques chakras, toutefois, vibrent de manière androgyne. D'autres sources nous apprennent que l'extrémité supérieure de la colonne vertébrale est dite masculine et l'extrémité inférieure féminine. De même, les chakras transpersonnels supérieurs sont en résonance avec le yang et les chakras transpersonnels inférieurs avec le yin. Tout cela doit toutefois être considéré avec prudence parce que si la polarisation de certains centres énergétiques est très claire, celle d'autres est beaucoup plus floue. L'attribution d'une valeur sexuée est donc plus théorique que pratique et n'est fournie, dans un premier temps, que pour inciter à la réflexion. (Voir tableau 3. EXT en annexe.)

Chakras principaux	
• Chakra couronne	féminin
• Troisième œil	masculin
• Chakra de la gorge	féminin
• Chakra du cœur	féminin
• Chakra du plexus solaire	masculin
• Chakra sacré	féminin
• Chakra racine	masculin
Autres chakras corporels	
• Chakra supérieur du front	masculin
• Chakra de l'arrière de la tête	féminin
• Chakra du thymus	androgyne
• Kalpa taru	androgyne
• Hara	androgyne
Points du corps	
• Points des mains	féminin
• Points des genoux	féminin
• Points des pieds	masculin
Chakras suprapersonnels	masculin
Chakras subpersonnels	féminin

Résonance avec les éléments

La théorie des éléments est, je pense, aussi vieille que l'humanité. Nous la retrouvons à toutes les époques, que ce soit chez les Indiens de l'Inde avec l'ayurveda, chez les Chinois et leur médecine traditionnelle ou chez les Amérindiens avec leur roue de la médecine. Quand une conception se maintient avec autant de persistance par-delà les siècles, elle mérite d'être prise en compte dans ce livre. Dans nombre de systèmes spirituels, on retrouve les quatre éléments de base : terre, feu, eau et air, auxquels peuvent s'ajouter en rempla-

cement parfois d'un autre le bois, le métal et l'éther. Certaines correspondances avec les chakras sont couramment citées, d'autres sont inconnues ou négligées. Dans la pratique, les quatre éléments de base et l'éther s'imposent régulièrement.
Comme cela a déjà été expliqué dans le chapitre sur le flux des éléments, des éléments sont affectés à chaque chakra. En ce qui concerne les chakras du corps, cette correspondance est assez simple et claire, et pour certains déjà bien connue. Pour les chakras transpersonnels, je me suis permis de diviser l'élément éther en deux : éther yin et éther yang. Je fais référence sur ce point aux deux flux d'énergie fondamentaux qui pénètrent réellement en l'être humain d'en haut et d'en bas. Cette affectation des éléments est évidemment très simplifiée et il ne faut surtout pas y voir une indication concrète du type : « en cas de blocage du plexus solaire, entreprendre une marche sur le feu », même si cela peut tout à fait convenir dans certains cas. (Voir Tableau 3. EXT en annexe.)

Chakras principaux	
• Chakra couronne	éther, air
• Troisième œil	air (chin. : métal)
• Chakra de la gorge	air, eau
• Chakra du cœur	eau (chin. : bois) air/feu
• Chakra du plexus solaire	feu, eau, terre
• Chakra sacré	feu, eau, terre
• Chakra racine	feu, terre
Autres chakras corporels	
• Chakra supérieur du front	air, éther
• Chakra de l'arrière de la tête	air, éther
• Chakra du thymus	eau, air (apport d'éther*)
• Kalpa taru	eau, feu (apport d'éther*)
• Hara	feu, eau, terre (apport d'éther*)
Points du corps	
• Points des mains	eau (chin. : bois), air/feu
• Points des genoux	terre, feu
• Points des pieds	terre, feu
Chakras suprapersonnels	éther (yang)
Chakras subpersonnels	éther (yin)

* Canal spécial connecté à l'énergie cosmique.

RÉSONANCE AVEC LES COULEURS

Les couleurs propres des chakras sont sans doute les phénomènes de résonance les plus connus des centres énergétiques. L'œil, tel qu'il fonctionne normalement, ne voit pas les couleurs des chakras. Mais on peut s'entraîner à les percevoir. Chaque chakra a ses couleurs caractéristiques. Certains lecteurs savent sûrement que l'on attribue grosso modo la couleur rouge au chakra racine et la couleur verte au chakra du cœur. Les premières planches couleur à la fin du livre montrent les couleurs de tous les centres énergétiques. Mais on peut encore aller plus loin. Dans la pratique du travail de guérison, il s'avère qu'à chaque chakra peuvent en fait être attribuées deux couleurs vibrant en opposition. À la couleur évoquée ci-dessus s'ajoute en effet sa couleur complémentaire. Ainsi, au chakra du cœur correspondent le vert émeraude et sa couleur complémentaire le magenta, ou rose. Cela ne nous dit rien ? Ce n'est sans doute pas un hasard si le rose est la couleur des affaires du cœur et si l'on attribue au quartz rose des énergies curatives douces et caressantes.

Nous constatons également que, sur la ligne des centres énergétiques, les couleurs se succèdent de la tête au pied dans l'ordre des couleurs de l'arc-en-ciel. Au-delà de la tête, les couleurs foncent du bleu au violet puis deviennent invisibles, ce que nous percevons comme du noir à partir d'une certaine fréquence. Sous les pieds, les teintes deviennent marron, couleur de terre (marron clair, foncé, brun noir) et se transforment pour finir en rayons de chaleur, après avoir quitté le spectre visible, créant également une impression de noir. Cela correspond exactement à la succession physique des couleurs de la lumière, depuis les basses fréquences de l'infrarouge ou rayonnement de chaleur, jusqu'aux hautes fréquences de l'ultraviolet. Les couleurs des chakras suprapersonnels tendent donc vers le noir cosmique et leur couleur complémentaire vers le blanc en passant par des tons dorés. Les centres d'énergie subpersonnels, en revanche, tendent vers le noir de la terre et leurs couleurs complémentaires également vers le blanc en passant par des tons bleus toujours plus clairs. C'est comme si le cercle se fermait ici avec le noir et le blanc, les deux couleurs dans lesquelles notre dualité terrestre a commencé et se termine également. (Voir Tableaux 1. et 2. EXT en annexe ainsi que les planches couleur p. 293 et 294.)

Chakras principaux	
• Chakra couronne	violet/vert néon
• Troisième œil	bleu indigo/vert jaune
• Chakra de la gorge	bleu roi/jaune soleil
• Chakra du cœur	vert émeraude/magenta
• Chakra du plexus solaire	jaune canari/bleu foncé
• Chakra sacré	orange/bleu clair
• Chakra racine	rouge éclatant/cyan
Autres chakras corporels	
• Chakra supérieur du front	bleu-violet/vert clair
• Chakra de l'arrière de la tête	bleu glacé/brun de noix
• Chakra du thymus	turquoise/rouge rubis
• Kalpa taru	vert comme l'herbe/lilas
• Hara	jaune orage/bleu moyen
Chakras suprapersonnels	
• Étoile de l'espace	bleu nuit/jaune craie
• Étoile céleste	bleu foncé-violet/or
• Porte de guidance supérieure	bleu azur/or olive
• Point de l'âme	bleu d'acier/vert olive
Chakras subpersonnels	
• Point inca	orange saumon/bleu roi
• Porte de guidance inférieure	marron clair/bleu bébé
• Étoile terrestre	marron foncé/bleu clair
• Étoile du temps	brun noir/bleu blanc

• L'or, une couleur spirituelle •

Avec les chakras suprapersonnels, nous trouvons la couleur complémentaire or, à laquelle s'associe de plus en plus le blanc, jusqu'à ce qu'il se dissolve dans la lumière : or et blanc, incarnations de la lumière divine. Le chakra le plus « doré » est l'étoile céleste qui représente notre relation toute personnelle à Dieu. Il n'existe guère de religion qui n'ait fait de l'or sa couleur privilégiée pour honorer le Divin.

Je voudrais dire encore un mot sur les noms de couleur que j'utilise dans ce livre. J'espère que le lecteur exigeant en matière d'esthétique ne sera pas dérangé par ces noms que j'attribue à chaque chakra, mais il a été important de choisir des dénominations pour pouvoir écrire ce livre. Dans la mesure du possible, je m'en suis tenu aux termes standard que l'on trouve dans la littérature, Mais cela n'a pas toujours été possible parce que les chakras ne voulaient pas se plier à ces modèles. Les planches de couleur, en annexe (à partir de la p. 273), devraient être utiles sur ce point. J'ai essayé de reproduire dans chaque planche la couleur correspondante, mais cela aussi est à déguster avec précaution.

Dans la littérature, les indications de couleur sont données approximativement, et restent vagues. Par exemple, le vert du chakra du cœur est-il clair ou foncé, intense ou pastel, saturé ou fluo ? L'incertitude règne déjà au niveau des chakras principaux. Au-delà, n'en parlons pas. C'est pourquoi je vous prie de ne pas m'interpeller sur les moindres nuances de couleur.

Certaines observations reviennent constamment dans le travail thérapeutique. Ainsi, les couleurs indiquées ici pour les chakras corporels et divers centres énergétiques transpersonnels reposent sur une solide expérience. Je pense que leur description est plus précise que dans beaucoup d'autres livres sur les chakras.

Mais il existe aussi des lacunes. Celles-ci ont pu être comblées en calculant une valeur moyenne entre deux couleurs de chakra voisines connues. Le procédé employé est celui de l'interpolation. La science l'utilise pour calculer des valeurs approximatives lorsque les valeurs réelles n'ont pas encore pu être obtenues. L'utilisation de cette méthode est relativement facile pour trouver les couleurs des centres énergétiques, parce que l'ensemble des chakras forme un spectre continu, ce qui évite un trop grand risque d'erreur.

De même, la plupart des couleurs complémentaires ont été calculées. À ma connaissance très peu de professionnels ont une perception visuelle suffisamment fine des énergies subtiles pour que les impressions qu'ils peuvent avoir dans la pratique soient assez fiables. Par ailleurs, nous n'avons pas déterminé les couleurs de tous les centres d'énergie, parce qu'elles sont parfois trop faibles pour le travail pratique. À partir d'une certaine hauteur ou profondeur de notre corps énergétique, les calculs n'ont plus guère de sens car tout converge vers les couleurs de base que sont le blanc et le noir.

Résonance avec les tons et les sons

Une autre donnée importante réside dans le fait que les chakras entrent facilement en interaction avec des tons et des sons. Il s'agit encore une fois de vibrations, mais cette fois, elles se transmettent dans l'air. Les tons offrent l'une des manières le plus élégantes et pratiques de stimuler les chakras, qu'ils parviennent à la personne de l'extérieur sous forme de sons ou de musique, ou de l'intérieur, lorsque la personne produit elle-même des sons avec sa voix.

Comme nous l'avons déjà observé avec le spectre lumineux, la fréquence des sons le long de la ligne du hara augmente vers le haut et son amplitude diminue par la même occasion. Certains morceaux de musique éthérique-ésotérique reposent sans doute sur cette réalité. Je pense par exemple à ceux qu'un compositeur comme Constance Demby (artiste de space music) réalise, peut-être pour nous rendre également audible notre liaison avec Dieu sur un plan supérieur. Les chakras suprapersonnels sont donc stimulés par des sons très aigus et très fins qui passent à un moment donné dans le registre supersonique. Ce n'est pas un hasard si les chants des baleines ou les sons émis par les dauphins sont enregistrés sur des CD de méditation, parce que ces animaux sont capables de communiquer à ce niveau de fréquence et stimulent ainsi chez nous des chakras suprapersonnels très élevés.

En direction de la terre, les choses s'inversent évidemment. Les tons deviennent de plus en plus profonds et forts à mesure que l'on atteint des chakras plus bas. Les musiques folkloriques archaïques et surtout des instruments comme le tambour ou la contrebasse stimulent par exemple notre ventre ou notre bassin. Sur la voie des centres d'énergie subpersonnels, nous sortons également du registre audible pour entrer dans celui des infrasons. Autrement dit, les sons profonds se transforment en vibrations, et finalement en des mouvements rythmiques. Diverses danses archaïques qui conduisent à la transe s'adressent à nos chakras terrestres les plus profonds.

Nous pouvons donc utiliser notre voix pour stimuler les chakras, à l'aide de sons « maison ». Ce phénomène est connu depuis très longtemps, et les Indiens de l'Inde on constitué un système tonal propre avec des syllabes comme RAM, LAM, VAM. Je l'introduis dans la partie Tableaux de ce livre. L'attribution de voyelles à certains chakras me paraît encore plus intéressante sur ce point. Le chant, déjà, nous apprend, que chaque voyelle a son siège en un endroit différent du corps. Cette propriété peut merveilleusement servir à stimuler les chakras. Les tons dont la vibration est la plus basse sont aussi les plus bas sur la ligne des chakras et touchent, comme le OU, le chakra racine. Le A est un son de poitrine et ouvre le chakra du cœur, tandis qu'un HI aigu est en mesure d'activer le chakra couronne. Les sons se succèdent de bas en haut le long de la ligne des chakras environ dans l'ordre U-O-A-E-I. Pour les centres d'énergie transpersonnels, des sons ont pu être déterminés, mais ce ne sont parfois que des « ponts sonores », lorsqu'ils ne peuvent pas être atteints dans le registre des ultrasons ou des infrasons. (Voir Tableau 5. EXT en annexe.)

• Chanter HIOU •

Certaines traditions religieuses ou mystiques chantent le HIOU. Ce mantra sert à s'unir au divin et à inviter la lumière, comme on dit si bien. Le groupe des adeptes d'Eckankar* le pratique pendant des heures durant. Avec le son HIOU, on attire littéralement de l'énergie céleste d'en haut à travers le corps (à l'aide du I), et jusque tout en bas dans le chakra racine (vers le OU).
Dans une invocation chamanique ou dans le rituel d'un cercle de sorcières versées dans les plantes, le son contraire – HOUI – pourrait tout à fait tirer l'énergie terrestre vers le haut – comme dans la pratique du cri de la terre**. Cela vaudrait le coup d'essayer, n'est-ce pas ?

Résonance avec des formes

Le troisième exemple de résonance est celui des formes qui correspondent aux vibrations des chakras. Il s'agit d'une très belle expérience physique qui illustre le rapport entre forme et fréquence vibratoire. Si l'on produit, à l'aide d'un générateur de sons, un son dont on fait varier la hauteur (la fréquence), et si l'on relie le haut-parleur à une plaque métallique sur laquelle du sable fin a été saupoudré, il se forme, dans ce sable, des figures géométri-

* Eckankar (religion de la Lumière et du Son de Dieu) est un nouveau mouvement religieux mondial, basé sur les principes du karma et de la réincarnation. Il a été rendu public en 1965 par Paul Twitchell sous le nom de « Science du voyage de l'âme ». Le guide spirituel actuel est un Américain, Harold Klemp.

** Rituel chamanique utilisant la force de la terre. Les participants forment un cercle, se tiennent par les mains et se prosternent vers la terre dont ils aspirent la force qu'ils rejettent ensuite vers le haut, dans un élan commun, avec un cri puissant.

ques qui se transforment en fonction de la fréquence. Il existe donc une résonance entre certaines vibrations et certaines formes.

De la même manière, les chakras sont associés à certains symboles géométriques. Cette association s'est établie au fil des siècles de manière purement empirique mais elle pourrait aussi se reproduire expérimentalement à l'aide de techniques comme celle qui vient d'être décrite. Les formes que j'indique dans la partie Tableaux à la fin du livre reposent sur des trouvailles réalisées en séances de guérison. Par exemple, le chakra racine entre en résonance avec la forme du carré et le chakra du cœur avec celle du cercle.

Chakras principaux	
• Chakra couronne	huit debout
• Chakra du front	cercle
• Troisième œil	octogone
• Chakra de la gorge	ellipse
• Chakra du cœur	cercle
• Chakra du plexus solaire	étoile à six branches, triangle (pointe vers le bas)
• Chakra sacré	triangle (pointe vers le haut)
• Chakra racine	carré
Autres chakras corporels	
• Chakra de l'arrière de la tête	cercle
• Chakra du thymus	point
• Points de la main	cercle
• Kalpa taru	lemniscate (huit couché)
• Hara	point
Chakras suprapersonnels	
• Étoile céleste	étoile tridimensionnelle à six branches
• Porte de guidance supérieure	pyramide à trois faces
• Point de l'âme	anneau, sphère, extrémité supérieure du merkaba
Chakras subpersonnels	
• Point inca	extrémité inférieure du merkaba
• Porte de guidance inférieure	pyramide à quatre faces

• Energie propre et énergie entrante •

Lors de la perception des couleurs, sons ou formes d'un centre d'énergie, il est important de distinguer l'énergie propre du chakra de l'énergie entrante. Ainsi, certains livres indiquent – à tort à mon avis – la couleur blanche pour le chakra couronne. Cela vient simplement du fait que la lumière blanche peut affluer à travers le chakra couronne pendant un traitement et que sa lumière propre, violette, passe au second plan. Il en va de même avec les sons et les sensations du corps : les énergies affluant d'en haut peuvent être perçues comme des sons très fins et des picotements électriques. En revanche, les énergies venant du bas sont souvent perçues comme une chaleur et une vibration qui peut provoquer jusqu'à des secousses rythmées. Dans ce cas aussi, il convient de distinguer le rayonnement propre du chakra des énergies qui affluent du ciel ou de la terre.

Résonances internes

• • •

De même qu'il existe les résonances décrites plus haut à des phénomènes physiques simples, de même les centres d'énergie se mettent aussi à vibrer en résonance avec toutes sortes de processus vitaux dans notre corps. En fait, les chakras sont constamment excités par des processus physiologiques ou psychiques. Concrètement, cela signifie tout simplement que chaque sentiment, chaque processus corporel et même chaque pensée se reflète immédiatement dans une transformation de l'activité des chakras. Tout est constamment en mouvement, en train de se faire. À l'inverse, un changement dans un chakra se répercute sur les régions du corps environnantes, sur certains états émotionnels et sur des vibrations mentales et spirituelles.

• LE SYSTÈME DE L'ÊTRE HUMAIN •

Des blocages dans le corps et la psyché se répercutent sur les chakras. Une faiblesse du foie paralyse par exemple l'action du troisième chakra (plexus solaire). La force d'expression et la joie de vivre tarissent en conséquence. Une dépression, un manque de force et de confiance en soi – autant de thèmes relevant du chakra du plexus solaire – peuvent s'ensuivre. Inversement, une perte d'énergie du troisième chakra peut entraîner une faiblesse hépatique temporaire. Un blocage d'émotions fortes ou un souci permanent (absence de joie et d'expression vivante) peuvent fermer le chakra du plexus solaire et exercer à terme un effet sur le foie et des organes voisins comme l'estomac (émotions ravalées) ou le pancréas (manque de douceur dans la vie).

Considérons maintenant la situation sous un autre angle : chaque chakra vibre et rayonne de l'énergie, une bioénergie. En outre, chaque chakra possède une qualité énergétique toute spécifique, qui plaît aux gens et à l'environnement lorsqu'elle rayonne vers l'extérieur. Cette activité d'un chakra nous confère qualitativement une certaine présence dans le monde, un aspect particulier, qui s'exprime par la place que nous occupons en société, par la manière dont nous rayonnons et nous rendons visibles. Un observateur peut faire l'expérience de cette qualité en percevant une énergie teintée de sentiment. Par ce rayonnement et l'effet de résonance, nos chakras communiquent en permanence avec le monde intérieur (corps, sentiments, pensées et esprit) et avec le monde extérieur (compassion, rayonnement, intuition, inspiration artistique, puissance, télépathie, etc.). Nous sommes donc soumis à un échange constant d'énergie interne et externe, dans une interaction perpétuelle avec le monde extérieur - du moins tant que nous sommes « ouverts ». Mais que signifie être « ouvert » ? Aucun chakra n'est en permanence « émetteur ». Cela est tout à fait normal. Il y a seulement problème lorsqu'un centre énergétique demeure constamment fermé et ne peut pas entrer en action au bon moment. Si tel est le cas, nous ne sommes pas en mesure d'entrer en résonance à travers ce chakra avec le monde intérieur et extérieur (c'est-à-dire que nous perdons la sensibilité et la réceptivité nécessaires) et n'avons pas non plus de force ni de rayonnement. Notre capacité à nous engager dans une situation est alors limitée. Le blocage d'un chakra correspond très directement à ses résonances internes, c'est-à-dire à ses interactions avec les fonctions du corps, les émotions, les sentiments, la pensée et les attitudes spirituelles. C'est pourquoi j'aborde directement la question du blocage des chakras dans ce chapitre sur les résonances internes.

Résonance sur le plan corporel

Dans cette section, je décris les formes courantes de résonance interne physique d'un chakra. Tous les attributs énoncés sont rappelés dans la partie des tableaux.

• Travail corporel sur les chakras •

Lorsqu'on travaille sur les chakras par des attouchements et des massages, les règles de fréquence et d'amplitude demeurent valables. Si je masse la partie du corps dans laquelle se trouve le premier chakra, mon toucher doit être ferme et mes mouvements lents et ondulants. Le massage du thymus, en revanche, pourra être léger et rapide avec un doigt ou se faire par tapotements. En ce qui concerne le chakra couronne, il vaut mieux ne pas du tout le toucher mais laisser mes vibrations circuler doucement dans l'aura. Davantage de précisions sont données dans la partie des Tableaux.

CORRESPONDANCES AVEC LES RÉGIONS DU CORPS

Pour beaucoup de chakras, nous pouvons établir des correspondances avec certaines régions du corps physique. Cela est vrai des chakras corporels mais aussi de certains chakras transpersonnels comme le point de la force terrestre. En général, les tissus du corps situés dans le voisinage immédiat d'un centre énergétique sont stimulés par son activité, ou inversement. Mais ce n'est pas le seul type d'interaction. Les chakras peuvent également influer sur des parties du corps dans d'autres régions. Ainsi, le chakra racine exerce-t-il une influence sur les os en général, le chakra du plexus solaire sur la peau, le chakra sacré sur les genoux, le chakra du cœur et les points des mains sur la tension de la cage thoracique. (Voir Tableau 9. INT en annexe.)

Chakras principaux	
• Chakra couronne	haut de la tête, peau de la tête
• Troisième œil	visage : yeux, bas du front, tempes
• Chakra de la gorge	cou, épaules
• Chakra du cœur	cage thoracique, mains, bouche
• Chakra du plexus solaire	milieu du ventre, coudes, diaphragme
• Chakra sacré	nez, seins, bassin, hanches, bas du ventre, cuisses, genoux
• Chakra racine	pieds, nez, plancher pelvien, fesses/anus, jambes
Autres chakras corporels	
• Chakra supérieur du front	front
• Chakra de l'arrière de la tête	arrière de la tête
• Chakra du thymus	haut de la cage thoracique, haut du corps (à partir du thymus)

• Kalpa taru	haut du ventre
• Hara	bas du corps (à partir du nombril)
Points du corps	
• Points des mains	cage thoracique, mains
• Points des coudes	milieu du ventre, bras, coudes
• Points des genoux	bas du ventre
• Points des pieds	pieds, plancher pelvien, anus

Correspondances avec les organes

La fonction d'un centre énergétique est aussi en rapport avec celle des organes voisins. Ainsi, le chakra sacré est-il en correspondance avec les « organes eau » que sont les reins et la vessie, tandis que le troisième chakra principal l'est avec l'estomac et le foie. Les organes concernés sont toujours très proches. Des chakras bloqués en permanence peuvent donc causer des dommages dans les organes voisins, de même que des organes endommagés peuvent bloquer des chakras. L'hépatite en est un exemple simple. Elle agit sur le plexus solaire et prive la personne de joie, de force et de la capacité à aller au bout de ses projets ou de s'imposer. Enfin, elle fait naître une affliction, qui peut aller jusqu'à la dépression. Les personnes atteintes sont souvent des jeunes parce que chez eux, la diminution de la force vitale d'affirmation de soi entraîne facilement une perte d'identité. (Voir Tableau 9. INT en annexe.)

Chakras principaux	
• Chakra couronne	partie supérieure du cortex cérébral
• Troisième œil	yeux, cerveau frontal
• Chakra de la gorge	larynx, palais/langue, nez
• Chakra du cœur	cœur, poumon, peau
• Chakra du plexus solaire	estomac, foie, peau, muscles, haut de l'intestin grêle
• Chakra sacré	reins, vessie, muscles, bas de l'intestin grêle, organes génitaux intérieurs, nez, langue
• Chakra racine	gros intestin, tendons, tissu conjonctif, organes génitaux extérieurs, nez

Autres chakras corporels	
• Chakra supérieur du front	cerveau frontal
• Chakra de l'arrière de la tête	oreilles, bulbe rachidien
• Chakra du thymus	poumons, système immunitaire
• Kalpa taru	pancréas
• Hara	reins, rate
Points du corps	
• Points des mains	cœur
• Points des coudes	muscles, peau
• Points des genoux	tissus conjonctifs
• Points des pieds	os

CORRESPONDANCES AVEC LES GLANDES

Les correspondances entre chakras et glandes ne sont pas toujours aussi claires que celles avec les organes, mais certaines s'observent très facilement. Par exemple, les glandes sexuelles masculines sont en correspondance avec le chakra racine et les glandes sexuelles féminines avec le chakra sacré. Les choses deviennent passionnantes avec une glande comme le thymus, qui correspond exactement au chakra du thymus. Comme le thymus commande la vigilance, les traumatismes qui entraînent une perte de connaissance (opération, coma, expérience de mort imminente) se répercutent aisément sur le chakra du thymus. (Voir Tableau 9. INT en annexe.)

Chakras principaux	
• Chakra couronne	épiphyse (glande pinéale)
• Troisième œil	hypophyse (glande pituitaire)
• Chakra de la gorge	thyroïde
• Chakra du plexus solaire	îlots de Langerhans
• Chakra sacré	organes génitaux féminins, capsules surrénales
• Chakra racine	organes génitaux masculins, capsules surrénales
Autres chakras corporels	
• Chakra de l'arrière de la tête	hypophyse
• Chakra du thymus	glande du thymus

- Kalpa taru — îlots de Langerhans
- Hara — capsules surrénales

Correspondances avec les organes sensoriels

Il existe régulièrement des tentatives de mettre les chakras en correspondance avec des organes sensoriels. Toutefois, les correspondances trouvées sur ce plan ne sont pas aussi incontestables que celles établies avec d'autres parties du corps. En outre, les experts se contredisent. C'est pourquoi je restitue côte à côte diverses observations, sans commentaire, leur ordre reflétant la pertinence que je leur reconnais.
Voici donc les correspondances des centres énergétiques avec les cinq sens classiques (organes et sens correspondant, voir Tableau 9).

• Chakra de l'arrière de la tête	oreilles –› ouïe
• Troisième œil	yeux –› vue
• Chakra de la gorge	palais/langue –› goût
	nez –› odorat
• Chakra du cœur	peau –› toucher
	(contact/extrémités nerveuses)
• Chakra du plexus solaire	peau –› toucher (pression)
• Hara	peau –› toucher (vibration)
• Chakra sacré	nez–› odorat ; langue–› goût
• Chakra racine	nez–› odorat

Comme nous devons prendre en compte bien plus de sens que les cinq classiques, vous trouverez au Tableau 8 un système de correspondances plus étendu incluant les perceptions de l'environnement (regard vers l'extérieur) et du monde intérieur (regard vers l'intérieur).

Correspondance avec la colonne vertébrale

La colonne vertébrale est une merveille de la création. Aussi résistante qu'elle puisse parfois paraître aux entraînements les plus éprouvants (par exemple dans la gymnastique de haute compétition), autant elle réagit parfois avec une extrême sensibilité à des facteurs de stress permanents, qu'ils soient physiques (par exemple rester toujours assis) ou psychiques (par exemple lorsqu'on s'en « met trop sur le dos »). Elle est parcourue d'innombrables muscles, tendons et nerfs qui sont en contact avec nos chakras. De cette manière, nos centres énergétiques interagissent avec des parties de la colonne vertébrale ou même avec certaines vertèbres. Les correspondances ainsi établies ne sont toutefois ni simples ni sûres. Une vertèbre déplacée influencera par exemple en premier lieu le chakra qui est physiquement le plus proche. Inversement, un chakra fermé influencera la vertèbre la plus proche. En même temps, des lignes nerveuses partent de chaque vertèbre vers des organes ou des régions du corps qui sont, à leur tour, connectés à de tout autres centres d'énergie. Un deuxième niveau d'influence se crée ainsi. Les zones d'influence de ces deux niveaux se différencient parfaitement. Pour corser encore la situation, certaines vertèbres, comme le coccyx, semblent être en contact avec des chakras transpersonnels en dehors de toute proximité corporelle ou liaison nerveuse. Pour toutes ces raisons, j'ai renoncé à établir dans ce livre une correspondance entre les chakras et les vertèbres. Dans la pratique, on rencontre le plus souvent une correspondance spatiale, mais qui n'est pas toujours juste.

• La colonne vertébrale collabore •

L'exemple suivant peut donner une image des réseaux de liens qui existent entre les chakras et le corps, les émotions et les pensées. Un client souffrait beaucoup de sa séparation avec sa compagne, mais il ne voulait pas l'admettre et réprimait ce sentiment. Lors d'un déménagement, il prit un objet relativement léger avec la bonne technique de levage mais fut néanmoins pris d'une douleur vertébrale au niveau des dorsales et du chakra du cœur. Il alla voir le chiropracteur. Le traitement le soulagea passagèrement mais la douleur réapparut. Aucun médecin ne réussissant à l'aider, il se rendit chez un guérisseur qui travailla avec lui sur le plan de l'âme. Le thérapeute vit que son chagrin d'amour avait fermé son chakra du cœur. Ses douleurs psychiques étaient si grandes qu'elles devaient se décharger quelque part. Comme cet homme leur avait refusé la possibilité de s'épancher par les émotions, son âme choisit un trouble physique, comme dernière issue. Pendant la séance de traitement, il fut submergé de larmes et put enfin digérer sa tristesse et sa séparation. Après avoir clarifié la question, repris le contrôle de ses émotions

et ouvert son chakra du cœur, il retourna voir le chiropracteur. Cette fois, le traitement réussit et il resta tout un temps sans le moindre trouble.
Deux ans plus tard, cependant, la vertèbre dorsale se déplaça de nouveau, sans cause repérable. Cette fois, l'homme se montra plus malin. Grâce à l'expérience d'autoguérison qu'il avait acquise entre temps, il savait comment il devait se plonger dans la douleur de cette vertèbre dans le but de décharger l'émotion forte qui s'y était accumulée – et qu'il n'avait pas été prêt, auparavant, à regarder en face. Il se donna donc à lui-même une séance de libération et accomplit tout un processus intérieur. Le lendemain matin, il voulut se faire remettre en place la vertèbre, mais sous la douche la vertèbre se remit d'elle-même. Toute douleur le quitta instantanément et à ma connaissance, rien n'a changé sur ce plan jusqu'à ce jour.

Résonance sur le plan émotionnel

• • •

Nos sentiments et nos émotions jouent un rôle important dans l'activité des chakras. Les blocages émotionnels représentent souvent pour les guérisseurs spirituels et les psychothérapeutes la catégorie la plus importante de blocages.

• Tout commence souvent par un blocage émotionnel •

Une blessure psychique non digérée (voir l'exemple précédent « La colonne vertébrale collabore ») peut bloquer le chakra du cœur, déplacer une vertèbre et même augmenter le risque d'infarctus. Heureusement, il est possible de traiter tous les aspects. Le chiropracteur peut remettre la vertèbre en place, le guérisseur de l'aura peut aider le chakra du cœur et le médecin peut prévenir l'infarctus. Mais quels que soient les thérapeutes qui interviennent, le patient est toujours confronté, au bout du compte, au problème initial, sa blessure psychique, ainsi qu'aux émotions de cette situation de départ, qu'il ne veut surtout pas voir. Il faut alors quelqu'un (psychothérapeute, guérisseur, etc.) qui l'accompagne dans la recherche de sa blessure.

Il en va différemment chez les enfants : si un enfant tombe de bicyclette et se démet une vertèbre dorsale, le chakra du cœur se ferme pareillement, l'enfant se sent blessé et triste, et perd même parfois confiance. Dans ce cas, toutefois, la simple intervention d'un chiropracteur suffit, parce qu'il n'existe pas de blocage psychologique au départ. Celui-ci n'est apparu qu'avec la chute. Je n'irai pas plus loin dans l'interprétation, à part de dire que l'enfant apprend, dans le cadre du processus normal de sa croissance, à se laisser davantage guider par la vigilance que par une surestimation de soi.

Lorsqu'un chakra est actif, il l'est en rapport avec un certain vécu intérieur, c'est-à-dire avec certains sentiments, émotions et ressentis. Toute qualité énergétique originelle d'un chakra en action attire automatiquement une qualité de sentiment. Certaines de ces strates émotionnelles peuvent être très bien mises en correspondance avec les chakras. Cette correspondance n'est pas toujours juste à cent pour cent, mais reste néanmoins souvent pertinente. Je distingue trois strates émotionnelles :

- La première strate représente la force pure d'un chakra, telle qu'elle a été établie en nous au départ. Je l'appelle la qualité émotionnelle originelle d'un chakra.
- La deuxième strate représente tout simplement l'absence de cette force originelle, donc le manque d'activité d'un centre énergétique.
- Enfin, nous rencontrons la troisième strate émotionnelle quand nous tombons sur le problème qui a conduit à la fermeture du centre énergétique. Elle caractérise les ressentis et les émotions du « problème sous-jacent ».

Je donne ci-dessous quelques explications importantes sur la question :

Qualité émotionnelle originelle

Chaque chakra nous apporte une possibilité différente de communiquer avec notre environnement et de manifester notre présence au monde et à notre prochain. Ainsi, chaque chakra possède une qualité énergétique de base très spécifique. Lorsque cette qualité originelle – qu'elle soit émotionnelle, mentale ou spirituelle – est en action, elle suscite en nous des sentiments très positifs que j'appelle les qualités émotionnelles originelles. L'activité du chakra racine, par exemple, est généralement ressentie comme puissante, celle du chakra

du cœur comme aimante et celle du chakra de l'arrière de la tête comme inspiratrice. Lorsque tous nos chakras sont ouverts, nous avons atteint un état de présence totale. Certains y verraient un aspect de l'illumination. Dans le quotidien, toutefois, l'illumination n'est pas aussi avancée, et nous nous surprendrons sans doute régulièrement dans un état où la plupart des chakras ne sont pas actifs, mais fermés, voire bloqués.
Les phrases clé, qui expriment la qualité émotionnelle originelle, sont caractérisées dans la description des chakras sous la rubrique « thèmes et contenus » à l'aide du symbole ☺.

Blocage émotionnel

Lorsqu'un chakra est bloqué, nous ne pouvons pas du tout utiliser sa force originelle, ou seulement de manière très limitée. Un blocage, qu'il soit émotionnel, mental ou spirituel, se traduit donc par une absence de la qualité énergétique et émotionnelle originelle du chakra concerné. Nous ne sommes plus capables d'entrer en interaction avec notre environnement à partir de ce centre énergétique, et d'agir en conséquence. Nous nous sommes coupés pour une part de nos capacités énergétiques et éprouvons des sentiments caractéristiques de la stagnation énergétique du chakra. Lorsque le chakra sacré est bloqué, nous ressentons souvent un manque d'entrain qui peut aller jusqu'à la dépression, avec le blocage du chakra racine de la faiblesse, avec le blocage du chakra du thymus un manque de paix et un vide qui peut conduire jusqu'à un sentiment de solitude et d'isolement.
Un blocage n'est toutefois pas un mur de béton abstrait qui s'est brusquement érigé en nous, mais en général une fermeture du centre énergétique qui s'est produite au cours de la vie en raison d'un événement traumatique. Cet événement initial s'est autant inscrit dans notre corps (attitude, comportement, maladies), dans nos pensées (souvenirs, images, phrases clé) et dans nos sentiments (et émotions) que dans le chakra correspondant. Si nous avons par exemple perdu la joie de vivre et que nous dérapons dans des états plus ou moins dépressifs, il n'est pas improbable que nous ayons un problème typique du chakra sacré, qui bloque ce centre d'énergie. En général, il s'agit de besoins déçus du ventre qui entraînent des émotions telles que l'envie, la jalousie ou la haine. Si nous résolvons notre problème, ce chakra est alors purifié, pour parler de façon imagée, et ses qualités premières d'ouverture à la vie, de vitalité, de plaisir, etc., se manifestent de nouveau.
Notre énergie de vie ne se dissipe pas tout bonnement, mais nous décidons dans quel domaine de la vie l'investir. À l'état normal, nous pouvons communiquer avec l'environne-

ment à travers chacun de nos chakras. Si un chakra est bloqué, son énergie se déverse dans le problème (principe de conservation de l'énergie) qui a un jour conduit à sa fermeture. Pour que personne ne voie ce problème, nous le réprimons et le bétonnons vers l'extérieur, ce qui nous fait perdre notre force et nous rend sans vie. Si nous le faisons suffisamment longtemps, nous avons aussi des chances de tomber physiquement malade.
Les phrases clés qui expriment un blocage émotionnel, mental ou spirituel, sont signalées pour chaque chakra à la rubrique « thèmes et contenus » à l'aide du symbole ☹.

À mon avis, aucun sentiment et aucune émotion ne méritent d'être qualifiés de mauvais. Le moindre sentiment véridique est beau. En revanche, toute émotion artificielle ou feinte est laide.
Dans les descriptions des chakras, beaucoup est dit sur la qualité des sentiments relatifs à chaque chakra. *En annexe, le Tableau 12. INT énumère les mots clés du registre émotionnel convenant à chaque chakra.*

Résonance sur le plan mental

Chaque personne se crée, sur la base de son expérience de la vie, une image très personnelle du monde, réplique plus ou moins fonctionnelle de son environnement et surtout aussi de son monde intérieur, à travers le filtre spécifique de sa personne. Au fond, tout ce qui n'est pas perception directe par la vue, l'ouïe, l'odorat, le goût, le toucher et le ressenti (y compris au sens du 6ème sens et d'autres facultés paranormales) ne se déroule que dans notre tête. Et celle-ci développe, à partir d'expériences réelles, une construction théorique qui est notre image personnelle du monde, d'après laquelle nous agissons. De cette manière, nous voyons le monde à travers le filtre de nos représentations et du coup, nous déformons encore davantage nos perceptions et la réalité.
La formation de conceptions sur ce qu'est le monde (ou comment il devrait être) fait partie de la condition humaine. Tant que nous avons la volonté d'adapter nos représentations à notre expérience, tout va pour le mieux. Le problème commence quand nous voulons adapter la réalité environnante aux représenta-

tions logées dans notre tête, parce qu'elle ne nous convient pas. Si nous le faisons consciemment, il y a rarement manifestation, mais plutôt influence, réparation ou manipulation. La situation devient plus problématique si nous ne percevons plus la réalité telle qu'elle est et commençons à l'interpréter. Les psychologues disent alors que nous projetons ou faisons des transferts. Enfin, le stade le plus problématique est celui où nous déconnectons une partie de notre système de communication avec l'environnement en raison de nos convictions.

• Principes directeurs et blocages mentaux •

Les processus mentaux, tout comme les modèles de pensée et les blocages à ce niveau se formulent aisément sous forme de principes directeurs, c'est-à-dire de phrases courtes et frappantes, qui dirigent souvent inconsciemment notre comportement ainsi que notre communication énergétique. Ils peuvent être sains ou malsains, pour nous et pour les autres. Lorsqu'un tel énoncé mental inhibe la faculté d'interaction d'un chakra, des blocages apparaissent. Un blocage mental n'est donc rien d'autre qu'un modèle de pensée bien ancré, invétéré, auquel nous ne voulons pas renoncer, au prix d'une perception surréelle de notre environnement. Nous nous entravons nous-mêmes dans notre libre communication énergétique avec l'environnement.

Si je suis un athée convaincu, je ne reconnaîtrai toujours pas Dieu, même s'il allume le buisson-ardent au milieu de mon jardinet. Et si je suis un mystique planant, croyant que chacun ne me rencontre qu'en amour, je ne serai pas conscient de la menace dans une ruelle obscure et dangereuse jusqu'à ce qu'on m'ait abattu et tabassé. Le premier manque d'inspiration, le second d'instinct.

La guérison d'un blocage mental s'effectue de la même manière que celle d'un blocage émotionnel ou corporel. Une fois que le problème de départ (traumatisme, effet de l'éducation, etc.) a été complètement identifié (et que ses effets émotionnels secondaires ont été compris), nous retrouvons la liberté de le gérer consciemment et d'une nouvelle manière : en le conservant, en le modifiant, ou en nous en débarrassant entièrement.

Résonance sur le plan spirituel

• • •

Venons-en à la dernière catégorie de vécus et de blocages. Par nature, l'être humain est un être spirituel. Parmi les nombreuses circonstances qui peuvent toutefois briser son lien à Dieu, je voudrais en citer trois :
D'abord l'éducation rationnelle et non spirituelle, habituelle dans les pays occidentaux industrialisés. Elle ne donne presque pas d'espace et d'indications aux enfants pour leur permettre de se tourner vers le monde subtil de la spiritualité et de s'y trouver eux-mêmes. Ensuite, les problèmes qui étouffent notre sensibilité, car pour faire l'expérience de la spiritualité, il faut une certaine liberté et ouverture. Plus nous faisons des expériences graves et dures (traumatismes) dans la vie, plus il nous est difficile d'approcher Dieu. Enfin, notre chemin, en tant qu'âme, ne commence pas avec cette vie. La plupart d'entre nous ont rapporté de lourdes charges de leurs vies antérieures qui ont par exemple pour effet que nous en voulons à Dieu et que nous refusons de suivre un chemin avec Lui, conformément à notre destination.

Les blocages spirituels se situent souvent au-delà des mots, et toute description verbale est généralement très insuffisante. Néanmoins, un petit résumé sur un thème ou l'autre peut au moins donner une idée de la direction dans laquelle nous pourrions regarder si nous voulions devenir conscients de notre propre lien au Tout spirituel. Les questions spirituelles se rattachent surtout aux chakras transpersonnels mais aussi à quelques chakras corporels comme le chakra couronne et celui du thymus. Les préoccupations et les blocages spirituels sont traités en détail avec les chakras correspondants.
Vous constaterez que plus les chakras sont éloignés du corps physique, moins il vous est présenté de couples de concepts opposés. Cela est naturel. En nous éloignant du corps physique, nous nous rapprochons du principe divin. Mais Dieu est totalité, et en elle disparaît toute dualité, y compris la polarité des chakras.

Les chakras

Chakras principaux

Autres chakras corporels

Points du corps

Chakras suprapersonnels

Chakras subpersonnels

Les chakras principaux

1er chakra principal

Le chakra racine

• • •

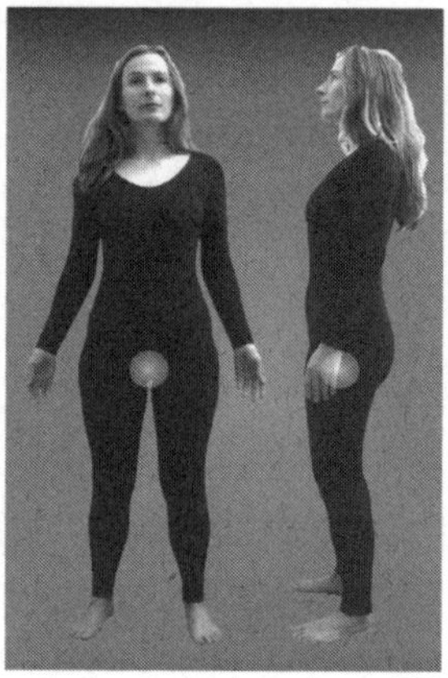

voir planche couleur p. 274

SITUATION au niveau du périnée, entre l'anus et les organes sexuels ; dirigé vers le bas

LIAISONS PARTICULIÈRES

- En court-circuit — points des pieds
- Directes — genoux, chakras subpersonnels

CORRESPONDANCES AVEC DES PARTIES DU CORPS

- Zones du corps — pieds, plancher pelvien, anus, fesses, nez
- Organes — organes sexuels externes (clitoris, pénis), gros intestin, tendons et partie du tissu conjonctif
- Glandes — glandes sexuelles masculines, liaison aussi avec les capsules surrénales

PERCEPTION SENSORIELLE

- Perception extérieure — primaire : sens de la force (perception : sentir la force affluer en soi)
  secondaire : odorat
- Perception intérieure — perception instinctive, voix des besoins fondamentaux

COULEUR/COMPLÉMENTAIRE rouge éclatant/cyan

POLARITÉ/ÉLÉMENTS/FORME masculine/terre, feu/carré

RÈGLE ÉNERGÉTIQUE densification par gravitation

SYLLABE/SON LAM/HOU: [les deux-points indiquent un son long]

AFFIRMATIONS Je suis force. J'ai. Je commence à faire. Je prends une place. J'agis en pleine possession de ma force

POINTS FORTS

- Pour moi — assurance, autodéfense
- Par l'exercice — effort personnel, sport, travail manuel, épreuves de force, agir avec énergie et efficacité (au lieu de parler), endurcissement, sexualité effrénée
- Alimentation — protéines et énergie de la terre

Le chakra racine – savoir de base

• • •

Le premier chakra principal est dirigé vers le bas et situé au niveau du périnée, entre l'anus et les organes sexuels. Les zones du corps qui s'y rapportent sont les fesses, l'anus, mais surtout le plancher pelvien. Ce chakra est relié aux pieds par une liaison en court-circuit. Les organes en correspondance avec ce chakra sont les organes sexuels extérieurs comme le clitoris et le pénis, ainsi que les glandes sexuelles (testostérone !), le gros intestin et le nez ; le gros intestin joue d'ailleurs un rôle essentiel pour notre force vitale. À ce chakra correspondent en outre les tendons et le tissu conjonctif qui, avec les os (points des pieds), assurent la stabilité. Une liaison semble exister avec les capsules surrénales productrices de l'adrénaline, qui commande la peur, la fuite et la disposition au combat. Les sens qui s'y rapportent sont le sens de la force, l'instinct et accessoirement aussi l'odorat (« sentir la peur »). Le chakra racine est stimulé par le rouge vif et le cyan ainsi que la forme du carré qui représente également la stabilité, le lien aux quatre éléments et l'équilibre statique. Sur le plan énergétique, son action est comparable à celle d'une densification par gravitation.

Le chakra racine travaille sur le plan du Je. Sa force énergétique ressemble à celle d'un taureau qui fonce vers l'avant, ou à une locomotive à vapeur, lente à prendre sa vitesse de croisière mais que plus rien n'arrête une fois lancée. C'est notre première porte vers le centre de la Terre, l'accès à la sève de la vie, à la force archaïque et à l'énergie originelle de la mère Terre. L'énergie que ce chakra nous donne fait tourner avec constance le moteur de notre vie, nourrit notre nature physique, nous confère de la persévérance et tout simplement la force lente mais ardente et constante, qui nous porte – ou devrait nous porter – à travers le quotidien. Dans ce chakra se reflètent tous les instincts primitifs, tout ce qui est nécessaire pour survivre, toutes les pulsions, tous les actes instinctifs. D'un côté, il est la source de la force archaïque de survie, et de l'autre le siège de la crainte et des peurs de survie. Il peut générer de l'hébétude, de la stupidité, du courroux profonde et de la violence, mais ces aspects peuvent aussi être ancrés plus profondément dans les chakras terrestres transpersonnels. La fonction de ce chakra est principalement perturbée par des traumatismes dus à de la violence physique, à un pouvoir écrasant, à un manque de sécurité (surtout dans l'enfance) et à l'expérience de très grandes peurs, d'une profonde souffrance ou de privations extrêmes comme en temps de guerre.

*Le chakra racine – thèmes et contenus**

• • •

PRÉSENCE FORTE SUR LE PLAN PHYSIQUE ‹–› FAIBLESSE

☺ J'aime sentir mon corps – dans un travail physique, dans le sport, en faisant l'amour, dans beaucoup d'autres occasions. La dimension corporelle revêt une grande importance, car le corps est le lieu de mon incarnation (incarner = entrer dans la chair). Je regorge de force physique, mon endurance est grande, ma persévérance considérable.

☺ Je sais me lier à la terre et y puiser des énergies supplémentaires, me revitaliser. Toute ma vitalité est là ainsi que dans la force de vie de mon chakra racine. Mon chakra racine est une première porte active en direction des forces de la terre que je peux souvent mobiliser. Ainsi puis-je me recharger à l'aide des chakras transpersonnels situés plus bas.

☺ Je prends soin de mon corps matériel. Je mange ce dont mon corps a besoin, fais du sport et veille à garder mon corps souple, efficace et en bonne santé. J'adore m'endurcir et me baigner nu dans un lac en hiver, faire la course avec les cerfs et dormir sur un sol dur avec un bloc de bois pour oreiller. Le carré symbolise ma corporéité (force, endurance, mobilité, rapidité).

☹ Je néglige mon corps physique, ou le gâte. Je suis paresseux et sans volonté en ce qui concerne le travail et la construction de mon corps physique. Je n'honore pas mon incarnation sur le plan physique, de sorte que ma force n'est pas pleinement apportée sur terre. Je tombe facilement malade parce que je n'ai pas pris la responsabilité de mon corps et de mon incarnation.

☹ Je me sens souvent dépourvu de force et de sève, et suis faible, énergétiquement parlant. Je me suis coupé des forces de la nature et ai du mal à régénérer les énergies perdues.

---

* Rem. de l'éditeur : le symbole XXX indique les phrases clés en accord avec les propriétés du chakra correspondant, et le symbole YYY les déviations par rapport à ces propriétés.

☹ Je pense que mon salut et mon développement spirituel et personnel n'ont rien à voir avec mon corps, raison pour laquelle je me développe de manière unilatérale. J'ai beau être illuminé, dans le quotidien cela n'intéresse personne parce je ne peux pas le transposer en actes et donc toucher les autres.

Force originelle <—> Violence (aussi dans le hara)

☺ Je peux libérer en moi une force originelle pour déplacer des montagnes. En cas de défense, je peux la mobiliser instantanément dans un déchaînement fou furieux ou la déployer dans la durée. Dans ce dernier cas, cela me donne une grande endurance et la force de construire.

☹ J'ai un blocage au niveau de ma force et me sens impuissant. Vers l'extérieur, je suis faible et « gentil » – et peux le rester toute une vie. Ce blocage de ma force me fatigue et me rend insatisfait, mais en moi cela bout, pour exploser un jour peut-être même avec violence. Si c'est par frustration, ce ne sera pas très différent d'une crise d'amok.

☹ Avec ma force, je plaque les autres contre le mur, et prends de la place à leurs dépens. Ma conception du monde repose sur cette phrase : « dévorer ou être dévoré » et en tant qu'homme d'affaires, le monde est pour moi un vivier de requins. Je ne connais pas les situations gagnant-gagnant, sauf si cela me rapporte le double.

☹ Comme ma force originelle est détachée de l'amour, j'ai fait de la violence un moyen légitime. Je suis un conquérant qui écrase, et dans le pire des cas extermine. Ma place est celle de l'autre et je me l'accaparerai. Ce que je peux prendre de force, je l'arrache aux autres en vertu du droit du plus fort. Je vis aux dépens des autres, me nourris de leur sang et de leur sueur.

Sans peur <—> Lâche

☺ La base de mon attitude est une force intérieure. Plus je sens circuler de la force à travers mes veines, moins je connais la peur. Même dans des situations précaires ou quand ma vie est menacée, mon instinct et ma force m'aident à rester debout et capable d'agir.

☺ Devant une menace réelle, j'éprouve une peur qui, toutefois, ne me paralyse pas mais m'injecte de l'adrénaline dans le corps et me rend prêt à protéger ma famille et ma communauté, et à les défendre au besoin par la force physique.

☹ J'ai en général une peur de la vie et de la survie (jusqu'à une peur d'extermination) ; je me réfugie dans ce qui me paraît sûr et évite de m'aventurer en terrain nouveau. Je ressens cette forme de peur comme une crispation dans la région anale. « Je « rentre la queue » (trouble de la fonction du gros intestin) : autant d'endroits qui relèvent du premier chakra. Devant le danger, je me fige et suis la victime parfaite.

☹ Je suis téméraire et ne sais plus faire la différence entre une attitude bêtement casse-cou et un affrontement raisonnable du risque. Je n'ai peur de rien, préfère les sports dangereux, comme le snowboard par hélicoptère sur des pentes avec risque d'avalanche ou le safari sans arme dans le Serengeti, parce que là au moins je sens que j'ai un corps et que je vis.

Propriété et rapport à la matière <–> Détachement

☺ Je suis en paix avec le monde matériel. Je sais travailler de mes mains, retourner la terre de mon jardin, construire une maison. Je gagne ma vie et peux tout me payer ce dont j'ai besoin pour mon travail, ma famille et ma communauté. La propriété peut être quelque chose de beau et l'argent ne sent pas le soufre. L'argent a pour moi autant d'odeur qu'un ordinateur ou une voiture, un outil que je peux utiliser à bon escient – pour mon bien et celui de nous tous. Il ne me rend pas heureux mais immensément satisfait.

☹ J'ai des difficultés à accepter ce qui est matériel, à construire sur le plan matériel, patauge financièrement et n'ai pas de rapport au travail artisanal. Peut-être suis-je une personne active sur le plan ésotérique et spirituel, qui ne recherche le chemin vers Dieu que par les canaux supérieurs et au-delà de mon incarnation. Dans mon appartement, j'ai écrit partout « plénitude » et « richesse » mais je n'en vois curieusement aucune trace dans ma vie professionnelle et dans mon quotidien.

☹ J'ai du mal à lâcher ce qui est matériel. J'accumule, j'économise tout ce que je peux et cherche le salut dans la vie matérielle. Dans mon travail, seul le gain compte, et le niveau de richesse matérielle obtenue est le critère de mon accomplissement. Je suis mû par l'envie, pense que l'avarice est la clé, ce qui ne m'attire pas vraiment des amis et reflète clairement mon incapacité à nager avec le courant matériel de la vie.

VIRILITÉ (THÈME POUR LES HOMMES)

☺ La virilité originelle est sainement ancrée en moi. J'ai les aspects vigoureux de mon sexe sans miner les forces de l'autre pôle en moi. J'aime et vénère les deux pôles sexuels de l'existence terrestre.

☺ Je suis prêt à endosser activement les rôles masculins qui se présentent sur mon chemin : guerrier, protecteur, amant ou roi. Je suis mâle, le revendique, mais n'ai pas besoin de l'afficher. La boucle est bouclée pour moi dans la paternité.

☹ Je suis tendre-efféminé et fier de l'être ! J'ai mal compris l'androgynité dans laquelle je vois la fusion du féminin et du masculin en une purée insipide et sans énergie. Mon niveau de rayonnement est celui du film « *Bambi épluche des pommes de terre* ». Si je suis un peu malin, je vends mon absence de queue pour une perfection spirituelle – surtout à des femmes dans des stages de tantra, parce qu'une femme normalement constituée ne peut trouver aucun intérêt sexuel auprès d'un personnage aussi ennuyeux que moi.

☹ Je n'ai pas de virilité naturelle et cherche à dissimuler mon manque d'assurance sous des dehors machos. Je suis un macho qui n'urine que debout, et met à plat tout homme (plus faible que moi) qui pénètre dans mon territoire. Ma fanfaronnade cache un manque de confiance en ma propre masculinité. Je finis par m'apercevoir moi-même de ma faiblesse. Skinhead ou autonome de gauche, je choisis la violence – que je prends, par perversion, pour une marque de virilité.

PUISSANCE SEXUELLE ‹–› IMPUISSANCE

☺ Que je sois homme ou femme, je vis la dimension masculine de la sexualité. Je rencontre l'autre sexe avec toute la force de ma pulsion animale, comme l'exige la nature (et mon partenaire). Nous nous accomplissons ainsi sur un plan primitif.

☺ La sexualité, avec moi, peut être infiniment puissante et archaïque jusqu'à ce que tout le corps soit baigné de sueur et satisfait jusqu'aux extrémités des orteils – parce qu'elle est un hommage à notre corporéité. Je peux assaillir l'autre avec ma pulsion et le gâter infiniment.

☹ En tant qu'homme, je suis, triste, ennuyeux efféminé, attend seulement qu'elle fasse quelque chose et ne connais rien au-delà de la position du missionnaire. L'autre sexe me trouve gentil mais inintéressant. Un partenaire ne dort pas plus d'une fois avec moi, ce que je ne comprends pas, moi qui suis tellement compréhensif et respectueux.

☹ En tant qu'homme, toutes les femmes sont pour moi des femelles stupides, juste assez bonnes pour une préparation niaise à la procréation. Mes facultés sexuelles sont à peine à la hauteur de celles d'un lapin. Ma conception du monde n'a jamais dépassé le plan du premier chakra, de sorte que je suis toujours déterminé par les stimulations de mon environnement et la victime de choix de la publicité (surtout à connotation sexuelle).

☹ En tant que femme, j'associe une sexualité puissante à de la violence et me réfugie dans une relation avec un mollasson qui ne me satisfait pas mais ne me met pas non plus en danger. Je n'ai pas d'orgasmes, mais cela vaut mille fois mieux que d'être violée par une bête sauvage. Je me demande toutefois pourquoi je rêve tant de chutes d'eau et de situations sauvages, périlleuses et excitantes avec des pirates ?

☹ Mon corps est un mal nécessaire de ce monde et ses besoins me font horreur. En fait, je voulais entrer au couvent, mais comme il faut y travailler physiquement, j'ai préféré rester à la maison.

2e chakra principal

Le chakra sacré

• • •

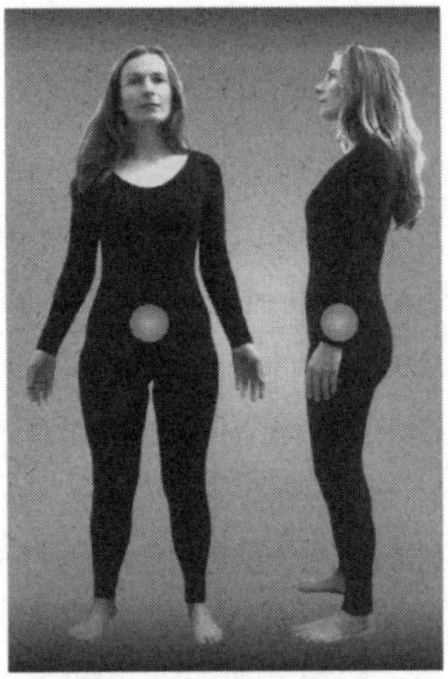

voir planche couleur p. 274

SITUATION à mi-distance entre le nombril et le pubis

LIAISONS PARTICULIÈRES

• En court-circuit	avec le chakra de la gorge et les points des genoux

CORRESPONDANCES AVEC DES PARTIES DU CORPS

• Zones du corps	cuisses, genoux, hanches, bassin, seins, nez
• Organes	« organes eau » – reins, vessie ; intestin grêle inférieur, organes sexuels internes (utérus) ; muscles lisses*, système neurovégétatif, langue
• Glandes	glandes sexuelles féminines, en partie les capsules surrénales

PERCEPTION SENSORIELLE

• Perception extérieure	primaire : odorat ; secondaire : goût
• Perception intérieure	émotions du JE, voix du plaisir et des besoins du ventre

COULEUR/COMPLÉMENTAIRE	orange/bleu clair
POLARITÉ/ÉLÉMENTS/FORME	féminine/feu, eau, terre/triangle (pointe vers le haut)
RÈGLE ÉNERGÉTIQUE	tension et dynamique par magnétisme ; jeu des contraires
SYLLABE/SON	WAM/O:H
AFFIRMATIONS	Je suis pure joie de vivre. Je désire. J'ai du plaisir. Je suis sauvage. Je suis passionné et sensuel.

POINTS FORTS

• Pour moi	satisfaction de soi (« s'accorder quelque chose »)
• Par l'exercice	jouir de tous ses sens, vivre dans le plaisir et l'agressivité
• Alimentation	lipides

---

* Non soumis au contrôle volontaire, commandés par le système neurovégétatif. Exemple : muscles de l'intestin.

Le chakra sacré – savoir de base

• • •

Nous trouvons le deuxième chakra principal dans le bas du ventre, entre nombril et extrémité supérieure du pubis. Les zones du corps qui lui correspondent sont les cuisses, les hanches, le bas du ventre et surtout le bassin. Il est en court-circuit avec les points des genoux et le chakra de la gorge – tous trois réagissent directement à des changements au niveau du chakra sacré. S'y rattachent les organes eau comme la vessie et les reins ainsi qu'une partie de l'intestin grêle, les organes sexuels « internes » (vagin, utérus) et les seins – les œstrogènes y sont les hormones déterminantes. Par ailleurs, le chakra sacré est concerné, à travers le système neurovégétatif (SNV), par l'activation de la musculature lisse. Les sens correspondants sont au premier chef l'odorat et accessoirement le goût. La langue est également en rapport avec ce chakra. Les couleurs qui s'y rapportent sont l'orange et le bleu clair, la forme le triangle, qui représente la dynamique et le défi des pôles contraires, origine du principe d'attraction et de répulsion du magnétisme.

Le plexus énergétique du chakra sacré est, tout comme le chakra racine, un creuset personnel d'énergies. Nous y rencontrons un tigre qui tantôt manifeste brusquement sa rage en frappant un bon coup et tantôt grogne de contentement. Le deuxième chakra déverse sa force sous forme de joie de vivre, de passion et de feu. L'acte joyeux et la jouissance ont ici leur source, de même que la sensualité. C'est en même temps cette énergie qui permet en nous la transformation et la guérison. L'énergie sexuelle est la manifestation la plus courante de l'énergie du deuxième chakra. Avec le premier chakra, il crée une vitalité débordante, tournée vers la vie : la « sève » de la vie. L'élément le plus volontiers attribué au chakra sacré est l'eau – et le feu comme pôle contraire. En court-circuit avec le chakra de la gorge, il génère des qualités communes comme la créativité et le don de soi.
Nos désirs et souhaits les plus intimes ont leur siège dans ce chakra, au sens positif comme au sens négatif. Nous y trouvons ainsi les secrets les plus obscurs et les ombres les plus cachées de notre être, généralement enfouis sous la honte. Nos expériences les plus humiliantes, comme celle d'une impuissance totale

(viol) s'y accumulent tout autant que celles de l'épouvante et de nombre de traumatismes de la naissance. Si l'énergie du chakra sacré se retourne, elle donne lieu à des sentiments comme la jalousie, la vengeance, la haine, le sarcasme ou le sadisme.

Le chakra sacré – thèmes et contenus

• • •

JOIE DE VIVRE (VIE) <–> ABSENCE DE VIE (MORT)

☺ J'ai beaucoup d'entrain et suis passionné dans la vie. En moi brûle le feu du désir de vie. Je suis curieux de chaque nouvelle journée et vis pleinement, passionnément, mon chemin et ma vie. Je dis oui à la vie.

☺ Je suis l'aventurier qui a envie de redécouvrir le quotidien chaque jour. J'ai envie de défis et d'inconnu pour sentir encore plus intensément la vie. Je nargue et titille effrontément mon prochain quand il est trop sérieux.

☹ Je suis sans passion et la vie m'ennuie – et moi, j'ennuie les autres, parce que je suis désespérément coincé et plein d'inhibitions.

☹ Quand je réprime toute ma sève de vie par mon attitude contrôlée (cause de la plupart des névroses), je n'ai plus de plaisir à la vie, et en tournant le dos au plaisir, je rends mes journées grises. La dépression s'installe et je peux même perdre l'envie de vivre cette vie insipide où il ne se passe rien car ma passion non vécue ne m'a apporté que de la souffrance.

☹ Ma passion de vivre s'est éteinte. La part morbide et fatiguée de vivre en moi prend les commandes parce que je ne représente pas ce qui donne de l'élan à ma vie et l'ai complètement méconnu.

JOUISSANCE <–> HOSTILITÉ AU PLAISIR ET HONTE

☺ Je peux savourer les plaisirs du corps et des sens. J'aime passionnément la sexualité, la bonne chaire, le contact intense des corps, et tout ce qui rend la vie voluptueuse. Je m'aime, sais me chouchouter et gâter les autres. En même temps, j'ai en moi la bonne mesure de jouissance et d'autodiscipline. Tous deux sont importants pour moi.

- ☹ J'ai peur de mes désirs et de mes besoins de plaisir. Je désespère et défaille car je me coupe de l'une des énergies de vie les plus importantes.
- ☹ Quand je me trouve devant une situation qui provoque des sentiments sensuels, je suis honteux et timide ou deviens presque hystérique et refuse. Mais intérieurement, je suis envieux et jaloux des plaisirs que je me refuse.
- ☹ Quand je réprime durablement mes désirs, la bête en moi apparaît, mes besoins s'expriment sous la forme de perversions, de fantasmes de violence, de rêves pleins d'excès et d'anomalies. Si je les projette vers l'extérieur, je deviens le jeu de pulsions sadiques et perverses, comme les représentants de l'inquisition qui perpétraient leurs propres fantasmes cruels sur d'autres.
- ☹ J'érige en défis la recherche du plaisir, je me perds dans la démesure , et celle-ci devient contenu de vie. Je m'éloigne ainsi toujours plus du monde subtil et atterris dans le bourbier des addictions. Je vis dans le malentendu selon lequel le bonheur de la vie réside uniquement dans la jouissance, m'adonne à l'intempérance, me répands en orgies, mène une vie sexuelle débridée mais me sens après toujours si étrangement vide et las.

Tension positive ‹—› Ennui

- ☺ Par la vitalité que je rayonne autour de moi, les autres se sentent attirés magnétiquement. Je peux agir sur une personne et m'ouvrir à elle aussi fortement que je peux me donner à elle en toute jouissance (chakra de la gorge).
- ☺ Je sais que la tension résulte de la différence de deux pôles. Je m'en sers et joue avec l'autre aux jeux de la taquinerie et de la malice, du feu ou du défi. Avec mon énergie désirante, j'allume des étincelles pour attiser chez l'autre son feu intérieur.
- ☹ Je ne sais pas ce qu'est une force d'attraction irrésistible, parce que je suis toujours hors jeu d'une manière ou d'une autre quand les gens flirtent lors d'une fête. Je suis crispé, coincé et n'ose pas jouer. Incapable de créer une tension positive, je suis toujours, au bout du compte, le copain sympa avec lequel on peut parler de tout parce qu'il n'est absolument pas dangereux (gentil, mais inintéressant et dénué de tout érotisme).
- ☹ Je joue avec des énergies sexuelles mais ne séduit que pour des motifs égoïstes. Je mésuse de mon charme pour attirer les autres à moi et les pomper ensuite jusqu'à la paralysie. Je suis un vampire d'énergies, qui se nourrit de l'admiration et de la sympa-

thie des autres. Je manipule mon entourage pour satisfaire mes besoins sans avoir à remuer le moins du monde le petit doigt. Je suis un pacha et fier de l'être.

Agressivité ‹–› Sagesse

☺ L'agressivité est mon amie, parce que j'ai compris qu'elle n'est qu'une forme d'énergie qui me rend service. Elle m'aide à créer la tension, à me quereller gaiement, à tirer les autres de leur réserve, à aimer avec passion, et à être vivant, tout simplement. Elle fait en sorte que je perçois le pétillement de la vie, et crée de l'excitation – ainsi je peux goûter les deux côtés de la vie.

☺ Ma devise, la voici : « Les bons vont au ciel, les méchants partout. » L'insolence triomphe et comme on peut tout entreprendre avec moi et que je suis résolument tourné vers la vie, je suis désiré par mes proches.

☹ L'agressivité, c'est vilain, et je bloque tout afflux d'une telle énergie. Je souris toujours gentiment, même si je suis sur des charbons ardents et que quelqu'un se joue de moi.

☹ L'agressivité s'accumule toujours de nouveau en moi jusqu'à ce qu'elle explose. Je suis également agressif au volant. Je hais mon entourage et surtout moi-même. La haine brûlante est malheureusement l'une des rares formes sous laquelle je sens l'ardeur et le feu de la vie.

☹ Mon aplomb tourne à l'insolence, avec laquelle j'impose mes fins non pas avec le concours des autres mais à leurs dépens. Cela me permet de bien m'en tirer dans la vie mais ne me procure pas beaucoup d'amis. Le plaisir sans amour n'est souvent qu'une affaire d'ego.

Procréation et accouchement ‹–› Dépérissement

☺ Je dispose d'une grande force créatrice, car j'ai en moi une tension intérieure, comme un ressort, qui veut donner la vie, avec créativité. Parfois il en résulte de l'art, parfois un projet, parfois un enfant. Je donne vie et j'anime. Je suis chargé de force créative, d'une pulsion vers l'avant, d'un désir d'aventure, d'innovation et d'entreprise.

☹ Je tourne le dos à cette pulsion créatrice de vie et n'ai aucun désir de développement en moi. Cette partie en moi est liée à la mort. Cette absence de ressort donne une impression d'absurdité.

Féminité (thème pour les femmes)

☺ Ma féminité est sainement ancrée en moi. J'aime ma féminité. J'aime tous les rôles qu'elle me permet : mère, sorcière, reine, diva, fée, sage ou prostituée.

☺ J'aime être féminine. C'est un plaisir quand un homme m'aide à enfiler un manteau, m'ouvre une porte, me tient par le bras ou mène une danse. Ce n'est évidemment pas la seule façon de vivre ma féminité, mais ce rôle est tout naturellement le mien, et sied comme un gant à l'homme qui n'a que besoin de faire un petit effort s'il veut quelque chose de moi.

☹ Je me perds dans le rôle de la femelle et deviens bêta, incarnant tous les préjugés : jupes trop courtes, chaussures trop hautes, couleurs mièvres et fluo, soumission sans critique au principe masculin. Par la force des choses, je tombe sur un macho (un homme pas vraiment viril) et me demande naïvement pourquoi tous les hommes sont des porcs.

☹ J'ai peur de la multiplicité de mes rôles de femme et m'accroche à un seul que je maîtrise à peu près. Je deviens ainsi une vamp assassine de la gente masculine, une mère-et-rien-d'autre ou une femme d'affaires dure comme roc.

Libido

☺ Il s'agit ici de l'aspect sexuel féminin – que je sois femme ou homme. Je peux rencontrer l'autre sexe dans la pleine force de ma passion, de ma sensorialité et de ma sensualité, comme l'exige la nature (et mon partenaire). Outre ma capacité à aimer, mon deuxième trait important est ma capacité érotique.

☺ Le jeu de la séduction et le sexe sont, avec moi, comme un flirt dans un feu liquide. Je suis passionnée, sensuelle et peut me donner entièrement à l'autre. Une tension crépitante, un picotement électrisant part de moi, et peut se décharger dans la polarité homme-femme. Quand je me donne (chakra de la gorge), nous y trouvons, mon partenaire et moi, la possibilité d'une fusion sexuelle.

☹ Je me cache derrière des techniques sexuelles ou me calme dans mes élans. Car je ne suis pas prêt à me donner à la profondeur émotionnelle du plaisir et ai besoin de moyens pour chauffer l'autre. En tant qu'homme, je suis un amant absolument ennuyeux et sans imagination, en tant que femme je me raidis au moindre signe de sexualité en espérant que c'est bientôt fini.

☹ Un mécanisme de fuite préféré devant la féminité est la maternité (rarement la paternité) parce qu'elle peut bien occuper. En tant que mère, je n'ai pas besoin de me donner puisque je suis toujours là pour l'autre. En outre, je peux me payer le luxe de reprocher à mon partenaire de ne pas m'accepter en tant que femme. En l'absence d'un homme, je cherche quelque chose dont je puisse prendre soin, un être dans le besoin ou quatre chiens de race.

3e chakra principal

Le chakra du plexus solaire

• • •

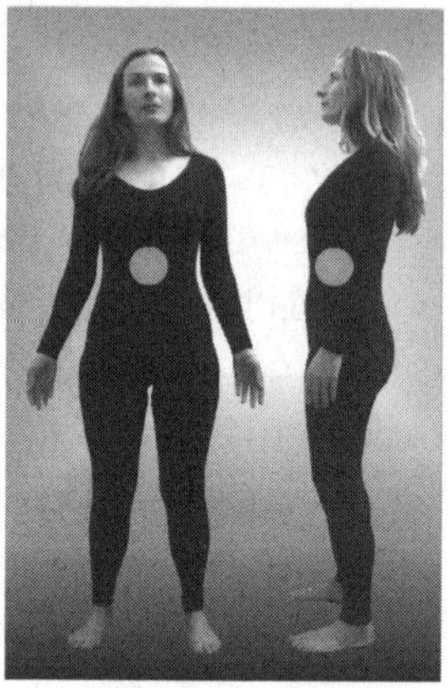

voir planche couleur p. 275

SITUATION au milieu du corps, au-dessus du sternum

LIAISONS PARTICULIÈRES

• En court-circuit	avec les points des coudes et le chakra supérieur du front
• Directes	Kalpa taru

CORRESPONDANCES AVEC DES PARTIES DU CORPS

• Zones du corps	milieu du corps, coudes, diaphragme
• Organes	foie, estomac, peau, partie supérieure de l'intestin grêle, plexus solaire, muscles striés*
• Glandes	parties des îlots de Langerhans (pancréas)

PERCEPTION SENSORIELLE

• Perception extérieure	sens du toucher (sensation grossière), motricité grossière
• Perception intérieure	émotions en rapport avec l'autre, voix des émotions

COULEUR/COMPLÉMENTAIRE	jaune canari/bleu foncé
POLARITÉ/ÉLÉMENTS/FORME	masculine/feu, eau, terre/étoile à six branches, triangle (pointe vers le bas)
RÈGLE ÉNERGÉTIQUE	tension et dynamique par polarisation des semblables (émulation) et initiative
SYLLABE/SON	RAM/O
AFFIRMATIONS	Je suis la puissance. Je réalise ma volonté. J'agis sur mon environnement. Je fais (et me rends présent).

POINTS FORTS

• Pour moi	affirmation de soi
• Par l'exercice	expression des émotions, renforcer la puissance, chercher les défis, épreuves de courage, dire oui/non, être bruyant, rire, réaliser sa volonté propre, sport de compétition, oser le conflit, diriger, prendre des initiatives
• Alimentation	glucides (à faible index glycémique**)

Le chakra du plexus solaire – savoir de base

• • •

Le troisième chakra principal se situe au milieu du corps, à mi-chemin entre le nombril et l'extrémité inférieure du sternum. Il est en lien avec le réseau de nerfs du plexus solaire. Dans le corps de la personne qui est capable de force et d'affirmation de soi, c'est le lieu tourné vers l'extérieur (« poitrine bombée, ventre rentré »). Quand nous voulons nous protéger, tout le corps se replie autour de ce centre en position de fœtus. Les organes relatifs à ce chakra sont le foie (réserve de colère et d'irritation), l'estomac (emmagasine les sentiments refoulés) ainsi que la partie supérieure de l'intestin grêle. Certains guérisseurs y ajoutent le sens de la vue. L'aspect plus grossier du sens du toucher (sensibilité à la pression, etc.) me paraît plus important ici. S'il existe un chakra en rapport avec l'utilisation des muscles striés et par conséquent avec l'utilisation volontaire de notre force musculaire, c'est assurément celui du plexus solaire. La couleur est jaune canari, et la complémentaire bleu foncé ; la forme est celle de l'étoile à six branches et du triangle pointant vers le bas. Le troisième chakra est mis en correspondance avec plusieurs éléments dont le feu, principalement.

Le troisième chakra est notre centre de puissance personnelle. Nous y trouvons les thèmes qui sont en rapport avec le pouvoir, la puissance, la force et la volonté, autant de notions qui nous permettent d'agir sur notre environnement.
La force qui réside dans ce centre est celle de l'expression de soi. Il est le siège de la force de volonté personnelle, de l'autorisation de soi, de la présence forte et puissante, de l'affirmation de soi et de la conscience de sa propre valeur. Une liaison en court-circuit existe avec le chakra supérieur du front. Il n'est pas étonnant que la règle énergétique soit celle de la « polarité » ou de la « tension positive ». Le chakra du plexus solaire est l'un des chakras du Je, comme les deux précédents ; ces chakras aident la personne à défendre ses besoins dans le monde.

Par ailleurs, ce chakra est très généralement le centre de la digestion des émotions et de l'expression forte ; chaque émotion doit passer par lui. Lorsque ce chakra déploie sa force, l'émotion peut s'exprimer vivement, et rapidement, parfois même par une explosion. La joie, la colère, l'irritation, le rire fort et toute autre expression bruyante ont leur siège ici. Une volonté forte (chakra supérieur du front) passe par le chakra du plexus solaire ; une volonté brisée, avec la passivité qui s'ensuit, une incapacité à décider et à prendre des responsabilités le bloque. Les problèmes d'attachement de toutes sortes relèvent de lui, notamment les relations de dépendance, qui sont prises à tort pour de l'amour. Les demandes d'attachement durable relèvent aussi de la porte inca.

Le chakra du plexus solaire – thèmes et contenus

• • •

Initiative et activité propre ‹–› Passivité

☺ Je suis un faiseur et j'aime l'action. Je m'ennuie quand on ne fait que parler sans passer à l'acte. Mon désir d'action peut être contagieux.

☺ Dans des entreprises communes, j'apporte une grande part d'initiative personnelle. La collaboration avec moi peut être fatigante mais le travail avance bien.

☹ L'activisme aveugle est mon label. Mais je suis malheureusement doublé sur ma droite dans mon besoin d'agir. Ce que je fais n'est pas efficace, car agir sans réfléchir ni chercher à bien percevoir la situation ne peut que provoquer le désordre. La spontanéité et l'initiative intuitive ont du bon, mais pour construire du solide, il faut quelque chose de plus.

☹ La commodité et la paresse sont mes deux compagnons. Je me suis décidé dans cette vie pour la bouffe, les oiseaux et la télévision. Je me comporte comme le chat des bandes dessinées Garfield et vais bientôt finir par lui ressembler.

Force de volonté ‹–› Faiblesse

☺ Je suis capable d'utiliser à bon escient ma force et ma volonté. Cela me permet d'agir avec audace et d'intervenir puissamment sur mon environnement. Je dispose d'une

* Muscles à contraction volontaire de l'appareil locomoteur. L'impression de stries vient de l'arrangement très ordonné des myofilaments (à la différence de la structure lisse des muscles involontaires).

** L'index glycémique évalue l'augmentation du taux de glucose après absorption d'un certain aliment. Les aliments à index glycémique faible rassasient plus longtemps.

volonté qui me confère une présence forte et énergique. Je rayonne de la puissance et peut me faire écouter et respecter au besoin.

☺ Je suis une personne aimable parce que je n'ai pas peur de m'affirmer et n'ai donc pas besoin d'être en superposition défensive. Comme j'ai confiance en ma force, il est évident pour moi de l'offrir à des plus faibles, d'aider la vieille dame à traverser, de remettre en place celui qui cherche à se faufiler dans la file d'attente et d'exiger mes droits dans un accident dont je ne suis pas la cause.

☺ Je prends mon parti et agis de ma propre force, sans avoir à me référer à d'autres. Je suis mon chemin, en ligne droite, d'un pas décidé et dynamique. Et sans compromis malsain !

☹ J'ai perdu la capacité à exprimer ma volonté. De ce fait, je m'aplatis devant l'autorité et suis devenu opportuniste. Je ne défends rien de personnel. Impuissant, je me laisse mener par le bout du nez, suis l'influence des autres ou m'y soumets. Je suis lâche. Des attentes toujours déçues m'ont peut-être inspiré cette peur qui m'empêche d'exposer devant le monde mes besoins et mes désirs.

Force de combat, affirmation de soi et courage ‹–› Lâcheté

☺ Je suis en pleine possession de ma force d'action propre, qui me donne amplitude et vigueur. Je connais mon guerrier intérieur, dispose de toute ma force de combat et suis en mesure de m'investir dans quelque chose.

☺ J'ai la force de frappe d'un lutteur, c'est-à-dire qu'en peu de temps je peux produire un grand effet sur d'autres personnes, être en verve et les entraîner. Je peux m'imposer avec puissance et mener un discours devant une foule, animer avec force un groupe ou une équipe ou exploser (verbalement) au nez de mes interlocuteurs.

☺ Le courage civique ne me fait pas défaut ; au besoin, j'administre une correction au type agressif qui n'arrête pas de menacer directement mon voisin étranger dans le hall d'entrée de notre immeuble.

☺ Si cela est nécessaire, je peux m'imposer. Je sais obtenir ce que je veux et m'affirmer, tout comme je suis capable de me retirer et de laisser à chacun son espace. Je n'ai rien à me prouver parce que je sais faire exister ma volonté. Ma liberté est la liberté des autres, parce que j'ai le sens de la collectivité.

☹ Je tends à écraser les autres et passe lentement de l'influence à l'attaque par surprise et au rapport de force. Je prends de plus en plus plaisir au pouvoir et à mon expansion aux dépens des autres. J'agis avec toujours moins d'égards et ma sensibilité s'étiole. Dans mon métier d'homme d'affaires, mes supérieurs le voient d'un bon œil. Que diront-ils quand j'aurai pris leur place ?

☹ Je refoule ma propre force et deviens une mauviette, qui ne sait pas tenir sa place et encore moins étendre son terrain. Je suis dominé par des gens de pouvoir. Ma poignée de main est molle, ma voix faible et comme fatiguée. Je me fais éconduire. Je gaspille mes pensées dans des soucis, des faiblesses, des craintes et de la culpabilité. Au lieu de laisser libre cours à la puissance en moi, et m'impliquer pleinement dans le monde, je reste excessivement prudent, un visage pâle dans la foule. Je ne donne aucune occasion au destin de me laisser une chance d'agir sur le monde selon ma vocation.

Direction et séduction ‹–› Mollesse

☺ Je connais le chef en moi. Je peux mener un groupe, parce que j'en ai la force, la solidité, la détermination et la persévérance. Je sais diriger et prendre le rôle actif de celui qui décide. En même temps, j'offre ma force à mon entourage, n'essaie pas de dominer ni de me servir de ma force contre les autres.

☺ Je suis aussi un séducteur. Le jeu de la séduction et de la résistance peut nous amuser, mon interlocuteur et moi, parce que nous jouons cartes sur table. Il en résulte une tension forte, positive, et très stimulante. Je peux mener une femme dans une danse comme au lit, pourvu qu'elle veuille bien s'adonner pleinement à son rôle féminin.

☹ Je ne sais pas diriger et ne le veux pas non plus. Je préfère être le suiveur, l'opportuniste, parce qu'au front, on peut prendre des coups. Au dernier rang, je ne me fais pas remarquer et suis en sécurité. Dans un débat, je n'ai pas d'opinion. Dans une décision, je ne défends rien et dis oui à tout. Je tourne comme une girouette avec le vent, et si je me trouve seul loin de tout, le moindre courant d'air m'abat.

☹ Je me considère comme un homme émancipé. Je lis le moindre désir de ma femme dans ses yeux et suis toujours gentil et aimable. Je me tortille toujours comme une anguille et suis insaisissable. Je ne donne pas d'impulsions. Je suis ennuyeux, une vraie chiffe molle jusqu'à ce que j'aie poussé un jour ma femme entre les bras d'un macho 'dur-de-dur'. Si je les surprends dans notre lit, je m'excuse, vais faire la vaisselle et essaye de voir en moi en quoi je ne l'ai pas suffisamment satisfaite.

☹ Autrefois, j'aimais la vie, généreusement. Maintenant, je suis de plus en plus un pacha protecteur, plus patriarcal que bienveillant, qui toise avec dédain ses « enfants » et ses « subordonnés ». Pour mes collègues et mes amis, je suis absolument insupportable.

EXPRESSION LIBRE DE SENTIMENTS DE FORCE

☺ Je peux exprimer des émotions fortes directement à partir du ventre et avec toute leur intensité, et dire franchement aux autres mes sentiments. Ma dynamique émotionnelle me communique une joie de vivre contagieuse, j'aime le contact et peux entraîner les autres avec moi.

☺ S'il le faut, je peux élever la voix et même crier. Je peux autant exprimer ma colère que rire de bon cœur ou plutôt de tout mon ventre. Montrer ma colère ne me pose pas de problème et je me défends si quelqu'un enfreint mes limites.

☺ Comme je ne réprime pas mes sentiments et que rien ne s'accumule en moi, je suis généralement détendu, relax, à mon aise.

☹ Je suis coincé dans l'expression de mes émotions. Je me laisse ronger par mes sentiments, ai des problèmes d'estomac, voire un ulcère. Je suis donc toujours irrité et nerveux, ce qui se traduit dans mon comportement par une tendance à narguer et lancer des piques en permanence.

☹ Je rouspète contre les touristes américains bruyants dans mon bar de bord de mer tandis que je sirote avec ennui et distinction mon petit rouge – le huitième. Au fond de moi, j'envie les Américains pour leurs manières directes, insouciantes, et plus tard pour les filles et les gars séduisants qui les ont rejoints et les accompagnent au prochain bar.

☹ Je n'ai pas de colère, je la réprime. De temps en temps, les sentiments accumulés explosent en un drame émotionnel incontrôlé. Ma colère est alors soit infantile (comme chez un enfant qui ne reçoit pas ce qu'il s'est mis dans la tête de vouloir), soit impuissante (après avoir été trop longtemps « sur-favorisé » par les autres).

LIMITES ‹–› DISCERNEMENT

☺ Je connais clairement mes limites. Je sais dire résolument « oui » et « non ». Je fais la différence entre le mien et le tien. Finalement, je suis le seul à pouvoir et devoir décider de ma vie. Je distingue entre ce qui est « faux » et ce qui est « juste » pour moi, ai un discernement clair et subjectif, porté par une saine volonté.

☺ Je peux autoriser la critique et le jugement, les vérifier par mon ressenti et ensuite les accepter. Si quelqu'un me donne un conseil ou exerce la critique à mon égard, je le remercie mais décide moi-même comment je dois continuer à me comporter car je suis le seul autorisé à décider à mon sujet. Personne ne m'enlève mon discernement.

☹ Mes limites ne sont pas claires et je me perds parfois jusqu'à renoncer à moi-même. J'accepte les projections et les critiques des autres sans distinction, et me comporte d'après l'image que les autres ont de moi. J'accepte et m'impute tout, sans contestation, juste parce que les autres l'ont dit. Je supporte des choses parce que je suis incapable de dire ce que je veux ; après, je suis en colère contre l'autre et contre moi-même, mais je ravale cette colère.

☹ Comme je n'ai pas de limites claires, je ne reconnais pas non plus celles des autres. Je raconte à chacun un bout de ma vie, ou bien je harcèle l'autre consciemment et directement, jusqu'à ce qu'il se sente menacé et cède ou se retourne contre moi.

☹ Mes limites sont des remparts rigides et impénétrables. La critique et le jugement rebondissent à leur contact. Ce que mon interlocuteur me dit ne m'atteint d'aucune façon. Même la vérité ne me touche pas.

DÉFI ‹–› DÉPENDANCE

☺ Comme j'ai une volonté bien affirmée, je suis capable de prendre des décisions claires. Une fois que j'ai pris une décision, il est logique pour moi d'agir résolument dans cette direction. Et il est évident aussi pour moi d'assumer les conséquences de mes actes et d'en prendre la responsabilité.

☺ J'agis avec responsabilité, au meilleur de mes connaissances et de ma conscience. Je suis, sur ce point, indépendant des attentes de mon entourage. C'est pourquoi j'assume seul la responsabilité de ce que je fais ou ne fais pas.

☺ Je suis capable de pardonner quand des erreurs d'autrui se font à mes dépens parce que je sais que personne n'est parfait. Surtout, je suis également capable de me pardonner moi-même.

☹ Comme ma volonté est faible, je ne tiens pas mes décisions – pour autant que je suis en mesure d'en prendre et que je sais ce que je veux. J'essaie toujours de m'en tirer et d'éviter les conséquences négatives. Parfois je mens et suis carrément lâche.

☹ Je me sens toujours déterminé par les autres parce que je ne peux pas prendre moi-même une position claire, et oscille constamment entre plusieurs alternatives. J'accuse alors les autres, en disant que je l'ai fait à cause d'eux. Ma tactique, en général, consiste à déguiser mon incapacité ou mon refus de me montrer ferme et décidé, en jouant le rôle passif de l'enfant victime. De cette façon, je peux faire de l'autre un agresseur sans égards, qui passe outre ce que je suis, l'en accuser et l'en rendre coupable. Cela me rend dépendant et je réclame des autres qu'ils prennent la responsabilité à ma place.

☹ J'ai tendance à prendre la responsabilité à la place des autres, même si elle ne me revient pas. Je tombe alors facilement dans le rôle du père ou de la mère. Dans ce piège, j'ai tendance à me sentir responsable des erreurs et des problèmes des autres. Je charge un poids toujours plus lourd sur mes épaules jusqu'à ce que je me sente lourd et écrasé. Mais derrière cette sollicitude à leur égard, je m'attribue, en général, sans mauvaise intention, le droit de décider en partie de leur vie.

4e chakra principal

Le chakra du cœur

• • •

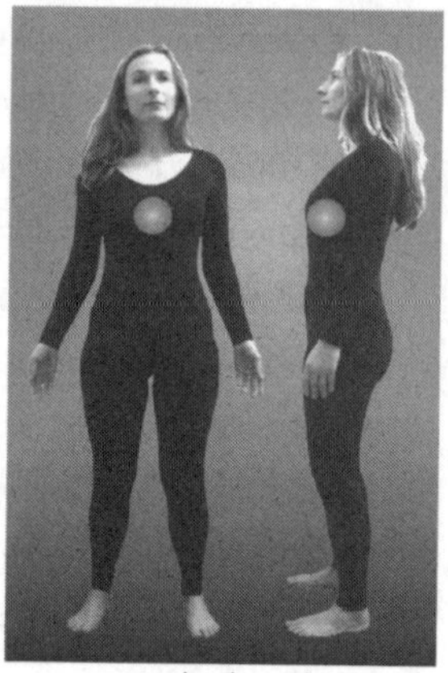

voir planche couleur p. 275

SITUATION milieu de poitrine, à hauteur des mamelons

LIAISONS PARTICULIERES	
• En court-circuit	points des mains
• Directes	chakra couronne
• Spéciales	kalpa taru
CORRESPONDANCES AVEC DES PARTIES DU CORPS	
• Zones du corps	mains, bouche, cage thoracique
• Organes	cœur, parties du poumons, peau
PERCEPTION SENSORIELLE	
• Perception extérieure	toucher (sensibilité fine) et motricité fine, ressenti de l'amour
• Perception intérieure	voix du cœur, ressenti de l'amour
COULEUR/COMPLÉMENTAIRE	vert émeraude/magenta (rose)
POLARITÉ/ÉLÉMENTS/FORME	féminine/eau, bois ; interface air-feu/cercle
RÈGLE ÉNERGÉTIQUE	harmonisation par vibration en consonance
SYLLABE/SON	SAM (YAM)/A: (A:H)
AFFIRMATIONS	Je suis amour. J'aime, j'honore. Je pardonne. Je sens avec toi. Je partage (tout/avec toi).
POINTS FORTS	
• Pour moi	amour de soi
• Par l'exercice	amour actif, compassion, donner de l'amour, intérêt véritable pour l'autre, « faire l'amour »
• Alimentation	légumes

Le chakra du cœur – savoir de base

• • •

Le chakra du cœur se trouve au milieu de la poitrine, à hauteur des mamelons. Il lui correspond les mains (en court-circuit), la bouche et l'ensemble de la cage thoracique. Les organes qu'on lui attribue sont le cœur et les poumons en partie. Ce chakra active le toucher subtil, rôle généralement accompli par les terminaisons nerveuses sur le plan biologique. Sa couleur propre est un vert émeraude intense, la couleur complémentaire le magenta ou, dans le quotidien, les tons pastels du rose. Le vert correspond davantage à l'amour qui donne activement et le magenta à l'amour de soi et à la compassion. La forme de résonance est celle du cercle, reliant tous les éléments placés sur un même rang en un tout plus grand. Le motif énergétique principal est celui de la consonance à tous points de vue, comme l'empathie, l'accord, etc. Le chakra du cœur est le centre de gravité de l'élément eau, mais aussi l'interface entre l'air et le feu (réunion d'impulsions, de pensées et de sentiments) et a probablement aussi à faire avec l'élément bois.

Alors que les chakras traités jusqu'ici déterminent notre être sur le plan du Je autodéterminé, le chakra du cœur est le premier qui traite du Moi-et-Toi, c'est-à-dire du plan social, du Nous. Notre appartenance sociale à un tout plus grand est mis ici au centre de l'intérêt. L'ouverture du chakra du cœur est sans doute l'aspect essentiel d'une communication ouverte entre le Moi et le Toi. Chaque fois que nous dévions de notre chemin et avons un problème sérieux, notre chakra du cœur se ferme. Il est donc l'indicateur le plus important pour savoir quand nous devons travailler sur nous-mêmeS, et quand il est temps de passer de la consolidation des acquis à un processus de croissance pour nous transformer. En liaison avec d'autres chakras, le chakra du cœur nous aide à entrer en harmonie avec le divin, à différents niveaux. Ainsi, nous pouvons visualiser la force originelle en liaison avec le chakra racine ou la lumière en liaison avec le chakra couronne, avec lequel il existe également une liaison directe. Enfin, quand le chakra du cœur est en liaison avec le chakra supérieur du front, nous mettons notre volonté en accord avec celle de Dieu.

Tout ce qui concerne le chakra du cœur a trait à l'amour. D'ailleurs, il est le siège de l'amour personnel et humain. Les principaux thèmes sont ceux de l'amour de soi, mais aussi de la capacité à aimer les autres : amour du prochain et compassion. Ce chakra est aussi le centre des sentiments plus profonds et plus subtils, au-delà des enveloppes extérieures plus grossières que présentaient les chakras précédents. Enfin, c'est un centre très important pour la confiance et le courage (cœur de lion). Les traumatismes courants que nous pouvons y rencontrer sont les blessures émotionnelles de tous genres, les déceptions, les trahisons, les rejets, les pertes, les deuils non surmontés (lâcher-prise) et un manque d'attention aimante.

Le chakra du cœur – thèmes et contenus

• • •

Capacité d'aimer <–> Gentillesse

☺ Je suis capable d'aimer. Mon amour est vrai et respecte ton espace car il t'accompagne sans t'emprisonner. Il nous rend libres tous deux. Il donne et reçoit de la confiance et ouvre ainsi nos cœurs au monde. Mon amour donne de lui-même, non pour recevoir de toi. Il ne m'importe pas d'être aimé de toi, mais d'aimer – d'être dans l'amour.

☺ Je suis capable d'aimer les hommes, d'aimer mon prochain que j'aime comme moi-même. Cet amour, je le donne à une autre personne, à plusieurs personnes, à toutes les personnes, et aussi à Dieu. Mon amour me rend rayonnant, et il devient de plus en plus grand à mesure que je le prodigue à mon prochain.

☹ Je fais semblant de paraître plein d'amour. Mais mon « amour » consiste en des gentillesses superficielles. Je suis faux quand on se tient main dans la main ou que je lui tapote sur l'épaule ou lui témoigne une compassion maternante. J'ai très peur des conflits, raison pour laquelle j'esquive la vérité dans les situations difficiles.

☹ En réalité, je ne fais que porter un gentil masque sur mes besoins égoïstes, pour recevoir de l'amour de l'extérieur. Je ne suis pas franc, ni honnête envers les autres et moi-même. Comme je ne m'ouvre pas et ne vois pas l'autre, un véritable amour entre nous n'a aucune chance d'exister.

☹ Je suis sans amour parce que je n'ai encore jamais connu l'amour. Mon entourage me trouve froid et dur, ce que je ne comprends pas. Comme je parais si dur, mes jugements sur les autres aussi paraissent durs. Même s'ils sont très souvent pertinents et que ma franchise (troisième chakra) est estimée, mes appréciations paraissent dénuées de cœur. Aussi les gens ont-ils peur de moi et se ferment lorsque je leur parle d'un problème.

☹ Je ne sais m'y prendre ni avec les animaux, ni avec les enfants, et ne m'occupe pas des choses qu'on me confie – pas par mauvaise intention mais parce que je n'y suis pas ouvert.

Amour de soi <–> Pauvreté de cœur

☺ Je m'aime. Cela est certain et profondément ancré en moi. Je peux m'occuper de moi avec soin, douceur et affection. Je n'ai pas besoin pour cela d'amour extérieur et deviens capable d'aimer aussi les autres vraiment. Je m'implique dans la relation tout en restant en moi et suis en même temps capable de partager avec l'autre.

☺ La vérité est le fil conducteur de mes actes, parce que j'ai confiance en moi et reconnais autant mes forces que mes erreurs. Les deux m'aident à grandir, parce cela stimule le sentiment de ma propre valeur. Le sentiment de sa propre valeur et l'amour de soi se conditionnent mutuellement (le thème de la valeur de soi se rapportant généralement au chakra du thymus).

☺ Avec courage, je garde une attitude forte, comme l'exige la vérité du moment. Je parais naturel à mon environnement, saisissable, proche, directement présent, tangible. Mon aspiration au chemin de l'amour me donne la force de garder mon amour et ma constance, même dans des situations très difficiles.

☹ Je dépends de l'amour des autres faute de ressentir de l'amour pour moi en moi. Dans une relation amoureuse, je cherche toujours quelqu'un qui m'aime et remplace l'amour de moi-même qui me manque. Je n'ai pas non plus beaucoup le sentiment de ma propre valeur parce que je dépends toujours du jugement de valeur des autres. C'est une situation précaire.

☹ Je suis narcissique et content de l'être. Il m'importe de plaire, de susciter un écho, d'être admiré et le centre d'intérêt. Je le mérite, parce que je suis exceptionnel. Je mérite un traitement particulier, je suis différent de tous les autres. Je me suis retiré dans mon château en Espagne et j'ai quitté le monde de l'amour par la porte sur laquelle est inscrite le mot « ego ».

☹ Je permets la faiblesse, recherche des échappatoires, mensonges, esquives, qui me protègent de la force du cœur. Ces détours me rendent compliqué, opaque, et les autres ont raison de ne pas me faire confiance. Parfois, par manque d'estime pour moi, je parais arrogant, surtout quand je veux me hisser au-dessus des autres.

Ouverture <–> Fermeture

☺ Me manifester à l'autre m'est naturel. Je sais m'ouvrir et te laisser approcher de moi. Ce n'est qu'en m'ouvrant totalement que je donne une chance à l'amour entre nous. Alors seulement je suis capable de recevoir. Alors seulement tu as une chance de me voir vraiment et me feras confiance et t'ouvriras. Et nous aurons alors une chance d'ÊTRE vraiment ensemble.

☺ Mon cœur chaleureux me rend plus sensible et me permet aussi de communiquer mes sentiments sans parole. Je peux les laisser affluer vers toi de même que je suis réceptif à tes vibrations subtiles. Je m'investis et enrichis notre rencontre. Cela crée de la plénitude entre nous.

☺ Je reste ouvert dans mon cœur même quand cela fait mal. Parfois une ancienne douleur remonte à la lumière de l'amour. Cependant, il m'est plus important de continuer à vivre malgré cette douleur et avec elle, que de ne pas sentir la douleur et d'être sans l'amour.

☹ Je suis fermé parce que j'ai été blessé. Je fais semblant mais ne m'engage dans rien. Mon cœur est fermé parce que les problèmes se sont accumulés au cours de ma vie et je n'ai pas confiance si je m'ouvre. J'exclus les autres. Je suis seul et coupé de tous. Au plus profond de mon âme, je suis triste. La légèreté de la vie m'a quitté et j'envie les amoureux pour la positivité et l'optimisme qu'ils rayonnent.

☹ Je me complais dans la sentimentalité et la mélancolie, car j'y vois des qualités du cœur. Toutes deux sont cependant alimentées de pensées et de vieux souvenirs éternellement ruminés, et m'éloignent de l'ici et maintenant. Je disparais dans mes rêves et perds la capacité à jouir de l'instant, de le sentir et d'ÊTRE présent à ce qu'il offre. Mon cœur est fermé, même si je crois, par l'intensité du souvenir, être ouvert dans mes sentiments.

☹ Je ne suis pas sensible, mais hypersensible parce que je ne sais pas gérer ma sensibilité et que j'ai toujours peur d'être blessé. Je ne suis pas vulnérable mais « blessable », parce que j'ai trop de plaies ouvertes du passé que les autres peuvent facilement prendre pour cible – même s'ils n'ont pas du tout l'intention de me blesser.

Lâcher prise et accepter <–> Retenir

☺ Je vais avec l'amour, sans faire durer à tout prix une situation. J'ai mérité d'être aimé et attire ainsi l'amour. Je ne retiens pas les situations dans lesquelles l'amour est né mais reste simplement dans l'amour. La séparation est pour moi la suppression d'une situation sans amour et l'acceptation aimante d'une personne.

☹ Je confonds les situations et les personnes avec l'amour proprement dit. La séparation d'avec une personne aimée ou le dos tourné à une expérience riche d'amour est toujours aussi pour moi une séparation d'avec l'amour. C'est pourquoi j'ai du mal à quitter, parce que je crois perdre mon propre amour.

☹ Je n'ai pas mérité d'être aimé. L'amour ne parvient pas jusqu'à moi, quelle que soit la quantité disponible pour moi. Je le bloque. Aucun cadeau d'amour ne m'atteint. J'ai faim, et un jour j'en mourrai.

Sympathie et compassion <–> Dureté

☺ Je suis capable de ressentir ce qui touche l'autre. Je me mets en empathie avec toi, avec un vrai sentiment de compassion. Je ne me donne pas le droit de juger de ta vie. Quand je suis avec toi, je suis entièrement là.

☺ Je peux être touché et je touche les autres. Tu me touches parce que je me laisse toucher par toi. Je te touche parce que je vais vers toi le cœur ouvert. Et tu n'as pas à craindre d'être blessé ; tu le sens instinctivement.

☺ Je suis resté humain et témoigne une véritable sympathie. Cela fait que je peux être directement ému et touché.

☹ Je ne témoigne pas d'une sympathie manifeste, émets tout au plus quelques bonnes paroles qui sonnent « cool ». Je trouve cool d'être cool. Cela me donne un sentiment de force, de supériorité, que je n'ai pas sinon je crois que je passerais pour une mauviette si je me laissais toucher. Ce manège fonctionne dans ma bande, mais ne me rend pas heureux. Je suis toujours tendu à l'idée que quelqu'un pourrait découvrir mes faiblesses, mes insuffisances... et même mes besoins.

☹ Je suis incapable de compassion. Je ne peux te donner que de la pitié, parce qu'elle me permet de me placer au-dessus de toi sans vraiment prendre part à ton destin. Je me cache derrière ma pitié, car je ne supporterais pas de sentir tes sentiments – je suis trop faible, et m'y refuse trop.

PARDON ‹—› FAUTE

☺ Je sais que personne ne doit jeter la première pierre parce que nous avons tous nos mauvais côtés. Ce savoir me donne la capacité d'excuser (chakra du plexus solaire) et de pardonner (chakra du cœur). Mon pardon est un sentiment d'amour et il se forme inconsciemment dans mon cœur, indépendamment de ma volonté.

☹ Je suis chargé de fautes parce que j'ai fait quelque chose qui n'était pas juste ou parce que je n'ai pas fait quelque chose par commodité, lâcheté, etc. C'est ainsi que je paralyse la force d'action de mon cœur. Même quand d'autres m'ont pardonné depuis longtemps, je ne démords pas de ma faute et elle prend sur mes réserves d'énergie. Mon dos se courbe progressivement sous le poids de la faute, ce qui se voit de plus en plus dans mon attitude corporelle.

☹ Je ne peux ou ne veux pardonner – par vengeance, haine, règlement de compte ou pour d'autres motifs. Je demeure dans la haine et maintiens l'autre dans sa faute : nous sommes intriqués l'un par rapport à l'autre. Ma haine empoisonne tout autant notre relation que mon apitoiement sur moi-même ou la conscience de la faute.

LIBERTÉ DE LA PREMIÈRE ÉTAPE

☺ Je suis parvenu dans mon cœur et agis, libéré. J'ai la liberté d'être tantôt triste, tantôt joyeux, tantôt agressif et tantôt tendre, car je peux entrer activement dans une émotion sans qu'elle me domine et que je m'identifie à elle.

☹ Je ne suis pas capable d'aimer inconditionnellement une autre personne, me perds et me ronge pour cette raison dans des intérêts personnels et des drames émotionnels. Mes sentiments et mes humeurs se jouent de moi, me tiraillent. Je ne suis pas libre dans mon cœur ; je retombe toujours dans des réactions et des réflexes au lieu de décider et d'agir librement.

AMOUR DANS UN COUPLE

☺ M'engager dans une relation d'amour avec un partenaire signifie que je me montre totalement moi-même et que je m'offre à mon partenaire. Je voudrais m'ouvrir à lui autant que je peux. S'il le fait lui aussi, nous sommes vus chacun par l'autre, et « nous nous connaissons ».

☺ J'adore quand nous nous tenons la main avec mon partenaire, ce qui réunit nos énergies du cœur. C'est mon romantisme, qui vient du cœur. Je peux aussi être dans l'ivresse de l'amour sans m'y perdre.

☺ Chez moi, la sexualité coule du cœur ; ainsi, je suis vraiment capable de « faire l'amour ». La tendresse et la chaleur vont avec. Si le chakra du cœur et le chakra sacré se relient, je suis passionné. La différence avec un rapport sexuel non inspiré réside pour moi dans ce qui se passe après le jeu de la sexualité car, je le sais, « l'amour est ce qui reste après l'orgasme ».

☺ Quand nous nous adonnons vraiment à l'amour, nous pouvons connaître Dieu. Si nous avons tous deux le courage d'ouvrir entièrement notre âme sans nous juger pour quoi que ce soit, nous sommes prêts pour l'amour, nous sommes prêts pour l'intimité, nous sommes prêts de recevoir de Dieu et d'être accueillis par lui.

☹ Je joue un jeu pour être admiré et désiré. J'essaie de briller pour trouver un écho. J'espère aveugler suffisamment l'autre pour qu'il ne voie pas combien je suis fermé, combien j'ai peu d'amour à lui donner. Je suis trop blessé pour vraiment vivre l'aventure de l'amour.

☹ L'amour à deux dérive toujours chez moi vers un romantisme à l'eau de rose ou la mélancolie. Je préfère le mélodrame style *Sur la route de Madison* de Clint Eastwood au véritable amour. Le véritable amour n'a pas voix au chapitre, un sentimentalisme idéalisé prend le dessus.

5e chakra principal

Le chakra de la gorge

• • •

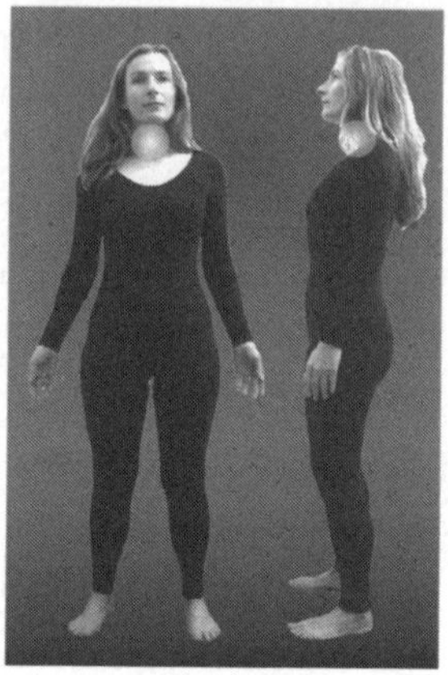

voir planche couleur p. 276

SITUATION gorge, à hauteur du larynx

LIAISONS PARTICULIÈRES
- En court-circuit — avec le chakra sacré

CORRESPONDANCES AVEC DES PARTIES DU CORPS
- Zones du corps — cou, épaules, haut de la cage thoracique
- Organes — larynx –› voix, comme moyen d'expression émotionnel et organe de communication tonal
- Glandes — thyroïde

PERCEPTION SENSORIELLE
- Perception extérieure — primaire : goût ; secondaire : odorat
- Perception intérieure — voix de l'inconscient ; voix de l'ego

COULEUR/COMPLÉMENTAIRE — bleu roi/jaune soleil

POLARITÉ/ÉLÉMENTS/FORME — féminine/air-eau /ovale

RÈGLE ÉNERGÉTIQUE — détente par lâcher-prise

SYLLABE/SON — HAM/E:H (E:Ä:)

AFFIRMATIONS — Je me donne. Je me manifeste. Je m'ouvre. Je me montre. Je suis vrai. Je lâche prise. J'exprime ma vérité.

POINTS FORTS
- Pour moi — manifestation de soi
- Par l'exercice — se manifester dans tous ses états d'âme, exprimer des opinions inconfortables, non consensuelles, s'adonner, créativité pour d'autres, acte expressif (théâtre, chant)
- Alimentation — fruits

Le chakra de la gorge – savoir de base

Le cinquième chakra principal se situe dans la gorge, à hauteur du larynx (on dit aussi chakra du larynx). Les parties correspondantes du corps sont les épaules et le haut de la poitrine ainsi que le cou. Alors que le premier chakra est plutôt le siège de la crainte et des peurs réellement fondées, le chakra de la gorge concerne les peurs de l'inconnu et de l'inconscient. Les sens qui s'y rattachent sont ceux du goût et de l'odorat (croisés avec le chakra sacré). Là se trouve en outre la force de la voix et des sons humains (larynx) – mais pas des mots. La couleur correspondante est un bleu roi très foncé, et la couleur opposée le jaune soleil tirant vers le *terracotta.* La forme en résonance est un ovale, la règle d'énergie « se détendre et lâcher prise ». Le chakra de la gorge peut être mis en relation avec les éléments eau et air.

Comme le chakra du cœur, celui de la gorge est un chakra social, du « nous ». La principale force qui siège ici est celle de l'expression créative avec toute la richesse des modalités possibles, par opposition à la puissance expressive du chakra du plexus solaire. Le Cinquième chakra réagit, comme celui du cœur, avec beaucoup de sensibilité aux influences et aux mouvements énergétiques d'autres centres énergétiques, et notamment des chakras du Je. Il est par exemple intensément alimenté par le chakra sacré. La force de création vient du ventre, l'inspiration de la muse de l'arrière de la tête ; et ce qui est structure, du troisième œil, tout cela se manifestant avec une note individuelle dans ce cinquième chakra, où jouer est très important.

Ce chakra représente aussi le siège de l'ego et son combat contre le don de soi. Comme nous trouvons ici la porte vers le semi-conscient, le subconscient et l'inconscient ainsi que vers le côté ombre de nous-mêmes, c'est un endroit très sensible, pas seulement sur le plan physique. Alors que dans le deuxième chakra, la pudeur retient la vérité, ici le simple contrôle de l'ego et du besoin de se faire valoir sert souvent à empêcher que l'on fasse mauvaise figure. S'accepter soi-même et se manifester aux autres avec ses mauvais côtés sont la clé pour se libérer de ses blocages. Les traumatismes qui s'ancrent volontiers dans ce chakra sont par exemple les expériences de mort ou de mort imminente, la répression individuelle ou sociale, ainsi qu'un manque de reconnaissance. Les traumatismes où l'on a dû « avaler » de force quelque chose se localisent également ici – souvent en association avec un sentiment de nausée qui est enregistré dans le chakra sacré. Les traumatismes qui se produisent pendant que la conscience est déconnectée (dans le sommeil ou sous anesthésie) se manifestent en partie ici et en partie dans le chakra du thymus.

Le chakra de la gorge – thèmes et contenus

• • •

ABANDON DE SOI ‹–› PEUR

☺ Je m'abandonne au flux de la vie, où qu'il me conduise – car j'ai confiance en la vie et en Dieu. je m'ouvre à l'instant et m'adonne à l'expérience. Je cesse de vouloir changer le cours des choses et me décide à glisser avec le courant.

☺ Il est de plus en plus passionnant, et comblant, pour moi de sauter de la rive de la sécurité dans l'eau froide mais rafraîchissante de la vie. J'ai compris que le filet de sécurité que j'ai tissé autour de moi m'empêche de faire réellement des découvertes nouvelles qui pourraient véritablement élargir mon horizon.

☺ Parfois, je me précipite volontiers dans le chaos. Ma capacité à m'adonner m'ouvre le chemin de la transe. Mais sous le contrôle de l'ego et de l'intellect, aucune transe n'est possible. Dans ma relation de couple, elle nous ouvre, mon partenaire et moi, à une nouvelle dimension de l'union sexuelle. Je peux entreprendre des voyages intérieurs pour être plus en accord avec ma vocation et tout simplement ÊTRE davantage.

☹ Ma vie est faite de peurs. J'éprouve constamment le besoin de contrôler le cours des choses pour que « l'horreur » ne se produise pas. Mais de quoi s'agit-il au juste ? Au fond de mon être, j'ai peur du chaos, du moment où le contrôle permanent de ma tête défaille devant mon inconscient. Ainsi, j'ai peur de moi-même et m'enferme dans une cage de contrôle.

☹ Ma vie est bâtie sur l'illusion que tout peut se calculer et se contrôler et que son cours est sûr. Quand le besoin de contrôle prend le dessus, je tombe dans la névrose du contrôle, qui vérifie cinq fois si la lumière est bien éteinte tout en se prenant pour une personne très responsable.

CONFIANCE EN DIEU <-> EGO GONFLÉ

☺ Je n'ai pas plus besoin de témoigner de mon pouvoir ou de ma position sociale que de me soumettre au désir de puissance d'une autre personne. Il en est ainsi parce que je suis vraiment présent, tout en moi, ouvert, libre et cela sans restreindre la liberté d'autrui.

☹ Je suis un contrôleur, avec un ego démesurément gonflé et veux que tout se produise selon mon bon vouloir. Je dois donc tout nier ce qui est au-dessus de moi, et la résistance de mon ego à toutes les opportunités et à tous les coups du destin fait de ma vie un combat perpétuel et stressant. S'adonner, pour moi, serait se soumettre. Mais je veux toujours gagner, faire bonne figure, être l'un des gagnants dans le combat de la vie. Je suis autoritaire, car cette forme de contrôle m'aide à obtenir quelque chose sans m'adonner.

☹ Je suis un contrôleur, mais impuissant. Je ne me donne pas parce que j'ai peur d'être submergé comme j'en ai déjà fait l'expérience. Je confonds don de soi et impuissance, ou incapacité à se tirer d'affaire. J'ai peur de la force de ma propre présence. En même temps, je me suis résigné au destin du vaincu. Je me soumets à l'autorité des autres, car de même que je crois au pouvoir, je crois aussi à l'autorité, mais pas en moi.

CONNAISSANCE DE SOI <-> NÉGATION DE SOI

☺ Je fais confiance au savoir et aux vérités enfouis dans les profondeurs de mon inconscient, même s'ils sont inconfortables, parce que je sais que tout ce que je suis fait partie de moi. J'embrasse donc aussi mes mauvais côtés, aime mes « bas instincts » et fais la paix avec eux. Cela accroît ma paix intérieure et mon rayonnement est plus clair et plus scintillant car j'ose ÊTRE.

☺ J'atteins un état de calme et de détente intérieurs en aimant tout simplement mes mauvais côtés. Du fait que je ne suis plus tout le temps en train de refouler des parties de moi-même, je trouve une nouvelle légèreté et spontanéité qui nous apporte beaucoup de joie à moi et à mon entourage. Elle s'exprime sous forme de plaisir à jouer et à vivre.

☹ J'ai peur de moi-même ! Je n'ai pas une représentation claire de ce que j'ai le droit d'être (gentil, aimable, serviable, fiable, etc.) et de ce que je ne dois pas être (égoïste, arrogant, bruyant, séducteur, rouspéteur, etc.). Malheur si un côté négatif de moi apparaît – je deviens moralisateur en un tournemain !

☹ Ma peur de moi-même me met dans un état de défense et de résistance permanent. Ma raison se défend de toutes ses forces contre le moindre abandon de moi, jusqu'à me donner mal à la tête, voire de la migraine. Ainsi, tout ce qui est à moitié inconscient, qui remonte d'en bas et paraît désagréable est aussitôt ravalé. J'ai tellement peur que je réprime en permanence mes impulsions et réactions spontanées, de sorte que je ne me sens pas vraiment vivant. Extérieurement, je me laisse facilement effrayer et suis peureux, inhibé, maladroit, lent et crispé.

☹ J'ai appris à « lâcher le négatif » et à le « mettre en lumière », mais sans m'apercevoir à quel point mon ego me corrompt, et j'évite avec arrogance et efficacité de vivre ce que je suis. Je nie ma réalité et moi-même, tel que Dieu m'a créé.

Manifestation de soi <–> Masque et façade

☺ J'ai cessé de me cacher aux autres et montre mes faiblesses tout autant que mes forces. Je vis extérieurement tel que je suis intérieurement. Je suis véridique et ne porte pas de masque. L'authenticité est mon compagnon de vie et je prends chaque jour de nouveau le risque d'ÊTRE. Ainsi, j'ouvre les portes entre les gens.

☺ J'aime permettre à mon soi de s'exprimer parce que c'est une libération pour moi. Je n'ai pas honte de moi parce que j'assume ce que je suis et me montre tel que je suis. J'aime aller jusqu'aux limites de ma honte car je sais que c'est là que se tapit le petit ego de « l'importance de soi », laid et effrayant, mais en fait inoffensif.

☺ Je suis capable de laisser mourir ce qui ne fait pas partie de moi. Cela est nécessaire, parce que ce qui est déjà fané, artificiel ou faux doit mourir pour que quelque chose de nouveau naisse de ses cendres.

☺ Les personnes à qui je fais confiance voient quand je suis faible et m'assistent. Elles reconnaissent quand je ne me comporte pas comme il faut et me confrontent à cette réalité. Elles me perçoivent quand j'aime et aiment avec moi. Quelle que soit la manière dont elles réagissent à moi, elles le font volontiers, intérieurement, car elles voient et sentent que je vis et elles avec moi.

☹ Les aspects en moi que je n'ai pas acceptés me rendent attaquable. Je suis seulement vulnérable psychiquement là où je ne m'aime pas moi-même, là où je doute moi-même de moi. Cette peur d'être blessé me ferme aux autres. Personne ne doit regarder en moi. Je porte des masques, parais artificiel et n'agis pas authentiquement, à partir du ventre. Je réprime les mauvais côtés en moi car j'ai trop honte de toutes mes impulsions et crains la réaction des autres.

☹ Il ne pourrait rien m'arriver de pire que de perdre la face. Je suis immensément fier et pour mon entourage, j'incarne, par ma présentation, la personne parfaite. Je sais très bien comment me mettre en scène avec brio sans me montrer réellement. Ma veste blanche, mon image de gentleman propre ou ma fierté de noble dame me sont plus importants que l'aventure de la vie. Je suis raide comme un bâton, bien taillé et bien laqué.

☹ J'envoie dans l'atmosphère des ballons de couleur qui détournent l'attention afin qu'on ne voie pas que je ne suis pas ouvert, et ne peux pas montrer qui je suis réellement. Je ne suis pas prêt à prendre le risque d'être vu vraiment. Les gens se détournent de moi après un moment parce que je ne peux rien vivre d'intense à cause de ma superficialité et que je suis totalement inintéressant.

☹ J'ai peur de dire la vérité car je crains de mettre l'autre dans l'embarras. Je retiens des informations qui pourraient être source de conflit pour « épargner » l'autre. Mais ainsi, je le manipule dans son droit de connaître toute la vérité. Je suis hypocrite et mens pour des « raisons sociales » et par fausse compassion. J'ai peur de la confrontation et réprime pour cette raison mon opinion.

Expression créative ‹–› Attitude coincée

☺ Ma devise dans la vie c'est de ne rien réprimer de ce qui est mais de ne pas non plus produire artificiellement ce qui n'est pas – cela me rend authentique et spontané. La conséquence automatique est mon plaisir à m'exprimer : je peux devenir véritablement bruyant et rire à gorge déployée mais aussi me quereller.

☺ L'expression artistique ne m'est pas étrangère et même un moyen bienvenu de me manifester. Je donne une expression à mes impulsions et suis créatif dans le choix des moyens parce j'aime jouer. Le jeu est pour moi une manière d'explorer le monde avec curiosité et de me laisser surprendre par ce qui arrive.

☹ Je suis coincé. Jouer signifie pour moi aller à la rencontre des impulsions dangereuses qui sont à l'affût en moi. Cela me rend raide et peu mobile. Dans mes activités de loisir, je m'en tiens à des modèles pour ne pas avoir à être moi-même créatif. Je préfère peindre d'après des nombres et réaliser une copie techniquement précise de *la Joconde* que de mettre sur papier mon ressenti avec tous ses abîmes psychologiques ; ou bien réaliser un bateau en 2 500 pièces d'après des instructions plutôt que de sculpter librement dans du bois un personnage qui représente quelque chose pour moi.

Franchise envers soi <–> Autoaccusation et gêne envers soi-même

☺ Du fait que je sache descendre en moi-même et n'exerce aucune censure à mon égard, je peux prendre conscience à chaque instant de qui je suis. Quoi que je trouve en moi, je l'accepte, parce qu'il a existé dans ma vie une raison pour que je sois ainsi. J'apprends à tout accepter en moi avec amour.

☺ Je ne me perds pas et crois en moi. Je prends la responsabilité de ce que je suis et que je fais, pour l'expression de mes besoins et pour mes protégés. Je deviens libre ainsi de choisir d'ÊTRE car seule la connaissance de soi me donne la possibilité de me décider à rester tel que je suis ou de me changer.

☹ Comme je me censure moi-même, je me sens toujours pris sur le fait quand d'autres disent sur moi des choses que j'avais si soigneusement mises de côté, loin des regards. Lorsque cela se produit, je suis très embarrassé, non à cause de la critique, mais pour avoir été surpris en train de me mentir à moi-même. C'est l'effet du moralisateur en moi qui, tel un bureaucrate sévère et surpuissant, estime pouvoir me dire comment je dois être ou pas.

☹ J'évite volontiers d'être franc envers moi-même et les autres, aime les pieux mensonges et les distorsions discrètes de la vérité – toujours au service du Grand Tout, comme je l'affirme. Je mens aux autres et à moi-même, et ces mensonges me restent comme un « nœud dans la gorge » : les mensonges rétrécissent considérablement mon chakra de la gorge et inhibent ma liberté d'expression. Hormis des balbutiements rauques et des arguments qui n'en sont pas, sortis d'une voix contrainte, à mon cœur défendant, je n'arrive plus à exprimer quoi que ce soit.

☹ Si je suis critiqué à juste titre, j'en ai la gorge serrée tant j'ai honte d'avoir été pris sur le fait. Je n'arrive pas à sortir un mot pour ma défense et cela vaut mieux ainsi parce que dans cet état, je n'ai rien à dire d'utile. Je suis alors invité à enter silencieusement en moi-même, à m'ouvrir à ce qui m'a été dit et à le digérer.

6ᵉ chakra principal

Le troisième œil

• • •

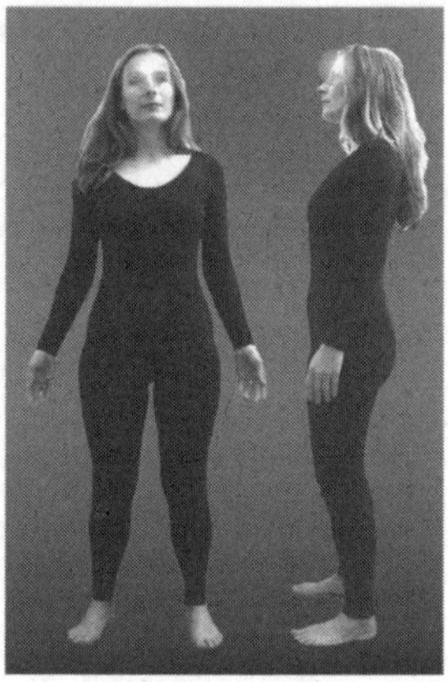

voir planche couleur p. 276

SITUATION	à deux ou trois largeurs de doigt au-dessus de la racine du nez
LIAISONS PARTICULIÈRES	
• En court-circuit	chakra de l'arrière de la tête
CORRESPONDANCES AVEC DES PARTIES DU CORPS	
• Zones du corps	partie inférieure de la tête, yeux, parties du visage, front inférieur, tempes
• Organes	yeux, cerveau frontal –› langage en tant qu'organe de communication verbale
• Glandes	hypophyse (glande pituitaire)
PERCEPTION SENSORIELLE	
• Perception extérieure	vue
• Perception intérieure	voix du Je/de la cognition/du monologue intérieur/du conscient ; la vue en tant que représentation active et imagination
COULEUR/COMPLÉMENTAIRE	bleu indigo/jaune vert
POLARITÉ/ÉLÉMENTS/FORME	masculine/air (métal)/octogone
RÈGLE ÉNERGÉTIQUE	électrisation par interaction
SYLLABE/SON	AM:/E: (avec un large sourire)
AFFIRMATIONS	Je comprends. Je me centre. Je crée. Je pense. Je construis. Je fixe. Je saisis.
POINTS FORTS	
• Pour moi	contrôle de soi
• Par l'exercice	tenir la concentration, pensées positives, représentations et création d'idées, influer mentalement, fixer des buts et rester centré
• Alimentation	glucides (index glycémique élevé)

Le troisième œil – savoir de base

• • •

Le sixième chakra principal se situe au front, à environ deux à trois largeurs de doigt au-dessus de la racine du nez. L'organe correspondant est le cerveau frontal. Le sens de perception extérieure est celui de la vue. Pour conserver une certaine conformité avec la nomenclature courante sur les chakras, j'appelle celui-ci le troisième œil. Une théorie crédible dit toutefois que le véritable troisième œil (centre de notre pouvoir de perception) se situe en fait à l'intérieur de la tête, à peu près à la hauteur de l'hypophyse. Ce sixième centre d'énergie serait alors une sorte de « prolongement » vers l'avant du « véritable troisième œil », et le chakra de l'arrière de la tête, un prolongement vers l'arrière. Quoi qu'il en soit, le troisième œil est en relation de court-circuit avec le chakra de l'arrière de la tête. Le pouvoir d'imagination du troisième œil est intentionnel (actif), tandis que le chakra à l'arrière de la tête, deuxième centre du pouvoir de représentation, travaillerait plutôt sur un mode intuitif et inspiré. Le troisième œil est en résonance avec les couleurs bleu indigo et vert-jaune. On peut lui attribuer l'octogone, et comme élément l'air mais aussi le métal.

Ce centre du Nous est, avec le plexus solaire, celui que les nations industrielles occidentales chargent le plus excessivement de sens et développent le plus. En lui réside le pouvoir du penser et l'imagination. Aucun chakra en-dessous de lui dans le corps n'échappe à l'influence des images intérieures. Il est un centre actif de vision et de représentations de toutes sortes, qu'il s'agisse de perception extérieure, d'images intérieures ou même de la perception de nos désirs. Lorsque nous accordons tout notre pouvoir de représentation au bien suprême, nous concentrons de l'énergie, l'orientons sur une question et engageons un processus de création conscient. Ainsi, le troisième œil représente-t-il tout type d'effort d'orientation de l'énergie et est avant tout un centre d'exécution. L'influence, l'orientation, la manipulation, la réparation, la manifestation, la fixation et la représentation en pensées de l'énergie sont basées ici.

Le sixième chakra, tout comme notre chakra supérieur du front, travaille en collaboration étroite avec notre intellect dont la tâche est de relier dans des structures logiques le savoir supérieur, les perceptions extérieures et intérieures ainsi que les événements du passé. Dans ce centre se forme une sorte de vue complète de la vie – celle du JE de notre personnalité. Nous y construisons nos représentations personnelles du monde et nos opinions sur les choses. Nos constructions de pensées doivent être modifiables pour ne pas se briser ou se défaire immédiatement au contact de nouvelles impulsions contradictoires. Ainsi, le sixième chakra reflète-t-il la compréhension et le discernement personnel. Notre raison a malheureusement tendance à réagir selon des schémas préétablis et constitue un pôle contraire à nos facultés de penser impulsives et instinctives.

Le troisième œil – thèmes et contenus

• • •

CONTRÔLE <–> LÂCHER-PRISE

☺ Je peux me laisser animer par les impulsions de la vie sans m'y perdre. Mon entendement est un outil que j'utilise volontiers mais qui ne me domine pas. Le contrôle m'aide à réaliser systématiquement un objectif ; lâcher prise me permet de faire de la place pour du nouveau.

☺ Je vois les choses venir, changer et repartir. Je suis dans ce courant.

☹ Je me dresse contre le cours des choses. J'ai la pulsion obsessionnelle de tout contrôler. Derrière se cache une immense peur que tout me glisse des mains, que je perde la maîtrise, que j'atterrisse dans le néant absolu. Mon contrôle est comme un mur dressé contre des agresseurs extérieurs dont la plupart n'existent que dans mon imagination. Ma fureur de vouloir tout superviser dévore toutes mes ressources en énergie. Cette protection coûteuse contre le monde extérieur freine mes impulsions dans leur élan et leur intensité et m'inhibe ; elle me rend en outre coincé et lent.

☹ Couler avec le cours des choses, cela veut dire quoi ? Quand du nouveau veut entrer dans ma vie, je m'en défends d'abord avec tous mes moyens. Si je l'accepte, je veux le conserver pour que cela reste calculable, et je m'oppose à tout changement. Si cela veut repartir, je le retiens de toutes mes forces.

Compréhension simple ‹–› Personne-tête compliquée

☺ Je comprends ce qui se passe, je veux dire ce que je dis, je suis bien organisé sur le plan intellectuel et capable de me créer mon monde, de réaliser mes idées. Ce tableau, toutefois, n'est pas statique, mais peut s'adapter dynamiquement à de nouvelles expériences, sans se décomposer. Je me laisse volontiers entraîner par la curiosité, afin de découvrir et d'explorer par le jeu et sans prévention des terrains inconnus. La vie me fascine sans cesse et j'ai une compréhension large de tout le processus.

☺ L'intellect m'est un outil avec lequel je peux structurer le monde et une aide dans la planification et l'exécution de mes actes. Il me sert aussi à trouver les solutions pour mes tâches pratiques. Mais il n'est pas l'origine de mes objectifs car mon chemin est le fruit d'une coopération harmonieuse entre l'instinct, l'intellect, l'intuition et l'inspiration. C'est toujours très volontiers que je reviens à la simplicité.

☹ Mon penser est tout ce que j'ai de plus cher, car je suis une personne-tête. L'entendement, la raison sont le seul dieu que j'adore – et je ne m'en rends même pas compte. La pire des choses, pour moi, serait de perdre la raison. Ce serait l'extinction complète (et pourtant, ce serait justement mon salut, car au-delà de l'entendement se trouve l'infini).

☹ L'image que je me fais du monde est extrêmement compliquée et très abstraite. Mon entendement réagit également à des événements relationnels de ma vie. Les gens qui agissent à partir du ventre disent que je suis totalement « emprisonné dans la tête ». Il me manque la compréhension des choses qui se produisent de l'autre côté de mon être. Je ne comprends pas mon corps, mes sentiments et mes inspirations.

☹ Je ne suis pas capable de canaliser mon penser de manière ordonnée, de penser de manière organisée et systématique et de trier mes pensées calmement. J'ai peut-être de l'intuition et de l'inspiration, mais quand il s'agit de mettre en application mes idées, je n'ai plus de plan, plus d'orientation, ni de concentration.

Percevoir ‹–› Évaluer

☺ Je sais que mon image du monde ne se compose que de représentations et de constructions de pensées qui ne sont pas valables pour tous. Je sais que mes perceptions peuvent être trompeuses – tout comme celles d'une autre être humain. Je ne sais même pas s'il existe une vérité supérieure que je pourrais percevoir ; c'est pourquoi je fais très attention à ne pas présenter quoi que ce soit comme vrai ou faux. Je sais aussi que je me doute si peu des grands liens entre les choses que je me retiens sciemment dans mes évaluations.

☺ J'utilise mon entendement à classer mon environnement dans des tiroirs mais je sais que ce n'est qu'une béquille bien pratique pour simplifier le quotidien – rien de plus. Je suis également conscient du fait que mon entendement me rend de très bons services dans les affaires concrètes mais échoue là où des relations humaines entrent en jeu.

☹ J'évalue, critique et juge volontiers. Bien sûr, toujours seulement les autres, parce que comme je suis « intellectuellement supérieur », je suis au-delà de toute critique qui pourrait venir de ces personnes spirituellement sous-éclairées. Mes mots sont souvent tranchants comme un scalpel quand ils dissèquent, analysent froidement et, accrochés à la logique, attaquent tout ce qui ne correspond pas à ma conception du monde.

☹ J'ai tellement peur que l'image de la réalité extrêmement compliquée et donc peu adaptée que je me suis minutieusement bricolée tout au long de ma vie n'éclate en morceaux que je dois détruire toute pensée déviante pour ne pas moi-même me briser.

☹ Je m'accroche à des valeurs reconnues officiellement afin que la souplesse, la logique et surtout la véridicité de mon penser ne puissent être mis en doute. Cette protection de mes arrières me donne la constance que je n'aurais pas si je m'appuyais seulement sur mes convictions intérieures.

☹ Avec l'âge, je me suis émoussé. Chat échaudé craint l'eau froide. Et je crois tout savoir. Je suis tellement endurci que je ne m'ouvre plus à la nouveauté. J'ai perdu l'intérêt vrai pour mes semblables et ce qu'ils vivent.

Concentration <–> Dispersion

☺ Je suis capable de rester attentif, détendu, et en même temps centré. De plus, je sais me concentrer sur certaines choses avec l'acuité d'un rayon laser. De cette façon, ma concentration (densification de l'énergie) peut agir avec une précision aiguë et contribuer à la manifestation de mes représentations.

☺ Je peux rester longtemps sur une même question sans perdre en concentration. J'y parviens également sur de longues périodes, ce qui me permet de traiter des affaires complexes.

☹ Je ne suis pas en mesure de trouver le calme intérieur et de garder mon attention centrée sur une question. Je suis partout, sauf en un point. Je parais souvent dispersé, distrait, agité et complètement excité.

Imagination et objectifs clairs

☺ J'utilise la force de mon troisième œil. Par mes représentations, je suis en mesure de dessiner consciemment mon chemin de vie et de le suivre, nourri par mon image intérieure. Parfois, c'est comme une hypnose positive de soi, mais la capacité à s'enthousiasmer soi-même fait partie de la vie.

☺ Mes pensées sont claires ainsi que les buts que je me fixe pour mon avenir. Ceux-ci sont d'une part en accord avec le bien suprême, guidés qu'ils sont par mon intuition et mon cœur, et d'autre part, structurés et faisables dans ma vie quotidienne.

☹ Je suis confus, pas clair, sans but. Ma capacité à me représenter ma vie est faible – « je ne peux pas m'imaginer » que cela se passera bien pour moi. Ma vie s'écoule au hasard, sans que je suive une ligne claire. C'est pourquoi je ne parviens pas à mettre mon énergie sur des rails et à me centrer sur certains buts. Cela tient d'une part au fait que je dirige mon attention sur trop de buts différents, et d'autre part au fait que mon énergie est trop concentrée dans la tête et que je ne sais plus ce dont j'ai besoin, ce que je veux et ce que je dois.

☹ Mes objectifs sont guidés par mon ego. Je n'écoute ni mon cœur, ni ma voix intérieure. De cette façon, je me coupe de la source et me bats contre des moulins à vent. Je n'avance pas dans la réalisation de mes buts, je ne parviens pas à les réaliser – et je ne vois pas qu'ils ne sont pas en accord avec la vérité suprême mais nés entièrement de mon entendement.

Agir ‹–› Manipuler

☺ J'agis consciemment sur le monde en moi et autour de moi, dans le plus grand respect des capacités de développement de ma vie intérieure et de mon environnement. Je me donne des impulsions en reconnaissant et mettant activement en œuvre mes principes. Je donne également des impulsions à mon environnement, par mes actes et mes paroles, mais aussi énergétiquement, par exemple à travers des gestes de bénédiction ou par concentration d'énergie. Je donne à l'autre autant de liberté que j'en ai moi-même besoin pour me développer librement.

☹ Quand les choses ne correspondent pas à mes représentations, je les y adapte ! J'ai trop peur d'une vraie compréhension, parce qu'il me faudrait changer. Agir, pour moi, c'est manipuler, réparer et bricoler – je suis expert en refoulement mental. Je contrôle tout en permanence ; souvent, cela me donne même mal à la tête.

☹ J'utilise les autres à mes fins. Je me glisse dans leur subconscient, je brouille leur clarté et leur capacité de jugement et m'introduis dans leur ressenti et leurs sentiments pour abuser d'eux, mentalement. Mon esprit est mon arme – et je l'utilise sans vergogne, sans cœur, analytiquement, mortellement.

☹ Je suis devenu une victime de la manipulation, trompé par ma propre perception. Je me sens blessé, mis dans le pétrin, confus, abusé. Je n'ose pas mettre en action la force de mes propres pensées, car je suis devenu rigide, complètement diffus et incapable de mouvement.

Création positive et transformation de la personnalité

☺ Je suis capable de penser positivement et de former des principes positifs, d'intégrer ceux-ci à ma vie et de les suivre. Ces principes ne relèvent cependant d'aucune théorie mais de l'expérience de mon être intérieur.

☺ Je peux accepter de nouvelles formes, les intégrer et les appliquer dans un sens positif, affirmatif de la vie, pour moi et mon environnement. Je suis capable de création mentale positive et de me gérer moi-même de manière constructive. Ma personnalité reste modelable durant toute une vie.

☹ Je suis esclave de mes sentiments et de mes principes ; certains drames se répètent sans cesse. Ils me font faire du surplace, car je refuse de comprendre et de changer quoi que ce soit. Je baigne dans la souffrance et les pensées négatives, comme si cela était un objectif enviable et je m'accroche à la conception de ma personnalité que j'ai eue jusqu'à maintenant.

- ☹ J'ai une conception stricte de moi-même qui me vaut considération et fierté. Je ne vis pas mon vrai moi, me cache derrière la façade d'une personnalité artificielle – mais on me croit toujours maître de toute situation.
- ☹ Je nie tout ce qui est négatif et me berce de paix, de joie et de bons sentiments, ce qui me tient à l'écart de tout conflit avec moi-même et mon environnement. Mes côtés ombre sont mes ennemis refoulés – c'est pour cela qu'ils ont prise sur moi.
- ☹ Je pense tout en négatif. Je suis un pessimiste épris de moi-même ou encore plus, un sceptique sarcastique, voire cynique, qui repousse, rejette et dissèque tout avec mes paroles jusqu'à le rendre méconnaissable. Je suis un destructeur mental.

7e chakra principal

Le chakra couronne

• • •

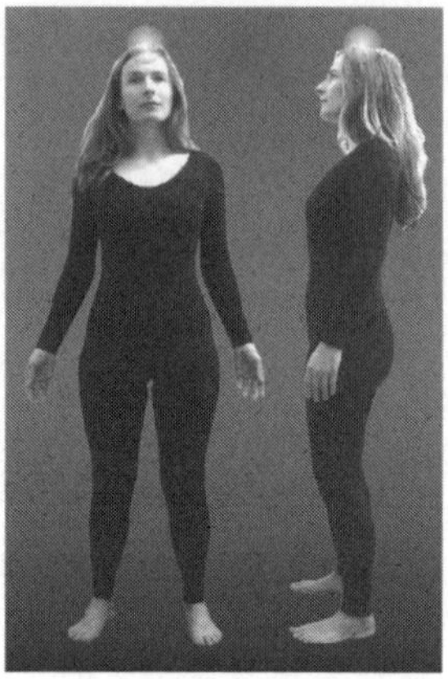

voir planche couleur p. 277

SITUATION au sommet de la tête, tourné vers le haut

LIAISONS PARTICULIÈRES	
• En court-circuit	lignes d'énergie entre les omoplates
• Directes	chakra du cœur, chakras supra-personnels
CORRESPONDANCES AVEC DES PARTIES DU CORPS	
• Zones du corps	haut de la tête, peau de la tête
• Organes	partie supérieure du cortex cérébral
• Glandes	épiphyse (glande pinéale)
PERCEPTION SENSORIELLE	
• Perception extérieure	inspirations d'énergie divine de toutes sortes, sens de la lumière (perception de la lumière qui afflue)
• Perception intérieure	sensation de rattachement aux canaux divins (supérieurs), de lien vers le haut
COULEUR/COMPLÉMENTAIRE	violet/vert néon
POLARITÉ/ÉLÉMENTS/FORME	féminine/éther, air/huit debout
RÈGLE ÉNERGÉTIQUE	entrée d'énergies et de sons forts
SYLLABE/SON	AUM/HI :
AFFIRMATIONS	Je suis lié à Dieu. Je suis. Je sais (j'ai la foi). Je connais. Je suis en lien. Je suis avec Dieu. J'embrasse.
POINTS FORTS	
• Pour moi	autodétermination
• Par l'exercice	prière, méditation, se vider
• Alimentation	énergie spirituelle (énergie de lumière et de terre), aliments vivants (frais, naturels, etc.)

Le chakra couronne – savoir de base

• • •

Le septième chakra principal se trouve au sommet de la tête et s'ouvre vers le haut. Les lignes d'énergie correspondantes se situent le long des omoplates. Quand l'activité du chakra couronne est forte, ces lignes peuvent se déployer dans l'aura sous forme de petites ailes, par exemple lors d'un processus d'initiation spirituel. À ce chakra est associé la glande pinéale (épiphyse) qui, selon certains, contrôle plusieurs autres glandes, les commande et crée en nous le sentiment de bonheur, en sécrétant de l'endorphine. Certains chercheurs lui reconnaissent une « sensibilité à la lumière », donc une fonction de récepteur. Son sens est le « sens de la lumière », c'est-à-dire une réceptivité aux effets énergétiques venant d'en haut, qui se manifeste souvent, dans la perception intérieure, par une lumière incidente. Des inspirations peuvent aussi être ressenties ici comme une perception sensorielle extérieure. Le chakra couronne est, de même que le chakra de l'arrière de la tête, le chakra supérieur du front et le chakra du thymus, un centre essentiel de l'inspiration spirituelle sur le plan corporel. La couleur propre de ce chakra est le violet ; parfois, le blanc est également mentionné, mais il faut l'attribuer à la lumière blanche appelée depuis des régions supérieures lors d'invocations spirituelles. La forme en résonance est le huit debout, dans certains systèmes aussi le cercle, l'élément prédominant l'éther, mais l'air en fait également partie (croire et penser).

Le chakra couronne est le chakra le plus connu sur le plan du ça. Étant le chakra qui nous relie le plus fortement vers le haut, il représente la première porte vers la lumière ainsi que la première ouverture vers une guidance d'en haut et une vérité supérieure – alors que le ressenti de la vérité et de l'intégrité personnelles en accord avec le cosmos se situe dans le chakra du thymus. Quand on pratique le channeling (liaison vers le haut), le chakra couronne est très actif. Avec le sixième chakra, nous comprenons, c'est-à-dire que nous intégrons l'objet de notre compréhension dans nos représentations. Mais ce centre-ci va plus loin. Il donne accès à la connaissance par l'expérience vivante de la vérité et de la sagesse : connaître c'est savoir. Nous sommes en même temps en relation directe avec la source (quel que soit le nom que nous lui donnions) et capables d'accueillir l'énergie lumineuse, le savoir, la force de guérison et d'autres énergies qui nous viennent gratuitement d'en haut. Je considère plutôt cette porte comme une voie à sens unique par laquelle l'énergie d'en haut pénètre massivement. Le septième chakra n'est pas tant orienté sur la communication ou l'échange d'information par questions-réponses mais plutôt un centre de guidance et d'approvisionnement, par lequel la force divine afflue en nous. La force de ce chakra se développe avec celle de la vraie foi.

Le chakra couronne – thèmes et contenus

• • •

FOI ‹–› INCRÉDULITÉ ET DOUTE

☺ Ma foi ne repose pas sur un espoir ou une peur. Elle n'est pas artificielle, mais authentique. Ma véritable foi n'est pas née de l'imitation des prêtres ou des gourous, mais s'est développée sur la base de mon expérience et de mon vécu. Par ma foi, je peux ainsi acquérir de la sagesse.

☹ Je ne crois en rien du tout. Mon adhésion à la pensée analytique, logique et raisonnable anéantit toute utilité que je pourrais tirer de ce chakra. Les crises de foi et les coups durs du destin (« Où était Dieu à ce moment ? ») m'ont conduit à me détourner de ma foi. En même temps, je suis toujours assailli par le doute et par des peurs au sujet de ce qui m'attend après la vie et du but de celle-ci.

☹ Les idées religieuses ont modelé et dénaturé ma foi. Je ne m'identifie pas intérieurement à cette « foi » surimposée. Je prends ma religiosité ou les jeux spirites que je pratique pour de la spiritualité. J'éprouve un amour-haine envers Dieu ou ai une relation trouble avec la force universelle. Je ne suis pas conduit par l'amour et la véracité mais par un dogme. J'ai renoncé à moi-même au profit d'une idéologie et sacrifié ma spiritualité à une idée.

HUMILITÉ <–> RAISON

☺ D'humbles demandes et prières de soutien auprès du divin font pour moi partie du quotidien. Je suis ouvert aux miracles et aux visions – et c'est pour cette raison que je reçois de l'aide.

☺ Je ne m'amoindris pas quand je m'incline avec gratitude devant la vie et me sens en sécurité dans l'univers. Je ne m'agrandis pas non plus parce que nous sommes de toute façon tous au même niveau – une toute petite partie du tout, mais une partie indispensable. Mon humilité désenfle mon ego qui se croit tellement important, et me donne en même temps ma place dans le Grand Tout.

☹ Je suis athée. Ce n'est pas par malignité, mais je ne fais pas confiance à ce qui se situe hors de ma logique ou de mon champ de pouvoir et d'influence personnel. Au bout du compte, je ne fais confiance à rien et à personne. Je ne peux m'abandonner à aucune puissance supérieure parce que l'humilité, pour moi, est synonyme de soumission, et une forme de faiblesse, ou du moins de démission, qui ne m'apporte rien, hormis un sentiment d'infériorité.

LIAISON <–> COUPURE

☺ Je suis capable de me mettre au diapason avec Dieu et me relie ainsi souvent de nouveau consciemment et durablement à la source. Cela me rend d'un côté réceptif, intuitif, inspiré et doux, et de l'autre puissant et plus capable que je ne le serais sinon. Une « prime d'énergie » m'est ainsi allouée par Dieu pour ce que j'accomplis sur mon chemin. Je peux laisser se faire les miracles de Dieu dans ma vie et dans celle des autres quand j'ouvre d'un cœur aimant mon chakra couronne vers le haut et me contente d'être, simplement.

☹ Je me sens, dans mon petit monde, coupé de l'immensité et de la force puissante de la source. Je stagne, suis indifférent, rigide et immobile. Je vis séparé de Dieu. Ce que je fais ne peut aller au-delà de ma force personnelle, de sorte que ma vie est toujours pénible.

☹ Je ne crois en rien, car je suis un nihiliste déprimé et sans courage. Au bout du compte, la mort représente pour moi la fin aussi inévitable que bienvenue d'une vie sans but. D'ailleurs, à quoi bon vivre... cela n'a pas de sens. Pour le supporter, je me suis entièrement retiré dans ma tête, laissant mon cœur en dehors, et plane dans mes considérations philosophiques. Je suis depuis toujours distrait et le resterai.

Channeling <–> Logique

☺ Je commence à dire « oui » et « non » à des questions de la vie en rapport avec un autre niveau, en opposition parfois à la logique. Il m'arrive de prendre des décisions « illogiques » et « déraisonnables », vues de l'extérieur, qui s'avèrent toutefois très sensées dans un contexte plus large. En moi se développe un sens de la « justesse ». Par exemple, obéissant à un ressenti dans le ventre qui n'a apparemment aucun sens, je fais un détour et rencontre de cette façon un ami que je voulais revoir depuis longtemps. Je trouve une structure nouvelle et chaotique pour ma vie, qui rentre ainsi dans l'ordre. Je commence à agir intuitivement.

☺ Une énergie supérieure me parvient sous diverses formes ; ce processus s'appelle le channeling. Cette force afflue en moi sous forme d'énergie guérisseuse, de savoir supérieur, de lumière, d'amour, etc. Je peux transmettre cette énergie à d'autres, par exemple en imposant les mains, en donnant des conseils inspirés ou simplement à travers le champ de force de l'amour de mon cœur et de mes mains.

☹ Il m'est totalement impossible de prendre mes décisions autrement que sur la base de la logique, car rien n'existe en dehors de moi ! Quiconque croit en autre chose est un pauvre idiot.

☹ Je n'ai encore jamais fait l'expérience du channeling qui me semble juste un subterfuge pour se faire du fric. En matière de guérison par imposition des mains, je ne vois que les gifles que je donne parfois à mon enfant pour le réprimander.

☹ Je fais régulièrement des expériences supranaturelles et liées à Dieu. Mais tout cela me fait peur. Je crains de devenir fou parce que mon entourage ne voit dans le supranaturel qu'un fourbi ésotérique qui m'influence négativement – et pourtant ces expériences m'arrivent. Au fond, je préfère ne pas en savoir davantage, parce que j'en ai peur. Je crains aussi de perdre des personnes que j'aime et qui se défendent encore plus que moi de cette dimension de la vie. Ainsi, je n'approfondis pas davantage mes dons paranormaux et continue à vivre ma vie à l'économie, tous freins serrés.

• Présence lumineuse

Les personnes dont ce chakra est largement ouvert se font remarquer par leur modestie, associée à une qualité que j'appellerai la « présence lumineuse ». Ces êtres peuvent nous enseigner quelque chose parce qu'ils ont accès à la manifestation de Dieu. Ce sont des personnes charismatiques ; leurs yeux rayonnants reflètent la splendeur de Dieu. En leur présence, nos cœurs sont touchés.

• Rencontres portées

Si nous rencontrons quelqu'un sur le plan de ce centre, la rencontre est très intense et généralement guidée. On y trouve une personne qui a la même orientation, voire la même tâche dans la vie. En prenant une telle personne dans les bras, il est fréquent de voir une lueur de lumière autour de sa tête qui enveloppe le chakra couronne et le point de l'âme. Si, par exemple, deux guérisseurs se rencontrent ainsi sur le canal de Jésus-Christ, une lumière blanche se forme au-dessus de leurs têtes et se répand bientôt dans leur aura, leur signalant qu'ils ont la possibilité en agissant ensemble à travers ce canal de construire un champ de guérison pour les humains. Les relations incluant une union sur le plan du septième chakra principal reçoivent ainsi une sorte d' « aide en prime » d'en haut.

• Crise spirituelle

L'ouverture de ce centre peut dans certains cas s'effectuer de manière turbulente, ou être un choc pour certains, lorsque elle met complètement en question leur conception du monde. La personne entre alors dans une crise spirituelle car elle comprend instinctivement que Dieu existe mais ne sait pas comment intégrer ce savoir dans sa vie. L'ego se défend désespérément pour empêcher que la personne s'adonne à la source. Si ce centre est ouvert de force, sans que la conscience ne soit en mesure de saisir l'événement, des psychoses peuvent naître. Cela peut se produire avec certaines drogues comme l'ecstasy, mais aussi dans un accident, ou un traumatisme avec expérience de mort imminente ou une ouverture psychotique endogène comme dans la schizophrénie. Les personnes, surtout, dont le Je n'est pas suffisamment ancré, perdent leur forme et basculent dans un éthérique informe – ce qui les expulse de leur corps. Les psychologues appellent ce processus une dissociation. Le chakra déterminant pour assurer une présence qui s'oppose à la dissociation est le chakra du thymus, que nous abordons dans la section suivante, « Autres chakras corporels ».

Autres chakras corporels

8ᵉ chakra

Le hara

• • •

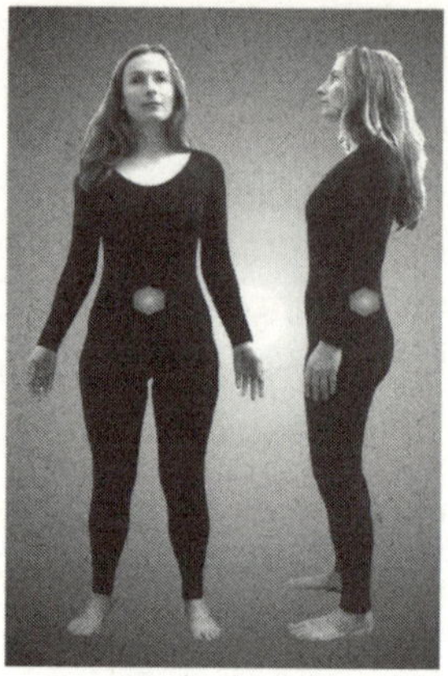

voir planche couleur p. 277

SITUATION près de la colonne vertébrale, à hauteur du nombril (jusqu'à 2 largeurs de doigt au-dessus ou en dessous)

LIAISONS PARTICULIÈRES

• En court-circuit	kalpa taru et chakras supra-personnels
• Directes	centre de force terrestre, chakra du thymus

CORRESPONDANCES AVEC DES PARTIES DU CORPS

• Zones du corps	bas du corps, à partir du nombril et au-dessus
• Organes	reins (rate)
• Glandes	capsules surrénales

PERCEPTION SENSORIELLE

• Perception extérieure	primaire : puissance ; secondaire : sens du toucher (vibration)
• Perception intérieure	le milieu en soi, siège du Soi ; sens de la gestion du réservoir de forces

COULEUR/COMPLÉMENTAIRE	jaune orangé/bleu moyen
POLARITÉ/ÉLÉMENTS/FORME	androgyne/feu, eau, terre ; approvisionnement en éther (yin)/point
RÈGLE ÉNERGÉTIQUE	densification par concentration. Restitution sous forme de grande vague ou d'explosion
SYLLABE/SON	HOU: ou (également : HUO:)
AFFIRMATIONS	Je suis plongé. Je fais le plein. Je repose en mon milieu. Je renforce. Je me répands en courants.

POINTS FORTS

• Pour moi	assurance
• Par l'exercice	plongé en moi et dans la nature environnante, sport de combat, se centrer, Qi Gong, Tai Chi
• Alimentation	principalement avec l'énergie de la terre, secondairement avec l'énergie lumineuse

Le hara – savoir de base

• • •

Le hara se trouve à une distance pouvant atteindre deux largeurs de doigt au-dessus ou en dessous du nombril et vers l'intérieur, près de la colonne vertébrale. Sa première fonction est d'être l'accumulateur central de forces en nous, notre entrepôt de forces de vie ; en Extrême-orient, il est à ce titre le centre de l'énergie vitale (chi). Ce n'est donc pas un hasard s'il se situe à la hauteur du nombril, où un cordon reliait autrefois l'embryon à la force vitale de la mère. L'organe associé à ce chakra est le rein, collecteur du fluide vital, rempli d'« éther terrestre » (yin) par le hara et d' « éther céleste » (yang) par le chakra du thymus. Le hara possède une liaison directe avec le chakra du thymus ; ces deux centres d'énergie semblent avoir, dans beaucoup de fonctions, des tâches contraires mais de même orientation. Avec kalpa taru, ils forment les trois points d'ancrage de l'éther dans le torse. La proximité spatiale du hara avec le chakra sacré, distributeur d'une vitalité qui dit oui à la vie et avec le chakra racine dont les attributs sont la force, la puissance et l'action offensive, est évidente. Du point de vue des couleurs, le hara est en résonance avec le jaune orangé et le bleu moyen, mais les composants jaune et rouge ressortent particulièrement, ainsi que le noir de la force terrestre. Une ligne de connexion directe existe en outre avec le centre des forces terrestres.

Le hara est alimenté en premier lieu par les énergies terrestres. Des méthodes orientales classiques pour la régénération de ces énergies comme le Qi Gong et le Tai Chi rechargent le hara. Dans le *sepuku* japonais traditionnel, on fait hara-kiri et détruit ainsi son centre de vie – une manière symbolique et bien étudiée sur le plan des énergies de se suicider. Il est intéressant de noter que dans le hara-kiri, l'épée est plongée dans les quatre directions, horizontalement et verticalement, au travers du corps après l'incision (avant que l'assistant ne tranche la tête), ce qui ressemble davantage à un rituel chamanique élémentaire qu'à un délicat travail de lumière. Certains maîtres de Chi sont capables de libérer brusquement l'énergie de ce centre et de renverser ainsi cinq élèves en sport de combat sans aucun contact physique.

Pour l'être humain, il existe différents moyens d'entrer dans son milieu, de se centrer. Si nous atteignons notre noyau et trouvons notre intégrité, cela se fait en général avec la participation du chakra du thymus. Le centrage qui s'opère sur le hara est une sorte de plongée en soi.

Le hara – thèmes et contenus

• • •

Revitaliser et collecter de l'énergie

☺ Je suis en mesure de puiser dans la terre une énergie vitalisante et de la rassembler dans mon hara. Je le fais soit inconsciemment, soit j'ai développé une technique pour accumuler consciemment mon énergie, comme le Tai Chi, un art de combat extrême-oriental, la *kahuna* ou certains rituels maori. De cette façon, je peux revitaliser à tout moment mon corps physique et énergétique et faire de nouveau le plein.

☹ Je ne suis pas capable de me lier à la terre et d'accumuler des énergies vitalisantes dans mon hara.

Appliquer l'énergie du hara

☺ Je suis en mesure de gérer consciemment l'énergie déposée dans mon hara. Je peux en donner, au besoin tout d'un coup. En tant que mère, j'ai la force de soulever une voiture si la vie de mon enfant est en jeu. En tant que père, je peux défendre ma famille contre un agresseur même s'il a une tête de plus que moi et qu'il est beaucoup plus fort.

☺ Je peux orienter ma force là où j'en ai besoin. Ainsi, je peux remplir de mon énergie et de celle de la Mère Terre ce qui est en harmonie avec le bien suprême.

☹ Je ne peux rien. Comme je ne peux pas commander mon hara, je peux tout juste diriger mes forces sur le plan musculaire.

Plonger en soi et agir depuis le milieu de soi

☺ Je peux me concentrer très consciemment sur ma force et trouver là un silence méditatif ainsi qu'une présence concentrée. Je suis ainsi physiquement capable de reposer en mon milieu et d'orienter mon incarnation sur un point. Je m'intéresse aux techniques de combat méditatives d'Extrême-Orient ou trouve d'autres moyens de me recueillir intérieurement – dans la nature ou peut-être en conduisant ma moto.

☺ J'ai trouvé mon point d'équilibre intérieur et sens mon égalité d'âme. Mon nombril est le nombril de mon monde. Je peux toujours revenir m'y centrer. De même que je sens consciemment mon lien à Dieu par le haut à travers le chakra du thymus, de même je trouve dans le hara ma liaison avec Dieu par le bas.

☺ Je suis en mesure d'influer (positivement) sur mes processus vitaux, d'intervenir activement et de gérer ma force. Cela m'aide dans le processus d'autoguérison.

☹ Je n'arrive pas à me centrer parce que ma relation à mon bassin et à mes jambes est perturbée. Je ne crois pas en ma propre force.

☹ Me ramener en mon milieu signifie exclusivement chez moi méditer et m'ouvrir le plus possible vers le haut. Je sais bien m'ouvrir au subtil par le haut et goûter la paix du cosmos. Mais je ne parviens pas à entrer dans ma propre force car je ne peux pas y trouver de calme intérieur.

FORCES ARCHAÏQUES ‹–› HÉROS DE LA PANTOUFLE (AUSSI CHAKRA RACINE)

☺ Je n'ai pas oublié la bête en moi et dispose de mes forces animales primitives. Mais la bête est correctement intégrée à ma vie civilisée. Je peux la libérer, jouir de sa force et de sa sauvagerie sans qu'elle ne dévore quelqu'un. Elle est mon amie car j'ai appris à la connaître.

☺ Au besoin, je peux activer un instinct de meurtrier et suis alors en mesure de défendre ma famille et moi-même. Si nécessaire, je peux également user de violence et diriger directement ma force contre quelque chose. Mais je privilégie la paix et préfère utiliser ma force à des fins positives.

☹ Je suis complètement domestiqué, un bureaucrate sans instinct ni flamme intérieure. Je suis excessivement raisonnable et ennuyeux et fuis les défis. Mes amis sont souvent aussi couards que moi. Pour éviter de rencontrer ma force, je me réfugie dans la soumission. Une vraie lavette.

☹ Je suis comme un animal laissé à l'abandon, aux accès de violence enragés. Je suis sans cœur, inconscient, asocial, égoïste, agressif sans raison, violent voire brutal. Il me manque d'être guidé par un adulte.

9e chakra

Le kalpa taru

• • •

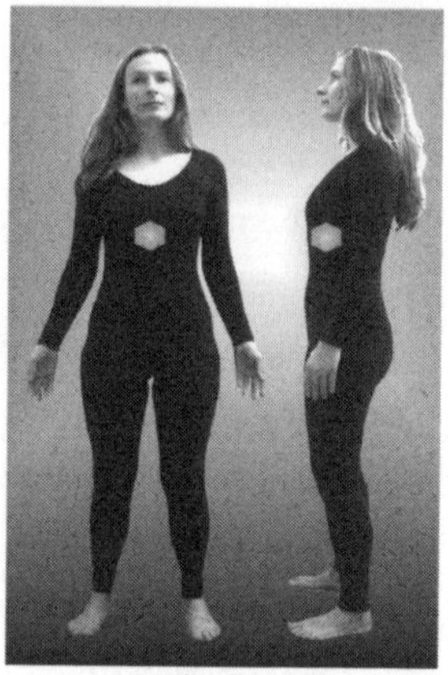

voir planche couleur p. 278

SITUATION à mi-hauteur, entre les troisième et quatrième chakras

LIAISONS PARTICULIÈRES
- Spéciales — la triade : hara, kalpa taru, chakra du thymus

CORRESPONDANCES AVEC DES PARTIES DU CORPS
- Zones du corps — haut du ventre
- Organes — pancréas
- Glandes — îlots de Langerhans

PERCEPTION SENSORIELLE
- Perception extérieure — unification des flux supérieurs et inférieurs
- Perception intérieure — force de manifestation

COULEUR/COMPLÉMENTAIRE — vert prairie/lilas (couleurs obtenues par interpolation)

POLARITÉ/ÉLÉMENTS/FORME — androgyne/ eau, feu; approvisionnement en éther (yin et yang)/huit couché (lemniscate)

RÈGLE ÉNERGÉTIQUE — fusion de l'énergie sans forme avec la forme en vue de la manifestation et la matérialisation

SYLLABE/SON — HY: (activation de la ligne du hara)

AFFIRMATIONS — J'ai confiance en moi. Je manifeste. Je souhaite. Je gagne. Je me fais confiance.

POINTS FORTS
- Pour moi — confiance en soi et en sa force propre pour mettre quelque chose en mouvement
- Par l'exercice — apprendre à faire confiance, s'attaquer à l'impossible, le rendre possible, avec la foi, déplacer des montagnes
- Alimentation — entrée simultanée de lumière et d'énergie terrestre

Le kalpa taru – savoir de base

• • •

Le kalpa taru est un petit centre énergétique, situé entre les troisième et quatrième chakras principaux, dont la fonction est d'établir une liaison entre ces deux chakras voisins. Quoique petit, son importance est grande. Dans les textes de la tradition hindoue, il est rattaché au chakra du cœur. Sur le plan de l'organisme, il se situe au niveau du pancréas, siège de la joie de vivre et donc d'une petite partie du sentiment personnel de bonheur (la douceur de vivre). Dans son sens négatif, il reflète les thèmes de l'inquiétude et du souci. L'élément correspondant est l'éther, sous sa forme yin et yang, ainsi que le feu et l'eau des chakras principaux voisins. Il est intéressant de noter que le kalpa taru se situe en un endroit où, dans les tableaux de maîtres anciens, les morts étaient attachés à une corde et levés vers le ciel.

Pour activer le kalpa taru, il faut, semble-t-il, un flux d'énergie venant simultanément d'en haut (par le chakra du cœur) et d'en bas (par le chakra du plexus solaire). Ce centre d'énergie devient ainsi à la fois un point de fusion et un centre énergétique du corps. En lui s'accomplit l'union entre une énergie vitale source de vie (souvent associée à une sensation de force, de plaisir et de passion) avec une énergie lumineuse du ciel (souvent associée à un sentiment d'amour profond). On peut dire que le yin et le yang s'unissent dans ce chakra. En lui s'allient très concrètement les désirs du cœur provenant du quatrième chakra avec la force et la volonté de les appliquer provenant du troisième chakra. Des blocages se créent souvent par un sentiment d'impuissance et d'incapacité à se tirer d'affaire, et le fait de ne pas croire que l'on crée soi-même sa propre réalité est un obstacle à ce niveau. Le sentiment d'impuissance résulte pour l'essentiel des sentiments secondaires de colère et de tristesse – colère de ne pas pouvoir s'impliquer et tristesse du rejet des souhaits de son cœur. En outre, le kalpa taru fait partie avec le centre hara et le chakra du thymus de la triade des points d'ancrage de l'éther dans le torse.

Nous donnerons un exemple de travail actif avec le kalpa taru : des prestataires sérieux, dans le domaine thérapeutique, osent souvent laisser le client libre de donner ce qu'il veut. Certains donnent très peu ou rien, parce qu'ils ne peuvent – ou ne veulent – rien donner. D'autres au contraire payent des montants inouïs. Au bout du compte, ces thérapeutes gagnent autant que s'ils avaient demandé un prix fixe. Mais leurs clients sont plus heureux parce que chacun a donné ce qu'il pouvait. Quand je suis prêt à donner généreusement, cela me revient tout aussi généreusement. La surprise est seulement de voir de quelle direction cela va me revenir, car ce n'est pas toujours de celle dans laquelle j'ai donné. Pour que cela fonctionne, quelques autres chakras devraient également être équilibrés.

Le kalpa taru – thèmes et contenus

• • •

Générosité ‹–› Comportement de manque

☺ Je donne avec générosité parce que je sais que l'univers prendra soin de moi et que je suis capable de manifester. Je donne de tout mon cœur, sans me soucier de la contrepartie. Le kalpa taru m'aide dans mon quotidien à unir en moi la profusion de Mère Terre (étoile terrestre) et l'essence du Père Ciel (étoile céleste).

☺ Je donne par le ventre (3e chakra) et par l'amour (4e chakra). Cela met en mouvement l'échange d'énergie. De quelque part, peut-être d'une direction inattendue, quelque chose d'adéquat (et non d'équivalent) me vient en retour – ce dont j'ai besoin et non ce que j'ai donné ou dont je crois que je devrais le recevoir.

☹ Je suis pingre, avare, et compte tout. Je suis avide et veux plus. J'ai peur de ne pas recevoir assez et ne crois pas qu'il est pris soin de moi. Quand je donne, j'attends immédiatement quelque chose en retour, faisant de mon interlocuteur mon obligé. Je ne peux rien accepter librement parce que je ne fais pas confiance à l'autre et que je ne crois pas que l'autre soit désintéressé quand il donne.

Manifester ‹–› Vouloir aveugle et désir faible

☺ Je prends la responsabilité de la création de mon destin. Je suis l'artisan de mon bonheur. Je possède une force créative propre qui s'unit à Dieu par l'ouverture simultanée des deux canaux.

☺ Je suis capable de manifester. En moi, les courants de la foi en mon chemin peuvent s'unir à la force matérialisante de la terre. Quand j'ai une vision, je peux, à l'aide de la force terrestre, faire en sorte qu'elle se réalise. Et ce que je saisis avec son aide dans mon cœur se réalise de soi-même. Des personnes ou des circonstances se présentent brusquement pour m'aider. L'argent afflue vers moi et je rentre en possession de ma force.

☹ Je suis prisonnier de la volonté. J'ai une certaine puissance, de la volonté et de la force, mais mes objectifs n'obéissent pas à mon Soi supérieur car ils sont dirigés par mon ego, de sorte que la réalisation de mes désirs n'est pas soutenue par un apport d'énergie extérieure, et au lieu de les réaliser avec ma force créatrice, je dois m'éreinter pour le moindre résultat. Je reçois constamment de mon entourage des résistances à mes objectifs et crois la vie dure sans m'apercevoir que c'est ma propre résistance contre mon destin qui me gêne.

☹ J'ai des visions et des désirs profonds très précis mais ne suis pas au clair avec ma force de vie, mon incarnation et ma joie de vivre – la relation avec mes canaux terrestres est perturbée : ma conduite vers le bas est bouchée, et le kalpa taru n'est alimenté que d'un côté, par le cœur. Mes souhaits et mes visions touchent les autres mais ne les entraînent pas, parce qu'ils n'enflamment pas de passion en moi et que je ne parviens pas à m'appuyer sur ma force. Mes désirs ne s'incarnent pas.

Bonheur et joie de vivre ‹–› Soucis

☺ Je me sens en de bonnes mains et j'ai confiance que je recevrai tout ce dont j'ai besoin pour vivre. Je peux prendre soin de moi parce que j'ai confiance qu'il sera pris soin de moi. Je suis centré sur la joie de vivre et non sur les problèmes. Bonheur ne m'est pas un mot étranger. Je suis orienté vers les solutions et vers la joie.

☹ « Se soucier de soi » devient chez moi « Se soucier ». Je traverse le monde, la mine oppressée et soucieuse, car il y a toujours quelque chose qui ne va pas et me tire vers le bas. Je me sens de plus en plus amer et abandonné, ce qui pourtant n'existe que dans mon imagination parce que je me suis détourné du soutien créatif de la source. Je suis constamment axé sur mes problèmes et mes soucis.

CONFIANCE EN SOI ‹–› DÉFAILLANCE

☺ Comme je m'aperçois constamment de nouveau combien il est merveilleux de mettre quelque chose en route qui est ensuite soutenu par le cours des choses, j'ai de plus en plus confiance en mes actes, en mon chemin de vie et dans le cours des événements, et finis par prendre confiance en moi. Ma confiance en moi m'incite à oser toujours plus grand et à grandir en force. Je deviens un « faiseur» dans la vie. Ainsi, je m'améliore toujours plus dans l'approfondissement de ma vocation et l'environnement profite de mes cadeaux.

☺ Grâce aux quantités croissantes d'énergie que je suis en mesure de mobiliser, je comprends de mieux en mieux ce que c'est que d'entrer activement dans la plénitude de la vie. Avec la source de la surabondance (étoile terrestre), la richesse vient à moi à tous points de vue.

☹ En raison de visions dénuées de force ou d'un agir sans vision, basé sur des représentations égoïstes, mes projets et mes entreprises restent toujours dans les langes. J'en accuse mon entourage et même Dieu. Pour finir, je n'ai plus confiance du tout dans le fait que je pourrais mettre quoi que ce soit en mouvement. Je ne comprends pas que je ne perçois ni ma place dans l'ensemble des choses ni la tâche qui me revient à ce titre, et que j'essaie toujours de me faire ma petite tambouille à moi tout seul.

☹ Ma confiance en moi est au point zéro. Je me considère comme un raté. Même quand l'univers dépose le bonheur à mes pieds, je ne le ramasse pas parce que je ne m'en sens pas digne. Je me le refuse. Peut-être par un geste de fausse solidarité envers mon père qui n'a pas réussi à devenir « mieux » que manœuvre. Ainsi je sacrifie mon pouvoir, ma capacité de faire, à mon impuissance.

10e chakra

Le chakra du thymus

• • •

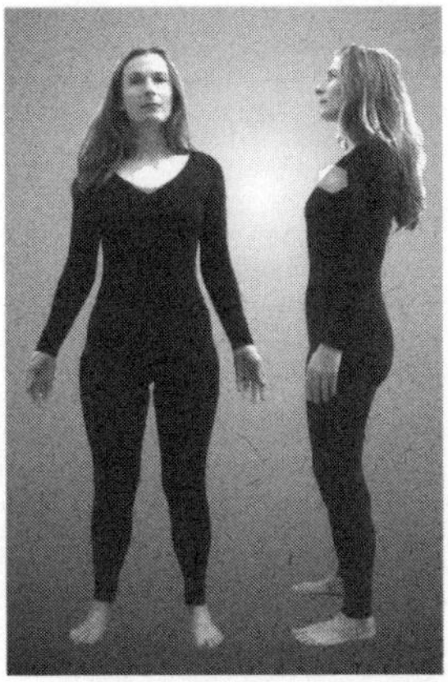

voir planche couleur p. 278

SITUATION au milieu de la poitrine, à mi-hauteur entre le chakra du cœur et celui de la gorge

LIAISONS PARTICULIÈRES	
• Directes	hara
• Spéciales	kalpa taru et chakras supra-personnels
CORRESPONDANCES AVEC DES PARTIES DU CORPS	
• Zones du corps	haut du corps, à partir de la poitrine
• Organes	poumon, système immunitaire
• Glandes	glande du thymus
PERCEPTION SENSORIELLE	
• Perception extérieure	télépathie non intentionnelle
• Perception intérieure	guidance intérieure ; accord ; milieu intérieur, lieu de l'être dans le noyau propre
COULEUR/COMPLÉMENTAIRE	turquoise/rouge rubis tirant vers le brun
POLARITÉ/ÉLÉMENTS/FORME	androgyne/ eau, air ; approvisionnement en éther (yang)/point
RÈGLE ÉNERGÉTIQUE	harmonisation par mise au diapason et retenue silencieuse
SYLLABE/SON	A:HM
AFFIRMATIONS	Je m'incline. Je suis. Je respecte. J'incarne.
POINTS FORTS	
• Pour moi	respect de soi, valeur de soi
• Par l'exercice	quotidien silencieux ; satsang ; s'incliner devant tout : cesser de faire ; ne pas penser, ne pas parler ; vivre dans l'ici et maintenant
• Alimentation	principale : énergie de la lumière ; secondaire : énergie terrestre

Le chakra du thymus – savoir de base

• • •

Point énergétique central, le chakra du thymus se situe exactement à mi-chemin entre le chakra du cœur et celui de la gorge. L'organe qui lui est attribué est la glande du thymus, qui commande l'état de sommeil et de veille (vigilance, éveil) et joue également un rôle dans l'éveil (ou la torpeur) physique, émotionnel et spirituel. Il est en liaison directe avec le hara et les reins. En effet, le chi, ou force de vie, qui est stocké dans le hara et les reins, est également chargé par certaines activités spirituelles. Cela explique pourquoi client et thérapeute se sentent fortifiés et rempli de vie par l'énergie entrante après une bonne séance de psychothérapie spirituelle. La région du thymus est en outre fortement impliquée dans le contrôle du système immunitaire. La forme attribuée à ce centre est le point sans dimension, qui symbolise aussi le noyau, l'origine et l'infini. La couleur en résonance est le turquoise et la complémentaire un rouge rubis tirant vers le brun. Les éléments qui s'y rapportent sont l'eau et l'air, mais l'apport d'éther du côté yang est déterminant, parce qu'il permet une liaison directe avec les chakras suprapersonnels.

Ce chakra nous conduit vers le noyau de notre être, notre véritable Soi – à ne pas confondre avec notre Je (mental). Certains y voient le siège de l'âme quoiqu'on s'adresse à elle et la transforme par l'intermédiaire du point de l'âme, quel que soit le lieu où l'on doive la localiser. Le chakra du thymus est le siège de notre Soi divin, de « l'étincelle de Dieu » et de notre guidance intérieure. C'est là que nous trouvons ce que nous cherchons sur nous-mêmes dans la méditation. C'est le lieu en nous où nous sommes un avec Dieu, détaché de toute personnalité et des traits de caractère individuels, le lieu où brûle en nous la petite flamme de la lumière divine et où notre véritable Soi a sa patrie, un lieu qui échappe à toute évaluation et à tout jugement. Alors que le chakra du cœur s'ouvre quand nous suivons le chemin de l'amour, notre chakra du thymus manifeste sa beauté éblouissante quand nous suivons le chemin de la liberté et de la conscience. Si des personnes se rencontrent en amour, elles peuvent propager cet amour dans le monde comme une force de guérison par leur thymus ouvert. La « voix silencieuse du cœur » parle dans ce centre.

Quels traumatismes se répercutent sur le chakra du thymus ? Ce sont des charges karmiques dues à des événements vécus dans des vies antérieures, ou des conséquences d'événements qui se sont produits dans l'au-delà. Si l'on s'est approprié le concept de karma et de faute, on fera ici des découvertes. Des vécus antérieurs très violents et cruels où l'on a commis des « crimes contre l'humanité et la vie » (crimes de guerre, messes noires et magie noire, cannibalisme, torture, etc.) bloquent ou « brisent » même l'étincelle divine personnelle. Des personnes ayant vécu de tels traumatismes ne connaissent pas le sens du mot bonheur tant qu'elles n'ont pas été guéries dans ce chakra et ne sont pas revenues à la vie, à leur véritable noyau et à Dieu. Une personne qui s'y refuse se réfugie souvent dans les drogues (en priorité le tabac et la marijuana).

Le chakra du thymus – thèmes et contenus

• • •

PAIX INTÉRIEURE <–> DÉSESPOIR

☺ En moi, je suis chez moi ; je suis arrivé et bienvenu chez moi, et par là-même dans le monde entier. Je me trouve en un lieu au-delà de toute douleur et de toute blessure. Je ressens un merveilleux sentiment de bonheur comme je ne l'ai jamais connu jusqu'ici – qui n'a absolument rien de spectaculaire, ce qui le rend si profond et si vrai.

☺ Je ressens pour la première fois la paix véritable. C'est un état intérieur que personne ne peut m'enlever, ni m'apporter. Le fait de demeurer en moi m'affermit complètement et j'agis avec la plus grande intégrité personnelle.

☹ La paix intérieure, c'est pour moi une paix mièvre parce que je n'ai jamais vécu en moi le sens de ce mot. Je confonds la satisfaction matérielle ou des relations interpersonnelles comblantes ou même des divertissements, avec la paix. Je trouve la satisfaction dans ce que je savais jusqu'ici de la paix.

☹ Je ne suis pas heureux, même si je peux paraître très satisfait dans le monde extérieur. Dès que je commence à regarder profondément en moi dans un moment de silence, je rencontre des aspirations inassouvies de mon âme. Le bonheur intérieur rayonnant me reste caché car je ne suis pas encore parvenu jusqu'à moi-même, au noyau de mon être.

Être chez soi‹–› Isolation et solitude

- ☺ Je ne me sens plus seul et j'ai trouvé le calme. Comme je suis en contact avec le Tout et que j'ai cessé de m'isoler dans mon JE, en accordant une importance unilatérale à l'individualisation, je me sens porté, et lié à la source. Je me souviens de ma conscience ouverte sur le cosmos que j'avais nourrisson, après la naissance, et de la clarté cristalline avec laquelle je pouvais contempler le monde.
- ☺ À l'aide du chakra couronne, je peux laisser pénétrer en moi l'énergie divine par une liaison tantôt plus faible et tantôt plus forte. Dans le thymus réside ma certitude d'être une partie du Tout. Je SUIS et vois les autres dans leur âme, au-delà de leur merveilleuse singularité terrestre, en égalité devant Dieu. Par cette communion, je suis capable de transformer directement les problèmes qui me pèsent en respirant dans le thymus.
- ☺ J'ai découvert le Tout et perdu toute peur devant la mort.
- ☹ Dans des moments silencieux, la solitude m'envahit parce que je m'aperçois que loin du remue-ménage du monde extérieur un vide règne en moi, une coupure qui me rend très triste et désespéré et fait que je me sens tout petit et perdu. Je sens la douleur de l'isolement. Je n'ai pas atteint le noyau de mon être et recule devant les couches de douleur qui m'en séparent.
- ☹ J'ai un esprit brisé. Je ne comprends pas ce qu'est l' « entité universelle », car je n'ai pas la certitude intérieure de pouvoir être à l'unisson avec le cosmos.
- ☹ Mon image de la vie ne va pas plus loin que la mort. La mort « définitive » me fait peur et est en même temps une tentation dans une quête diffuse du sens de la vie. J'oscille entre théisme, athéisme et nihilisme, aspiration à la mort et angoisse de mort.

Silence ‹–› Agitation et anxiété

- ☺ Je peux entrer dans le silence et en jouir. Le silence est pour moi une partie indispensable de la vie, qui me permet d'entrer très profondément en moi-même et d'aborder ensuite le monde avec force et authenticité.

☺ Je peux partager le silence avec d'autres. Avec des personnes dont le chakra du thymus est ouvert, je peux être en parfaite harmonie, sans parler. Nous pouvons vaquer silencieusement à nos occupations côté à côte dans une même pièce et pourtant être profondément liés. Ainsi, je peux être heureux d'éplucher des légumes pendant une heure avec un proche à mes côtés sans qu'une seule parole soit prononcée. Nous vivons alors une proximité très intense, car nous parcourons ensemble, main dans la main, l'espace du silence et éprouvons la beauté de la création.

☹ Le silence, pour moi, est ennuyeux. Je ne sais pas quoi faire dans le silence. Un mur d'ennui protecteur me sert de barrière entre mon activité superficielle et les profondeurs et abîmes de mon âme. Ainsi, je ne trouve jamais le repos, et peux encore moins trouver la paix dans le silence. Les pensées virevoltent dans ma tête et dans des moments de silence, le monologue intérieur tourne à grand régime. Mon intellect cabriole.

☹ Quand je suis avec quelqu'un, je parle constamment et dis souvent n'importe quoi, ce qui empêche l'essentiel de s'exprimer. Aucune profondeur ne peut naître ainsi entre nous parce que nous ne laissons pas d'espace au ressenti plus lent et plus profond. La parole me sert à masquer des sentiments désagréables ou déstabilisateurs.

☹ Le silence est dangereux pour moi parce qu'en lui la solitude s'empare de moi. C'est pourquoi je le fuis comme la peste. Je suis un spécialiste de la diversion. La télévision et la radio sont allumés en même temps quand je téléphone, et le soir j'ai besoin d'alcool pour m'endormir – afin que le silence et la solitude ne puissent surtout pas m'atteindre.

Respect ‹–› Mépris

☺ Je respecte la Création, quel que soit le nom du dieu devant lequel je m'incline. Je me respecte moi-même tout autant, car j'en fais partie. Je m'incline en véritable humilité... toujours de nouveau.

☺ Tout ce qui vit est d'égale valeur : sur le plan de l'âme, tous les êtres humains sont égaux. Si je regarde mon interlocuteur dans les yeux, je te vois toi, je me vois moi, et je vois Dieu. Je respecte mon prochain et le traite avec ce même respect.

☹ Ma représentation du monde est chargée de mépris. L'ego a corrompu mon âme et arrêté le flux de la vie en elle. Peu importe que cela soit dû à une amertume de l'âme, à une conception bizarre de mon entendement ou à une faute ancienne. Par ce mépris, je repousse constamment des personnes et je me trouve de plus en plus à l'écart, dans la solitude.

☹ Peut-être mon mépris me fait-il emprunter un chemin misanthrope, adopter une attitude méprisante envers la vie, peut-être deviens-je un mercenaire sans scrupules, un politicien corrompu, un chasseur d'éléphants avide d'argent ou un vendeur de voitures escroc. Comme la vie n'est rien pour moi, les autres ne me sont rien non plus. Mon âme crie de désespoir mais je ne l'entends pas.

VALEUR ‹–› ÉVALUATION

☺ La valeur que je m'attribue se reflète dans mon entourage. À mes yeux, nous sommes tous précieux, sans distinction. C'est pourquoi j'ai cessé d'évaluer tout le vivant. Comment évaluer différemment ses différentes parties. Je m'aime et me trouve précieux pour ce que je SUIS, et non pour ce que je fais ou que j'accomplis.

☺ Je ne prétends pas pouvoir comprendre le sens du chemin d'un autre. Je ne vois pas comment je peux émettre un jugement sur quelqu'un d'autre car on ne peut émettre de jugement que sur soi-même. Mes jugements et mes estimations se limitent à des faits concrets.

☹ J'aime les hiérarchies et les différences de rang. Je ne crois pas pouvoir comprendre les choses si je ne les évalue pas, mais pour ce faire, je les mets seulement dans des cases. « Mieux-moins bien », « bien-mal », tel est mon monde – noir et blanc, ou en nuances de gris, mais jamais coloré.

☹ J'évalue les autres parce que sans une évaluation de ce qui est extérieur à moi, je ne peux pas reconnaître ma propre valeur, alors que je crois la cerner dans cette mise en concurrence. Je regarde constamment si je suis bien ou mal. Quand je me trouve plus mauvais que les autres, je tombe en disgrâce à mes yeux, l'envie et un sentiment d'infériorité m'assaillent. Quand je me trouve meilleur, je tends vers l'arrogance et un sentiment de supériorité. Mon monde ne tourne qu'autour de moi.

Éveil ‹–› Torpeur

☺ Je traverse la vie en étant pleinement éveillé et l'éprouve dans sa merveilleuse richesse et dans toute son intensité. Mon monde est coloré et joyeux. J'incarne ce que je suis et vis à un très haut niveau d'intégrité.

☹ Je suis abruti et apathique. D'une certaine manière, je vis dans une transe au quotidien qui me fait passer à côté de la vie. Pour ne pas m'en rendre compte, j'essaie de faire diversion.

☹ Mes actes, paroles, gestes pensées, croyances et ressentis ne vont pas dans la même direction. Au bout du compte, j'évite mon propre chemin, ce qui me rend tendu, déprimé et littéralement fatigué de vivre.

Deuxième niveau de liberté

☺ Je suis arrivé dans mon cœur après m'être libéré des manigances de ma personnalité et des drames rongeurs de mes émotions. Je fais maintenant l'expérience du deuxième niveau de liberté, un niveau où je me sépare de la confusion de mes sentiments personnels, des blessures et des dépendances psychiques. Si j'écoute la voix intérieure qui me guide, j'ai la possibilité de choisir la manière dont je m'occupe de mon amour ainsi que les canaux qui me relient à la source.

☹ Je suis prisonnier de dépendances personnelles, me sens non libre et à l'étroit dans mon monde. Je donne à la rencontre, à l'intimité et à l'amour un sens très étroit et ignore les offres quotidiennes de rencontre profonde avec de nouvelles personnes et situations. Je reste esclave de mes sentiments parce que je n'ai pas compris ce qui se joue au-delà en moi.

Confluer

☺ Quand je rencontre des personnes et des êtres dont le chakra du thymus est ouvert, nous pouvons « confluer». Nous nous laissons guider à travers la journée par ce qui se présente parce que nous percevons le flux de la vie et traversons celle-ci sans souci, dans un profond respect – tantôt joyeux, tantôt tristes, tantôt sérieux, tantôt insouciants, tantôt brusques, tantôt délicats.

☹ Quand je suis avec quelqu'un, il nous faut tout fixer et planifier avec une précision extrême, car si nous laissons les choses au « hasard », il n'en ressort rien de raisonnable. Nous n'avons pas le sens de l'instant et de la manière dont il est en accord avec nos besoins. Nous sommes rigides et inflexibles quand il s'agit de sortir, de voyager, ou de faire autre chose ensemble. Ainsi, beaucoup va de travers et tout est très fatigant.

• Partager le flux de la vie

Je suis capable de mettre mon ego de côté et de me donner au ÇA, donc de suivre mon guide intérieur. Si nous nous y prêtons l'un et l'autre, nous ne faisons plus rien, « ça se passe », « ça se produit ». Cela signifie que nous devenons un dans nos actes, et il s'ensuit entre nous une harmonisation parfaite de l'un par rapport à l'autre, sans que nous ayons à échanger un seul mot à ce sujet. Les besoins deviennent un, nos actions conjointes ont un même commencement, un même déroulement, une même fin. La vie devient une improvisation dirigée par le ÇA, un flux parfaitement mêlé d'agir et de non agir, dans lequel tout s'interpénètre harmonieusement. Et cela se produit indépendamment de la personne avec qui on le fait, et indépendamment du fait qu'on ait déjà fait quelque chose ensemble auparavant ou non, qu'on se voit pour la première fois ou que l'on est ensemble depuis des années.
Ce principe se vérifie aussi dans les groupes. Si nous nous abandonnons tous à l'instant, il se crée une onde au-delà de toutes les personnalités, une entité supérieure à chacun. Dans une « jam session », il se produit une musique librement improvisée qui paraît pourtant étudiée à la perfection, même si les musiciens ne se sont encore jamais vus auparavant – et quelle que soit la maîtrise qu'ils ont de leur instrument.

• Télépathie non intentionnelle

Le chakra du thymus rend possible la télépathie entre êtres humains et (si cela ne heurte pas trop votre conception du monde) aussi avec des êtres vivants non humains. Ce centre énergétique nous aide à créer une liaison avec Dieu, au-delà de notre existence humaine. Une prise de contact devient possible, avec toutes sortes d'entités, sur une fréquence de communication commune, à un premier niveau supra humain. Ceci se produit en lien avec l'étoile de l'espace, mais il semble qu'elle n'est activée que si l'ouverture du chakra du thymus est suffisante. La télépathie par l'intermédiaire de ce centre permet la transmission d'un vécu global. Elle ne se produit pas par une concentration volontaire sur une personne ou sur un événement, mais à partir de rien, en étant activée par le ÇA. C'est pourquoi on peut la qualifier de télépathie non intentionnelle. La transmission de l'information est très plastique et vivante, et totalement indépendante de la conscience que nous avons à ce moment de notre liaison à la personne. Ainsi, une image peut par exemple se présenter dans notre esprit, représentant un enfant que nous connaissons, pleurant de solitude à fendre l'âme et se sentant abandonné – plus tard, nous apprendrons qu'on est venu chercher cet enfant en retard à l'école à cause d'un changement d'horaire de dernière minute. Une force supérieure établit la liaison et nous pouvons partager le vécu d'une autre personne en même temps qu'elle l'éprouve. Cette force supérieure décide qui nous recevons, à la différence de la télépathie consciente qui passe par d'autres centres. Mais cela est logique, puisque le thymus agit au-delà de notre personnalité et de notre volonté – « ça se passe ».

11e chakra

Le chakra de l'arrière de la tête

• • •

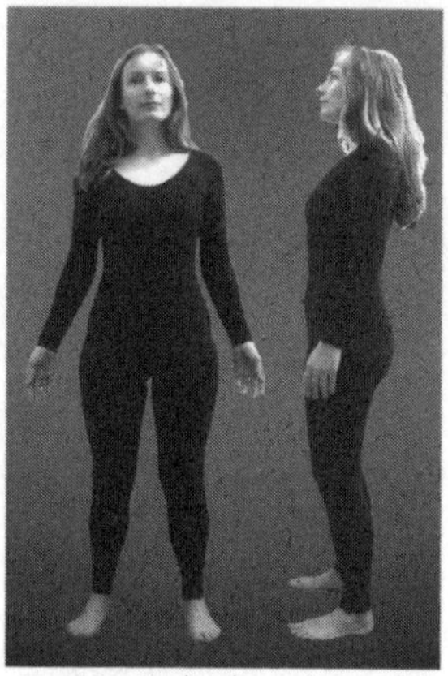

voir planche couleur p. 279

SITUATION au milieu de l'arrière de la tête, à deux ou trois largeurs de doigt au-dessus du troisième œil

LIAISONS PARTICULIÈRES
- En court-circuit — troisième œil
- Directes — point de l'âme, chakra couronne

CORRESPONDANCES AVEC DES PARTIES DU CORPS
- Zones du corps — arrière de la tête
- Organes — bulbe rachidien (moelle allongée), oreilles
- Glandes — hypophyse (glande pituitaire)

PERCEPTION SENSORIELLE
- Perception extérieure — ouïe
- Perception intérieure — voix de la muse et de l'intuition : vue, en tant qu'imagination passive

COULEUR/COMPLÉMENTAIRE bleu glacier/brun noix

POLARITÉ/ÉLÉMENTS/FORME féminine/ eau, éther/cercle

RÈGLE ÉNERGÉTIQUE réception d'énergies silencieuses (sons)

SYLLABE/SON MING:

AFFIRMATIONS J'entends/vois/ressens exactement et attentivement. Je suis créatif. Je suis inspiré et il me pousse des ailes.

POINTS FORTS
- Par l'exercice — créativité pour soi-même, acte impressif* (peindre, écrire, faire de la musique, bricoler, modeler, sculpter)
- Alimentation — eau

---

* Art qui se produit dans la rencontre avec soi-même, dans le silence, l'inspiration, la méditation, le recueillement.

Le chakra de l'arrière de la tête – savoir de base

• • •

Ce chakra se situe à l'arrière de la tête, à deux largeurs de doigt au-dessus de la ligne horizontale imaginaire qui relie le 6e chakra principal à l'arrière de la tête en traversant le crâne. La couleur en résonance se perçoit comme un bleu ciel frais et clair (bleu glacier) et la complémentaire comme un brun couleur de noix. La forme correspondante est celle du cercle. Ce centre peut être mis en relation à la fois avec les éléments éther et air. Le chakra de l'arrière de la tête est le pendant du 6e chakra principal, en fait le prolongement vers l'arrière du « véritable troisième œil », qui se trouve au milieu du crâne. Avec le 6e chakra principal, il se partage l'hypophyse (glande pituitaire) qui est le centre de notre pouvoir d'imagination. Même si cela le met en court-circuit avec le troisième œil, il travaille en autonome ; plutôt activé par les canaux supérieurs, il semble surtout dépendre du point de l'âme et du chakra couronne.

Le 6e chakra principal représente en gros le « pôle masculin » de notre pouvoir de représentation, c'est-à-dire de notre imagination. Il fonctionne en dirigeant le pouvoir de concentration tel un faisceau laser sur une tâche donnée, de manière très consciente et ciblée. À l'opposé se trouve notre chakra de l'arrière de la tête qui représente le « pôle féminin » de la vision. Ici, il ne s'agit pas de visualisation volontaire mais d'un vécu visuel, quand on laisse venir les rêves et les images. Ce n'est donc pas un hasard si le troisième œil est en relation avec l'intellect et le chakra de l'arrière de la tête avec notre intuition. Quand ces deux pôles – l'intuition inspirée, créative, passive et la raison active, formatrice, dirigée sur un but – s'assemblent, ils forment quelque chose qui porte le nom merveilleux d'« esprit ».

Le chakra de l'arrière de la tête est en outre un centre principal pour les vibrations et les sentiments subtils. Notre soi supérieur ou notre âme nous parlent volontiers à travers ce chakra quand nous utilisons des images douces ou des sons apaisés. La fonction créatrice de ce chakra est l'ouverture à l'inspiration de la muse, c'est-à-dire à une énergie qui nous parvient « sans parole » et qui se concrétise le plus volontiers en des actes intuitifs, lesquels s'expriment à leur tour le plus simplement dans des actes créatifs. La muse dépose son baiser en cet endroit. Ainsi, les thèmes propres à ce chakra diffèrent-ils de ceux du troisième œil, et son flux d'énergie va dans le sens opposé. Alors que le chakra de l'arrière de la tête représente en premier lieu « l'in-spiration » (l'esprit qui afflue), on pourrait voir dans le 6e chakra un canal d'ex-spiration, parce qu'il dirige l'énergie vers l'extérieur.

Le chakra de l'arrière de la tête – thèmes et contenus

• • •

Inspiration créative

☺ Je suis réceptif à des visions et à des sons légers, qui se déversent de mon âme dans ma conscience. Je sens et sais que j'ai un Soi supérieur, qui dépasse de loin ma personnalité consciente et peut m'inspirer de façon créative. Cette conscience supérieure me parle par son apport créatif – je peux m'ouvrir à elle quand je veux.

☺ Je suis les indications de mon inspiration sans pour autant négliger mon intention ou mon intellect, car tous trois ont des fonctions et des domaines d'application différents. Je suis en mesure de mettre en harmonie ces trois instances et de donner ainsi des ailes à mon esprit.

☺ Ma vie est inspirée, même dans un quotidien éloigné de l'art. Je suis aussi inspiré quand je travaille, communique et lutte que quand je fais du théâtre, bricole, voyage ou peins.

☹ Je nie l'existence d'une âme et d'un Soi supérieur quels qu'ils soient. Je ne me fie qu'à ma logique et à sa capacité de contrôle. L'inspiration n'existe pas pour moi. L'intuition est une histoire de bonnes femmes et ma créativité tarit dans des processus logiques.

☹ Je ne suis pas réceptif aux vibrations subtiles du cosmos. Mon travail n'est pas inspiré et ennuyeux à mourir. J'étouffe dans la routine.

Esthétique et sons subtils

☺ Je suis sensible et réceptif aux sons subtils et légers de la vie et prends un grand plaisir à la beauté silencieuse des choses qui se manifestent quotidiennement à moi. Ainsi ai-je développé un sens de l'esthétique, surtout en rapport avec des odeurs, des sensations et des sons doux ainsi qu'avec des perceptions visuelles subtiles.

☺ La musique et les vibrations mélodiques stimulent mon chakra de l'arrière de la tête. Cela peut s'exprimer chez moi par le développement d'un sens musical, et par le fait d'être touché dans mon âme par la musique.

☹ Je suis hypersensible aux vibrations douces parce que je n'ai pas intériorisé ma sensibilité ; de ce fait, ma sensibilité devient sensitivité. Je ne parviens pas à gérer consciemment ce centre et tout me devient vite excessif, trop fort, trop stressant. Je suis craintif, deviens vite agressif ou réagis avec une sensibilité excessive. Cela me met socialement à part quand l'environnement est bruyant et joyeux, et je peux alors me sentir comme un génie méconnu.

☹ Je ne suis pas réceptif aux moments silencieux et calmes de la vie. Comme ces tonalités basses ne me touchent pas au travers de ma carapace grossière, le subtil me paraît ennuyeux.

Muse et art

☺ Les intuitions me parviennent discrètement. Je suis capable de les exprimer dans des actes (théâtre, spectacle), des sons (musique) ou des images (sculptures, tableaux) – ce qu'on appelle communément de l'art.

☺ Peu avant le coucher du soleil, mon chakra de l'arrière de la tête devient particulièrement actif. La muse vient et me rafraîchit volontiers à cette heure. Je sais ce que c'est que d'être plongé passionnément dans l'acte créatif et que tout jaillit de moi en un flux rapide sur le papier, sur les touches, dans la glaise ou sur la toile.

☺ Mon art touche parce que j'ai quelque chose à donner et à dire. Il ne vient pas de mon ego, mais résulte de ma liaison à la source – c'est un art inspiré. Les amis aiment que je leur aménage leur intérieur ; mes arrangements floraux ou mes sculptures métalliques sont des compositions appréciées.

☹ Ma sensibilité artistique est tarie. Je n'ai rien qui me relie à l'art. Outre que je ne pratique aucune forme d'art, je suis incapable de me positionner de manière constructive par rapport à un objet ou à une création.

Harmonie et équilibre

☺ Les différentes parties de ma personnalité agissent en harmonie. Un bon équilibre existe chez moi entre la partie gauche et la partie droite du corps, entre l'aspect masculin et l'aspect féminin, entre la logique et l'intuition.

☹ Toutes les parties qui me composent agissent pour elles-mêmes, la conscience saute de l'une à l'autre sans qu'une image de l'ensemble puisse se former. Il m'est donc difficile de saisir la forme globale des choses. Par nécessité, je reste accroché à une pensée analytique ou suis extrêmement intuitif, mais ne parviens pas à réaliser des travaux structurés, voire techniques – parce que les parties ne s'équilibrent pas.

Pouvoir visionnaire

☺ Je suis ouvert aux visions, que je distingue très clairement de mes idées personnelles. Les visions m'aident à trouver ma vocation et le sens de la vie, et me donnent la force, la grandeur et la passion de suivre mon chemin, car en elles le plan de Dieu et le sens de la vie se rejoignent.

☹ Je n'ai encore jamais eu de vision et n'en aurai jamais. Je ne connais que les constructions de mes pensées pour me représenter comment une chose doit être ou ce que j'aimerais. Je ne connais que le vouloir. Sans soutien ou mission du divin, je ne peux atteindre que ce qui est à la portée d'une personne isolée et ne peux pas grandir au-delà de ce que je suis – j'envie les autres sur ce point.

12e chakra

Le chakra supérieur du front

• • •

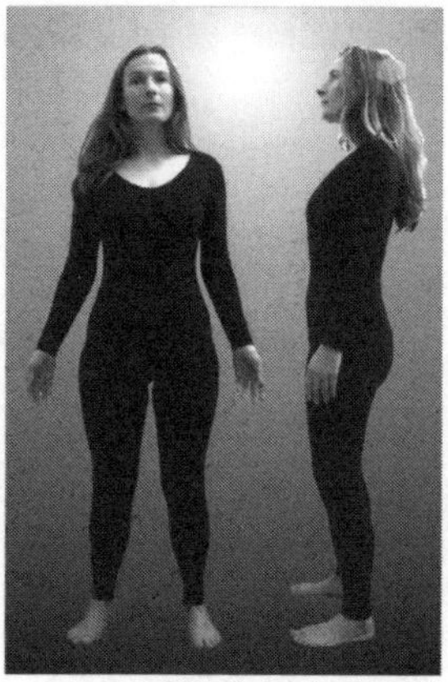

voir planche couleur p. 279

SITUATION sur le front, à mi-chemin entre le troisième œil et le chakra couronne

LIAISONS PARTICULIÈRES
- En court-circuit — chakra du plexus solaire

CORRESPONDANCES AVEC DES PARTIES DU CORPS
- Zones du corps — front
- Organes — cerveau frontal

PERCEPTION SENSORIELLE
- Perception extérieure — entrée de la volonté divine
- Perception intérieure — voix de l'inspiration formelle et de la volonté propre. Voir, reconnaître, vision pénétrante

COULEUR/COMPLÉMENTAIRE — bleu-violet/vert clair (toutes deux obtenues par interpolation !)

POLARITÉ/ÉLÉMENTS/FORME — masculine/ air, éther/cercle

RÈGLE ÉNERGÉTIQUE — transformation de l'information supérieure et équilibrage par rapport à l'information inférieure

SYLLABE/SON — OM/HI:N

AFFIRMATIONS — Mon esprit est clair. Je sais (par un acte de connaissance). Je veux. je suis en accord avec la volonté de Dieu.

POINTS FORTS
- Par l'exercice — former sa volonté propre ; accepter la volonté divine
- Alimentation — eau

Le chakra supérieur du front – savoir de base

• • •

Ce chakra se situe à mi-distance entre le troisième œil et le chakra couronne. Les éléments correspondants sont l'éther (yang) et l'air. La principale fonction de ce chakra consiste à établir l'équilibre énergétique entre les énergies mentales (électriques) à l'extérieur et à l'intérieur du Soi.

Le chakra supérieur du front devient actif quand un savoir supérieur entre en action, qui ne provient pas de notre intellect mais d'une inspiration issue d'une autre source. Comme le chakra couronne, il est aussi un siège de la sagesse. Vue véritablement pénétrante et compréhension profonde - au sens d'une reconnaissance - sont des thèmes forts de ce chakra. Le chakra supérieur du front synchronise ainsi l'interconnexion de notre penser propre et de nos représentations subjectives du monde avec les inspirations d'un savoir supérieur. C'est donc aussi, au sens figuré, un « centre de la vue ». Comme avec le troisième œil, des aspects intellectuels sont traités ici en même temps.

Ce chakra désigne aussi cette clarté mentale si indispensable dans toute religion. Beaucoup d'orientations spirituelles travaillent avec la répétition constante de phrases et de paroles (mantras) pour vider l'esprit de ses pensées-déchets et le rendre à nouveau clair et réceptif. Peu importe que le mantra utilisé soit personnel, bouddhiste ou chrétien. Le bouddhisme propose un mantra qui convient bien à l'activation et à la purification du chakra supérieur du front (et du troisième œil). Il s'énonce : « *Na myoho renge kyo* ».
Ce n'est pas un hasard si les bouddhistes et les musulmans s'inclinent profondément dans leur prière et touchent le sol avec le chakra supérieur du front. Ce geste ne semble pas faux pour un centre énergétique qui crée une liaison avec un certain aspect de la source. À mon avis, il en est ainsi, parce que cet endroit permet d'accorder notre propre volonté à la volonté divine, si nous ne voulons pas nager à contre-courant de la vie.

Le chakra supérieur du front – thèmes et contenus

• • •

CLARTÉ SPIRITUELLE ET VISION PÉNÉTRANTE <–> JUGEMENT PERSONNEL

☺ Mon esprit est en accord avec le savoir supérieur d'une super-conscience par lequel il est clarifié et purifié. Les pensées et les influences qui ne font pas partie de moi et me détournent du chemin trouvent ainsi de moins en moins l'occasion de s'attacher à moi. Dans le cas idéal, ma pensée est claire comme le cristal et centrée, mon jugement inspiré.

☺ Étant relié à la source, je suis capable de discerner ce qui est la vérité et ce qui n'est qu'une construction vide de l'esprit, une représentation, une illusion. J'apprends à ressentir la vérité, je commence à développer un sens pour ce qui est « en accord ». Ce sentiment se développe sur un plan du savoir qui se situe au-delà de l'intellect. Je suis capable de connaître véritablement.

☹ Je ne me nourris pas de clarté et de vision pénétrante mais de mes jugements. Juger et modeler quelque chose par moi-même est pour moi la seule façon d'acquérir un savoir, de connaître en profondeur. Je ne connais pas le chemin de l'inspiration et de la sagesse. Si, de plus, mon chakra du thymus est bloqué, j'ai tendance à émettre mes jugements avec une rapidité impitoyable.

☹ Je suis désespéré et confus. Je n'arrive pas à mettre en cohérence mes inspirations, mes désirs et mes intentions personnels.

☹ Je m'accroche à mes conceptions intenables de la vie qui ne correspondent ni au noyau de mon être véritable, ni ne sont en accord avec le bien suprême. Ma conception du monde obéit en général à une idéologie rigide, et passe à côté de la vie et de la vérité supérieure – même dans les cas où elle s'appuie sur de bons fondements. Je n'ai pas de vision pénétrante.

FORCE DE VOLONTÉ <–> FAIBLESSE DE LA VOLONTÉ

☺ Je suis capable de faire preuve de volonté et, avec la collaboration de mon 3ᵉ chakra, d'agir avec motivation et audace ainsi que d'influer puissamment sur mon environnement. Quand j'agis en accord avec ma vocation, ma volonté a une force qui me surpasse et me donne le pouvoir d'accomplir les tâches inscrites dans mon plan de vie.

☺ Ma vie est déterminée par ce que je veux et peux, et non par ce que je dois ou par des « il faut ». J'écoute volontiers la critique constructive et les conseils salutaires, mais en dernière instance, je décide seul pour moi car je ne suis obligé à rien... Je peux ! et vis ma vie telle que je la détermine.

☺ Mon chemin de vie unit les pôles d'un savoir supérieur avec ma propre capacité à me fixer des objectifs personnels et à me donner des intentions en accord avec ces pôles.

☹ Je suis téléguidé et déterminé par l'extérieur parce que ma volonté est contrôlée par une autorité intérieure autre, qui me prescrit ce que je dois faire ou ne pas faire, et me dicte mes devoirs et mes obligations. Mes actes sont parfois compulsionnels.

☹ Je suis un rebelle, qui lutte en permanence contre tout, soit que je sois un fanatique avec une idéologie dans ma tête, soit que je sois « seul contre le reste du monde » (une phase d'obstination non vécue dans l'enfance et une phase rebelle non vécue jusqu'au bout dans l'adolescence peuvent conduire à ce résultat). Je ne m'aperçois jamais combien je suis coupé de la réalité de par mon idéologie. Je ne suis pas indésirable chez les autres mais pris en pitié et seulement supporté.

Volonté propre ‹–› Volonté supérieure

☺ Que TA volonté soit faite ! Ma volonté personnelle est en accord avec celle de Dieu. Cela signifie que j'évalue tout d'abord si ma volonté sert mon bien le plus haut ainsi que le bien le plus haut de tous. Je ne deviens actif que lorsque ma volonté est une avec celle de Dieu, car je sens alors la véridicité et l'amour de l'étape suivante de mon chemin.

☺ Ma liaison avec Dieu au travers de mes chakras suprapersonnels m'inspire sur mon chemin de vie. Dans le chakra supérieur du front, le savoir le plus élevé s'allie à ma capacité à me fixer des objectifs concrets et à former des intentions – ma volonté est LA SIENNE.

☹ Il n'existe pas de volonté supérieure ! Je ne suis que mes représentations rationnelles de l'avenir et n'agis que selon mes intentions les plus personnelles et ma volonté la plus intime, sans me mettre en accord avec un quelconque bien suprême. Mais cela me crée souvent une difficulté à réaliser mes objectifs Je n'avance que péniblement tandis que d'autres ont des ailes pour progresser dans leur carrière. Ainsi, ma vie me donne souvent du fil à retordre, comme un véhicule embourbé, et je ne sens plus la légèreté de la vie.

☹ Que ma volonté soit faite ! Je veux, coûte que coûte ! Je veux que tout se déroule exactement comme je me l'imagine ! Le meilleur chemin pour tous ne m'intéresse pas et je me donne le droit de commander les situations selon ma volonté. Je veux dominer, je veux être assis sur le trône, avec un monde autour de moi qui s'adapte à moi.

☹ Que ma volonté ne soit faite en aucun cas ! Je me suis complètement mis en retrait. Ma seule intention est d'être en accord avec le Bien suprême. Mais j'ai du mal à saisir ma position dans le plan d'ensemble et d'en déduire des objectifs pour mon chemin. J'ai désappris à développer mes propres idées et à les réaliser.

L'INSPIRATION, SOURCE D'UN SAVOIR SUPÉRIEUR

☺ Comme je suis rattaché à la source, je suis capable de distinguer entre la vérité et un édifice de pensée vide. J'apprends à percevoir ma vérité et un savoir supérieur m'est donné en partage. La vérité est ce qui se vit et se met en acte sous une forme holistique.

☺ L'intégrité pénètre dans mon Soi. Je sens un oui quand mes actes guidés par une instance supérieure sont en cohérence avec la structure du grand Tout, et un non quand ce n'est pas le cas. Parfois, je peux donner une raison logique à ce sentiment de cohérence, et parfois non – je m'aperçois aussi qu'il me trompe plus rarement que mon intellect. Je trouve un ordre dans ma vie – et ma vie s'arrange.

☹ J'ai de multiples vérités que j'ai maçonnées ensemble en un édifice de pensée artificiel, fait d'éthique, de morale, d'idéologie, de religion, de philosophie, etc. Je dépends des jugements des autres, des constructions de leurs pensées, parce que je ne suis pas capable de vérifier moi-même l'image que j'ai du monde grâce à une liaison à la source. Ainsi, j'adopte des conceptions du monde qui ne vont pas du tout avec ce que je suis et le chemin de vie qui est le mien. Et je méprise des vérités qui me concernent parce que je les tiens pour fausses. Mes perceptions et mes pensées plongent toujours plus dans le chaos. Tant que le jugement intellectuel détermine mon chemin, cela ne changera pas.

☹ J'ai peur de devenir fou, parce que toutes ces perceptions supranaturelles sont pour moi des absurdités ésotériques qui m'influencent de manière défavorable ; mais en même temps, je ne peux pas nier mes perceptions paranormales. Au fond, je préfère ne pas trop en savoir, parce que cette dimension de la vie m'effraie. Surtout, ma formation scientifique m'a fait passer l'envie de prendre mon ressenti au sérieux. J'ai consenti à devenir un estropié sur le plan spirituel – et y ai en partie moi-même contribué.

Les points du corps

13e chakra

Les points des pieds

• • •

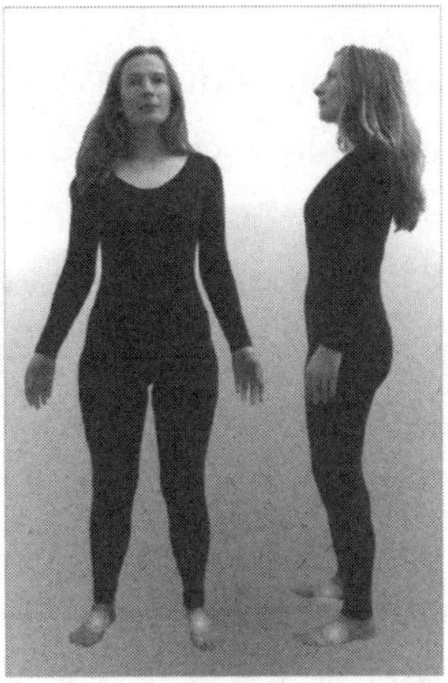

voir planche couleur p. 280

SITUATION vers le milieu du pied, dirigés vers le bas

LIAISONS PARTICULIÈRES
- En court-circuit — chakra racine

CORRESPONDANCES AVEC DES PARTIES DU CORPS
- Zones du corps — plancher pelvien, pieds, jambe, anus
- Organes — os

PERCEPTION SENSORIELLE
- Perception extérieure — enracinement supérieur, formant une terminaison de forces par rapport à la terre
- Perception intérieure — station debout, ancrage, contact à la terre, mouvement

COULEUR/COMPLÉMENTAIRE — rouge éclatant/cyan (comme le chakra racine)

POLARITÉ/ÉLÉMENTS — masculine/ terre, feu

RÈGLE ÉNERGÉTIQUE — matérialisation sous forme d'une cristallisation par étapes

SYLLABE/SON — U:HU:

AFFIRMATIONS — Je suis debout. J'avance constamment, pas à pas. Je fais. Je prends racine. Je suis ancré.

POINTS FORTS
- Je — capacité à être debout
- Par l'exercice — se fixer, prendre une direction ; construire quelque chose de solide, pas à pas et continûment
- Alimentation — matières minérales

Les points des pieds – savoir de base

• • •

Les points des pieds, qui sont nos chakras secondaires les plus bas, se trouvent au milieu des pieds. En eux, l'échange d'énergie s'effectue verticalement et s'ouvre vers le sol. Les points des pieds sont en court-circuit avec le chakra racine. Les correspondances corporelles de ces centres énergétiques se recoupent en partie avec celles du premier chakra principal. En outre, ces deux centres s'activent mutuellement lorsque l'un des deux est stimulé. Je peux facilement faire le lien entre une respiration énergisante dans le plancher pelvien et une activation de la plante des pieds, qui se traduit par des picotements. L'élément prédominant en cet endroit est la terre, mais certains aspects du feu jouent également un rôle. La règle énergétique est celle d'une matérialisation, d'une cristallisation lente, mais sûre et constante. C'est pourquoi les os (processus de minéralisation) sont associés aux points des pieds.

Les centres des pieds assurent sur le plan physique notre connexion avec la force incommensurable de la mère Terre. Pour qu'il en soit ainsi, nous devons apprendre à nous « enraciner » énergétiquement à l'aide des points des pieds, et à nous relier à la terre. Mais ce chakra va encore bien plus loin puisqu'il provoque une activité que je qualifierais de matérialisation ou solidification. Concrètement, cela recouvre aussi les actes qui construisent, consolident, et laissent pour ainsi dire une trace durable dans notre vie. Sur un plan énergétique, nos pieds sont en outre les organes exécutifs du plancher pelvien. Alors que le chakra racine est une sorte de moteur de vie personnel, les points des pieds sont plutôt une armée vigoureuse de paysans qui nous porte à travers la vie, dans ses moments paisibles comme dans ses combats.

Dans les points des pieds, nous mettons en œuvre notre propre force et nous nous relions en même temps à la force de la Terre mère. Créer quelque chose comme construire une maison, planter un arbre, concevoir un fils – sont des tâches déterminantes dans la vie, qui ont un sens pour les gens et reflètent des aspects des points des pieds. Ceux qui ne savent pas centrer et maîtriser leur énergie sont à juste titre considérés comme « planant », parce qu'il leur manque leur lien de force à la terre. Nos pieds nous portent pas à pas vers l'avant, ce qui correspond à notre capacité à construire quelque chose de manière conséquente tout en progressant puissamment vers l'avant.

Les points des pieds – thèmes et contenus

• • •

Solidité ‹–› Planer

☺ Mon impulsion intérieure, qui m'atteint dans le chakra racine à travers les points des pieds, est comme une puissante locomotive : une fois en mouvement, elle prolonge son voyage jusqu'au but. Je suis capable d'avancer pas à pas, de construire quelque chose pierre après pierre. La poursuite systématique de mes objectifs et la persévérance sont mes vertus. Et c'est avec la même constance et patience que j'avance sur mon chemin à petits pas.

☺ J'atteins mes objectifs parce que je suis une personne énergique. Mes idées se traduisent en objectifs qui sont suivis d'intentions puis d'actes. Je suis capable de construire avec constance, rapidité et rigueur. On me confie volontiers la mise en œuvre d'un plan parce que je travaille avec force et esprit de suite, même quand des difficultés se présentent.

☺ Je suis quelqu'un que l'on qualifie de solide. Mon sens de la réalité et ma constance m'assurent une position stable, ma force et ma présence dans l'ici et maintenant sont connus. Je crée de la sécurité et ressens une sécurité, ce qui me rends sûr de moi. Il ne m'est pas difficile de me fixer.

☹ Je suis infiniment créatif et visionnaire, mais il me manque la base pour une mise en pratique effective. Je construis des châteaux en Espagne et ne parviens pas à aller au-delà. Parfois je déborde d'idées que je me fatigue à répéter et dont je rabâche les oreilles des autres, mais rien n'est vraiment mis en œuvre – de sorte que les autres me prennent à juste titre pour un rêveur loin de la réalité.

☹ La paresse et la léthargie caractérisent mon chemin. La commodité et le minimum de travail possible sont pour moi des objectifs dans ma vie. Il en est ainsi parce que je manque vraiment d'énergie et parce que je n'ai pas envie de travailler. Je me réfugie dans la philosophie qui est pour moi un chemin intellectuel et élitaire.

☹ Je peux libérer de l'énergie par impulsions et bien mettre en route des projets mais ma constance est celle d'un feu de paille. Mon énergie redisparaît aussi vite qu'elle est apparue.

SE FAIRE UNE PLACE ‹–› VAGABONDER

(EN COOPÉRATION AVEC LE CHAKRA RACINE)

☺ J'ai un fort sentiment d'appartenance (à mon noyau familial, à mon clan, à ma famille d'origine, à mon pays, à mon État). J'ai (au sens propre comme au sens figuré) les pieds sur terre.

☺ Je peux prendre racine. Je peux revendiquer, délimiter, cultiver, soigner et défendre un territoire ou un lieu pour moi et ma famille, au sens large. Je peux créer un lieu où quelque chose peut s'établir, croître et prospérer.

☹ Je suis un étranger. J'ai perdu mes racines et suis un bohême malgré moi. J'ai perdu la capacité à prendre racine et à conquérir une place (dans la vie).

☹ Je suis attaché à mon territoire et tout ce qui est extérieur à la sécurité de mon petit monde me fait peur, ce que je ne reconnais pas. Je suis rigide et immobile comme un bloc de béton. Extérieurement, je mets à mal tout ce qui est étranger pour m'en protéger. Je veux éviter que cela m'envahisse et ne modifie mon monde familier (en m'obligeant à me changer moi-même). Je refoule donc tout et continue à trimer dans mon métier.

14e chakra

Les points des genoux

• • •

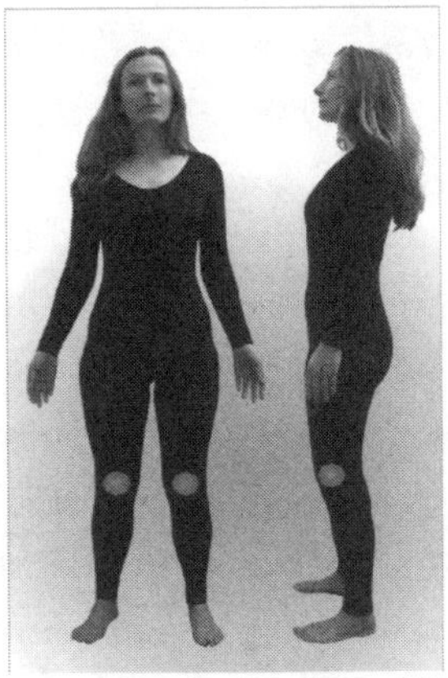

voir planche couleur p. 280

SITUATION à hauteur des genoux, rayonnent en forme de double cône

LIAISONS PARTICULIÈRES

• En court-circuit	chakra sacré
• Directes	chakra racine

CORRESPONDANCES AVEC DES PARTIES DU CORPS

• Zones du corps	bas du ventre
• Organes	tissu conjonctif

PERCEPTION SENSORIELLE

• Perception extérieure	traversée de l'énergie de la terre
• Perception intérieure	mobilité, motivation

COULEUR/COMPLÉMENTAIRE	orange/bleu clair (comme chakra sacré)
POLARITÉ/ÉLÉMENTS	féminine/ terre, feu (eau)
RÈGLE ÉNERGÉTIQUE	densification, dans mouvement constant de pénétration et d'adaptation mutuelle.
SYLLABE/SON	U:HM
AFFIRMATIONS	J'accompagne. Je suis transparent. Je coule avec. Je m'adapte. Je suis mobile.

POINTS FORTS

• Je	motivation
• Par l'exercice	accompagner - être flexible et disposé à s'adapter, exécuter des mouvements à la fois orientés et dirigés vers un but
• Alimentation	matières minérales, protéines

Les points des genoux – savoir de base

• • •

Les points des genoux se trouvent directement sur les genoux, au niveau de la rotule. Ils rayonnent en forme de double cône vers l'avant (la rotule) et vers l'arrière (le creux du genou), pour ainsi dire en marche avant et en marche arrière. Comme pour les points des pieds, des correspondances peuvent être établies avec les chakras principaux, en l'occurrence même avec deux d'entre eux : en premier avec le chakra sacré et en second avec le chakra racine. Même si les points des genoux sont placés sous le signe de la terre et du feu, ils sont fortement influencés par l'eau du chakra sacré. Cela conduit à des thèmes comme l'orientation, la mobilité et l'adaptation. Les correspondances avec les parties du corps sont, en gros, celles du chakra sacré avec lequel ce chakra est d'ailleurs en court-circuit. Ainsi, les genoux sont étroitement en rapport avec les reins. Des problèmes de genoux peuvent donc être très liés, sur le plan énergétique, avec des problèmes de reins. Les centres énergétiques des genoux sont situés comme des bornes sur le flux ascendant de l'énergie terrestre et le flux descendant de l'énergie de vie. Quand, dans notre vie, il est question de transparence et de perméabilité, il est rare que cela ne passe pas par ces chakras.

Les points des genoux, comme tous les chakras secondaires, sont en rapport avec l'activité. Il en va comme des articulations du genou : seul le mouvement les maintient en bon état de fonctionnement.L'immobilité stoppe leur activité. Ces chakras influent surtout sur le jeu réciproque de l'action et de la réaction, et sur la capacité d'initiative, par opposition à l'adaptabilité. Il existe toute une série de thèmes qui se rapportent aux points des genoux, notamment ceux qui se déclinent entre deux pôles extrêmes comme la rigidité et la flexibilité ou la motivation et le manque de ressort. L'attention de certains lecteurs devrait être particulièrement attirée sur ce point, parce que le plaisir d'agir, la passion de la réalisation d'une tâche et la force de création jaillissent du chakra sacré (en relation de court-circuit). Si notre motivation est bloquée, et que les choses ne vont pas comme nous nous les représentons, il ne serait peut-être pas mauvais de nous interroger sur notre propre plaisir à agir.

Les points des genoux – thèmes et contenus

• • •

Capacité à s'enthousiasmer ‹—› Initiative bloquée

☺ J'adore prendre l'initiative quand la vitalité de ma force créatrice se manifeste et me met « le feu aux fesses ».

☺ Il est facile de me motiver, de m'enflammer, je suis capable d'enthousiasme et suis apprécié dans un jeu d'équipe.

☹ Je suis passif, et parais fatigué, léthargique ou flegmatique parce que je me suis interdit de vivre ma passion ou ma force créatrice qui serait pourtant abondante en moi.

☹ En moi bouillonne une énergie vitale réprimée ou freinée parce que j'ai peur de tomber dans une activité effrénée. Cette agitation intérieure se décharge quand je suis assis et que mes jambes se mettent à danser la java sous la table.

Mobilité ‹—› Immobilite

☺ La mobilité et l'adaptabilité me sont des attitudes familières. J'ai le chic de m'adapter aux circonstances. Ainsi, il m'est facile d'évoluer en fonction de ce qu'exigent de nouvelles situations.

☺ Grâce à cette adaptabilité, les incidents ou les événements imprévus ne me détournent pas de mon chemin parce que je sais intégrer beaucoup de choses et ai une capacité remarquable à contourner les obstacles.

☹ J'ai une tête en béton et la flexibilité d'une pierre. En fait de mobilité, je suis complètement rigidifié et une vraie tête de mule. Je ne dévie pas d'un centimètre de mon chemin, dussé-je m'en mordre les doigts.

☹ Je me perds, parce que je suis sur-adapté. L'échange d'opinions signifie pour moi de venir avec des idées formidables dans un groupe, mais de rester bouche cousue et de reprendre à mon compte les formidables idées de mes collègues, même si elles ne sont que des conclusions hâtives et creuses. Curieusement, ma vie est dominée par une désorientation tous azimuts.

15e chakra

Les points des coudes

• • •

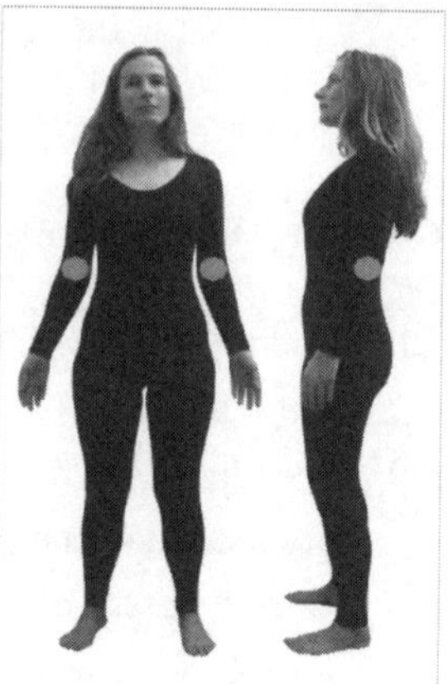

voir planche couleur p. 281

SITUATION aux coudes ; rayonnent en forme de double cône (comme les points des genoux)

LIAISONS PARTICULIÈRES

- En court-circuit — chakra du plexus solaire

CORRESPONDANCES AVEC DES PARTIES DU CORPS

- Zones du corps — coudes, bras, avant-bras, milieu du ventre
- Organes — muscles (squelette), peau

PERCEPTION SENSORIELLE — inconnue

COULEUR/COMPLÉMENTAIRE — jaune canari/bleu foncé

POLARITÉ/ÉLÉMENTS — masculine/feu, eau, terre

RÈGLE ÉNERGÉTIQUE — frottement des semblables

SYLLABE/SON — inconnu

AFFIRMATIONS — Je grandis en me frottant. Je vis en étant avec les autres, parmi les autres. Je sais aller au bout de ce que je veux

POINTS FORTS

- Par l'exercice — recherche de conflits, confrontation active, partage actif de la vie avec les autres

Les points des coudes – savoir de base

• • •

De notre propre sexe, nous savons pratiquement tout, de l'autre, pratiquement rien. Il en va de même des points des coudes qui, par rapport, par exemple, aux points des mains assez courants (du moins dans mon livre), constituent un thème relativement nouveau. Comme tous les autres chakras secondaires, ce sont avant tout des organes exécutifs très volontaires, qui agissent en relation étroite avec le chakra principal du plexus solaire. Les correspondances avec les parties du corps et les éléments se déduisent en gros de celles du plexus solaire.

Comment caractériser les thèmes et les contenus des points des coudes ? On peut jouer des coudes, mais aussi, grâce aux coudes, se donner le bras. Le thème le plus courant serait celui d' « ennemis-amis ». Les coudes entrent en action quand nous voulons agir avec force sur autrui ou repousser. Nous sommes donc invités à manifester énergiquement notre présence personnelle qui émane du 3e chakra, et à la porter dans le monde.
À ce thème de la force s'ajoute une seconde dimension. Notre capacité à aller au bout de ce que nous voulons et notre volonté d'agir de concert avec les autres, de coopérer, se reflètent également dans ce centre énergétique. Nous construisons ainsi une façon de vivre activement avec les autres sans renoncer à ce que nous sommes, ni écraser l'autre, en évoluant côte à côte, de même que nos coudes sont placés de part et d'autre du corps.

Je pense que les nombreux recoupements avec les thèmes du 3e chakra sont manifestes dans ce centre. Dans la pratique du travail de guérison spirituelle, il est rare de trouver des thèmes qui soient spécifiques aux chakras secondaires, et les points des coudes sont rarement le lieu d'une préoccupation. Peut-être est-ce dû au fait que nous sommes bien entraînés, dans notre civilisation occidentale individualiste, à jouer des coudes.

Les points des coudes – thèmes et contenus

• • •

CONFLIT ET CONCURRENCE

☺ Je continue à revendiquer ce que je suis quand mes mauvais côtés se répandent activement à l'extérieur et se heurtent au rejet des autres. Certains m'admirent pour cela et d'autres me haïssent.

☺ Je n'ai pas peur des conflits. C'est volontiers que je fais face à la compétition et relève les défis de la vie. J'ai de la constance, une opinion personnelle et des points de vue que je défends. Je suis un lutteur qui attaque et distribue des coups mais sait aussi en encaisser.

☺ J'aime me mesurer physiquement à d'autres et me sentir chez moi dans chaque fibre de mon corps, à la sueur de mon front. J'adore des disciplines comme le football, les sports de combat ou la moto avec des collègues qui ont le même esprit. Je cherche à baigner dans une certaine énergie et à ressentir la tension et le chatouillement du défi. Ce n'est pas pour gagner.

☹ Je suis une personne pâle et sans relief. J'ai l'impression de devoir satisfaire les autres. Je réprime toutes les caractéristiques de ma personnalité qui ne sont pas désirables aux yeux des autres ou ne sont pas sanctionnées par eux. Je souffre de la nécessité d'être perçu positivement et accepté par les autres. Même quand cela m'est difficile, je souris et avale beaucoup de choses.

☹ Comme ma vie est très conformiste et que j'ai terriblement peur d'être rejeté ou d'avoir le dessous, j'évite les conflits. Je suis faible, crains le défi d'une confrontation énergique, voire agressive. Je suis très influençable parce que je ne me défends pas et ne peux dire ni oui ni non.

☹ Chaque situation qui m'échappe est pour moi une lutte. Mes coudes me servent à distribuer des coups, et non à donner le bras. Les gens autour de moi reçoivent quelques bleus et dégustent ma sotte outrecuidance.

16e chakra

Les points des mains

• • •

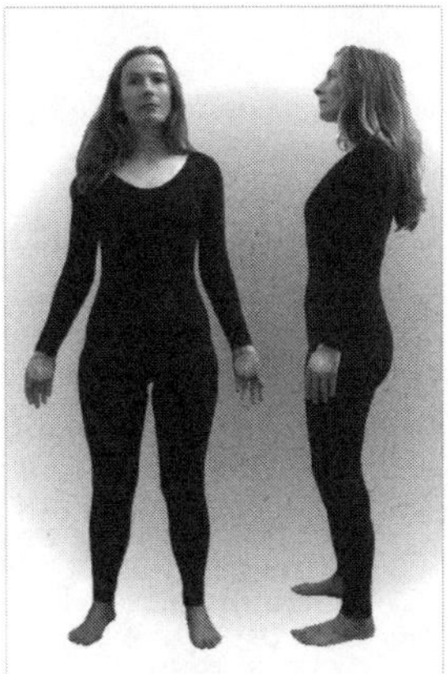

voir planche couleur p. 281

SITUATION au centre des paumes

LIAISONS PARTICULIÈRES

- En court-circuit — chakra du cœur

CORRESPONDANCES AVEC DES PARTIES DU CORPS

- Zones du corps — mains, cage thoracique
- Organes — cœur

PERCEPTION SENSORIELLE	inconnue
COULEUR/COMPLÉMENTAIRE	vert émeraude/magenta (comme le chakra du cœur)
POLARITÉ/ÉLÉMENTS	féminine/eau, bois : interface air et feu (comme le chakra du cœur)
RÈGLE ÉNERGÉTIQUE	harmonisation par l'échange
SYLLABE/SON	inconnu
AFFIRMATIONS	Je donne et je prends. J'offre et reçois

POINTS FORTS

- Par l'exercice — travail énergétique des mains (par exemple le Reiki) ; donner et prendre, offrir et recevoir

Les points des mains – savoir de base

• • •

Les points des mains se situent exactement aux endroits où l'on pense que Jésus a été cloué sur la croix. Symboliquement, c'était une manière de dénigrer son pouvoir de guérison – Jésus guérissait (notamment) en imposant les mains. Certains guérisseurs contemporains font de même. Depuis, il a été prouvé physiquement (voir des mots-clés tels que biophotons et photographies Kirlian) que les mains peuvent rayonner de l'énergie. Ceux qui ont reçu un bon traitement de Reiki n'ont pas besoin de théorie pour le croire. Les points des mains sont, comme d'autres chakras secondaires, des conducteurs d'énergie chargés d'exécution, en l'occurrence pour le compte du chakra du cœur. La guérison par imposition des mains montre très clairement combien la relation à ce centre est étroite, et que la force du cœur est dans nos mains. Des tournures comme « toucher quelqu'un » ou « la main sur le cœur » l'expriment également.

Les thèmes que l'on peut associer aux points des mains paraîtront banals : donner et prendre, offrir et recevoir. La règle énergétique est celle de l'harmonisation par l'échange. On trouvera donc en rapport avec ce centre des préoccupations comme l'avarice, le marchandage, la rapacité, le rejet, etc. Donner n'est d'ailleurs pas plus vertueux que prendre. Car celui qui est incapable d'accepter est tout aussi peu en mesure de maintenir le cycle de l'énergie que quelqu'un qui ne sait pas donner. En outre les mains doivent savoir retenir et lâcher. Je pense que tout le monde connaît ces deux thèmes. Dans les processus spirituels, des gestes simples et pratiques des mains ainsi que des rituels manuels peuvent être bien utiles, notamment avec des thèmes en rapport avec le chakra du cœur ou quand le processus de transformation en est déjà dans une phase d'amour.

Dans la pratique spirituelle, l'envoi d'énergies par les mains est le processus de communication le plus déterminant. En thérapie appliquée, on travaillera moins avec les chakras des mains des clients. Les mains renferment toutefois encore d'autres informations, qui dépassent largement le cadre de ce livre : ainsi, les lignes de la main, la longueur des doigts, etc., enregistrent la vie d'une personne et sont pour un lecteur averti un livre ouvert. Par ailleurs, la paume de la main (tout comme le lobe de l'oreille ou la plante des pieds) reflète l'ensemble de l'organisme humain. Un massage de ces zones réflexe peut harmoniser toute la circulation énergétique du corps.

Les points des mains – thèmes et contenus

• • •

DONNER ET RECEVOIR

☺ Je suis capable de donner de l'amour de tout mon cœur. Je partage volontiers mon amour parce que j'ai fait l'expérience que le partage ne le réduit pas. Au contraire, il l'accroît.

☺ Ma capacité à donner repose sur ma profonde confiance intérieure dans le fait que je recevrai tout ce dont j'ai besoin, qu'il est pris soin de moi. Je sais que les cadeaux de la vie viennent à moi de toutes les directions – indépendamment de la personne à qui je donne.

☺ Je suis capable d'une attitude de réception et de vraie acceptation, ainsi la plénitude de la vie peut venir à moi (chakra de l'étoile terrestre).

☹ La méfiance, l'envie et la peur me freinent dans ma générosité. Je donne pour recevoir et compare toujours la valeur de ce que j'ai reçu avec ce que j'ai donné pour voir à quel point je m'en suis bien tiré et ce que je vaux pour l'autre.

☹ Comme je ne sais pas lâcher prise, le flux de l'amour et de la matière stagne. Je m'irrite à la vue du voisin chanceux vers qui tout afflue « sans raison ». Pourtant, je ne suis pas vraiment capable de recevoir quelque chose dans mon cœur et ne vois pas les cadeaux qui me sont offerts par la vie.

CYCLE DU DONNER ET PRENDRE

(AVEC LE TROISIÈME ŒIL)

☺ J'ai compris le cycle du donner et du prendre. Je vois comment les choses arrivent, leur souhaite la bienvenue d'un cœur ouvert et les accueille. Je perçois comment elles se transforment et permets cette transformation, car telle est leur nature. Puis je les lâche et crée ainsi de la place pour de nouvelles qui doivent encore m'arriver.

☹ Le cours des choses ne me dit rien qui vaille car je ne suis pas capable de le diriger. Au début, je me ferme contre ce qui est nouveau car je suis méfiant et ne souhaite pas lui faire de la place. Tout changement est indésirable. Si j'arrive, à force de lutter, à me changer avec les choses, je les prends tellement en affection que je ne veux plus jamais m'en séparer. Je les retiens de toutes mes forces avec la conviction profonde que je ne recevrai jamais plus quelque chose d'aussi beau si je les perds.

Les chakras suprapersonnels

Nous avons quelques chakras qui se situent en dehors de notre corps physique tout en demeurant à l'intérieur du corps énergétique. Ils s'alignent le long d'un axe qui traverse le corps, et se poursuit haut vers le ciel dans une direction, et profondément jusqu'au centre de la terre, dans l'autre. Comme sur le chemin vers le haut, les vibrations deviennent de plus en plus subtiles, avec des fréquences toujours plus grandes, une sensibilité croissante est nécessaire pour saisir les phénomènes qui s'y produisent. Ce n'est pas parce que nous devons être un peu plus sensibles pour les percevoir que ces chakras sont moins importants. Pourtant, même si l'on trouve parfois, dans la littérature, une référence à l'un ou l'autre d'entre eux, il n'existe pas, à ma connaissance, de nomenclature complète à leur sujet. J'avais donc toute liberté pour les désigner d'après leurs fonctions, ce qui est le plus facile pour s'en rappeler. Les couleurs propres des centres énergétiques transpersonnels supérieurs vont des tons bleu-violet, comme le bleu électrique, à toute la gamme des ultraviolets pour ensuite se terminer dans le noir.

L'élément commun à tous ces chakras est l'éther de forme yang (sauf pour le point de l'âme), et l'énergie celle de l'esprit sans forme qui afflue. Les thèmes sont donc plutôt masculins parce que nous nous rapprochons toujours davantage de l'énergie divine par le côté yang. Tel est le fil rouge de l'ascension vers le cosmos. Le vécu émotionnel et physique pâlit de plus en plus à mesure que nous nous élevons. C'est pourquoi les gens vivent l'activation de ces centres sur un plan de plus en plus éthérique, avec beaucoup moins d'intensité que dans le cas des sept chakras principaux. Le savoir auquel on est initié et auquel on s'ouvre est toutefois beaucoup plus ancien sur le plan cosmique et culturel que celui des chakras principaux. Les figures et les formes perçues en relation avec ces chakras tendent vers une certaine cohérence, mais ces perceptions ne sont peut-être pas totalement fiables. Il est toutefois intéressant de noter que ces figures sont généralement à trois dimensions alors qu'elles sont à deux dimensions pour les chakras du corps.

Ici aussi, des centres énergétiques sont reliés entre eux et s'influencent mutuellement. L'effet produit est à peu près de la force des liaisons spéciales et d'autant plus faible que le nombre de chakras reliés est plus grand. Une telle liaison ressemble plus à une sorte de synergie qu'à une dépendance réactive réciproque. Concrètement, plus un centre énergétique appartenant à un « ensemble en synergie » s'ouvre, plus les autres centres de cet ensemble ont aussi tendance à s'ouvrir. De tels groupes de chakras sont mentionnés dans les fiches des chakras correspondants à la rubrique « Liaisons transversales » au regard du mot « synergie ».

Dans le présent chapitre, je décris des centres énergétiques situés jusqu'à 2,50 mètres au-dessus de la tête. Il en existe d'autres jusqu'à trois ou quatre mètres. Mais comme je ne veux pas décrire ici ce qui n'a pas pu être complètement vérifié dans notre pratique avec les clients (sauf en ce qui concerne le chakra hypothétique de l'étoile du temps), je laisse ces domaines à ceux qui s'y connaissent mieux à de telles hauteurs. C'est avec gratitude que je recevrai par courrier électronique les témoignages des lecteurs qui auront fait des expériences et acquis un certain savoir à ce niveau. Mon adresse est : info@heilarbeit.de.

17e chakra

Le point de l'âme

• • •

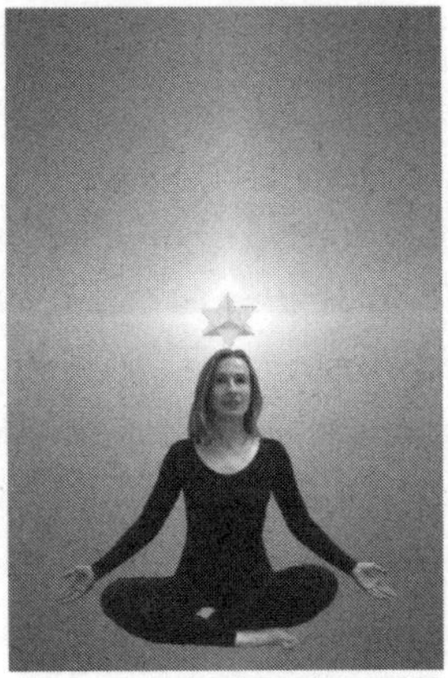

voir planche couleur p. 282

SITUATION une largeur de main au-dessus du chakra couronne

LIAISONS PARTICULIÈRES

• Directes	chakra de l'arrière de la tête
• Synergie	chakra supra-personnels, chakra du thymus, chakra du cœur

PERCEPTION SENSORIELLE

• Perception extérieure	télépathie automatique avec l'âme de l'interlocuteur
• Perception intérieure	voix du Soi supérieur , lien avec soi-même ; reconnaissance d'une rencontre karmique ; perception d'une transformation spirituelle
COULEUR/COMPLÉMENTAIRE	bleu acier foncé saturé/vert olive
POLARITÉ/ÉLÉMENTS/FORME	masculine/éther (yang), air/sphère ou anneau et pôle supérieur du merkaba
RÈGLE ÉNERGÉTIQUE	transformation de type transmutation
SYLLABE/SON	WI:ZZ
AFFIRMATIONS	J'écoute mon Soi supérieur. J'écoute la voix de mon âme. Je m'unis à toutes les parties de mon âme par-delà toutes les vies.

POINTS FORTS

• Je	connaissance de soi
• Par l'exercice	écouter le Soi supérieur, fortifier ce qui est pur en moi ; découvrir la vie propre de l'âme au-delà des vies (réincarnations)
• Alimentation	jeûner et se nourrir de lumière

Le point de l'âme – savoir de base

• • •

Le point de l'âme se situe à environ une largeur de main au-dessus de la tête. Si l'on se représente qu'il rayonne de la lumière, ce rayonnement pourrait bien correspondre au phénomène de l'auréole des saints représentée à cet endroit dans les tableaux médiévaux. La couleur propre est un bleu acier saturé, pénétré de violet et la complémentaire, un vert olive. On voit souvent aussi en cet endroit un ton or orangé, mais il s'agit plutôt d'une couleur de l'âme que du chakra lui-même. Il existe une liaison renforcée avec le chakra de l'arrière de la tête, dont l'intensité est comparable à celle d'une liaison directe. La forme correspondante est sans doute la sphère, mais pourrait aussi être l'anneau, en rapport avec l'auréole. On trouve ici le pôle supérieur du merkaba (voir point de l'inca).

Ce chakra représente au plus haut niveau notre merveilleuse individualité et unicité cosmique – « Dieu nous veut tous différents » – c'est-à-dire notre âme, dans sa spécificité et sa beauté, mais aussi avec ses préoccupations et ses problèmes rapportés d'incarnations antérieures (s'il y en a eu et si on y croit). Ce centre est donc le siège du Soi individuel le plus haut, si souvent dénommé dans certains livres le Soi supérieur. Le point de l'âme est un centre plutôt « passif », réceptif, qui n'est activé que lorsque nous avons pris conscience de l'existence de notre âme. Comme il est le principal accès à notre Soi supérieur, le sentiment de l'accord nous apparaît une fois de plus comme le moyen privilégié d'entrer en communication avec ce centre. La conscience de notre vérité personnelle la plus haute est liée à ce centre, dans lequel nous sommes confrontés au devenir et au chemin de notre âme. L'auréole devient alors, au sens figuré, cette instance qui met en lien notre être terrestre avec le divin.

Le point de l'âme est en outre un pôle de transformation essentiel dans les séances favorisant la transmutation spirituelle, c'est-à-dire la transformation de tous les niveaux inférieurs – physiques, émotionnels, personnels ou psychiques. C'est pourquoi, à la fin d'une séance de guérison, ce centre est toujours actif si la personne a été amenée à un nouvel état d'être et se rapproche de la plus haute vérité cosmique ou de sa plus haute vérité personnelle (vocation, place dans la vie, mission vis-à-vis de Dieu, dons personnels, etc.). Il devient particulièrement actif dans des séances où la préoccupation dépasse la dimension personnelle, comme dans le travail de régression vers des vies antérieures, le travail karmique ou celui sur la vocation.

Le point de l'âme – thèmes et contenus

• • •

EXPÉRIENCE DU SOI SUPÉRIEUR

☺ Je sais que j'ai une âme et voudrais communiquer franchement avec mon Soi supérieur. J'apprends que la pureté et l'innocence viendront dans ma vie, plus je suis honnête dans mon âme et plus je reconnais mes défauts.

☺ Le sentiment d'être en accord me permet de reconnaître les besoins de mon âme.

☹ Je ne porte plus que des vêtements blancs, parle avec une voix d'ange et témoigne d'une patience angélique même quand je voudrais sauter à la gorge de mon interlocuteur. J'ai, d'un trait d'esprit, « éliminé » mes côtés négatifs – du moins, je le crois. Mon entourage me prend, à juste titre, de moins en moins au sérieux, parce que mes prétendues innocence et pureté ne sont que plaquées et que ma spiritualité est très secrètement mais sûrement dégradée par mon ego. Mon comportement paraît artificiel parce que ma personnalité réelle, avec ses côté négatifs et laids, transparaît régulièrement à travers la façade rose que je me donne.

☹ J'ignore consciemment ou inconsciemment la voix de mon Soi supérieur parce que je ne l'entends même pas ou essaie de me faire croire que l'âme n'est autre chose qu'une illusion de mon penser. Je n'ai personne qui me tient les rênes. C'est pourquoi je dois toujours être adulte et fort.

RECONNAISSANCE DES RENCONTRES KARMIQUES

☺ Je reconnais quand une personne me parle personnellement sur le plan de l'âme, quelle qu'en soit la raison. Ainsi, je reconnais les personnes qui sont importantes pour moi sur mon chemin dans cette vie.

☺ Quand, dans une nouvelle incarnation, je rencontre des âmes que j'ai connues dans des vies antérieures, je profite de l'occasion pour régler des contentieux anciens que nous avons en commun, afin que nous puissions tous deux avancer plus librement sur notre chemin dans cette vie et les suivantes. Le sentiment est celui d'une re-connaissance (à distinguer de la reconnaissance entre membres d'une même famille d'âmes).

☹ Je ne réagis pas aux âmes avec lesquelles je partage une parenté ancienne ou nouvelle, ou bien je n'entre pas en contact avec elles – car pourquoi devrais-je m'adresser « sans raison » à des personnes inconnues, uniquement sur la base d'un sentiment aussi vague ? Bêtises que tout cela.

Échanges entre âmes au point de l'âme

☺ Je suis capable de communiquer directement d'âme à âme. Cet échange télépathique se produit tout à fait automatiquement lorsque je rencontre une autre personne avec l'âme de laquelle mon âme souhaite s'entretenir.

☺ Le contenu de ce qui est échangé au niveau de l'âme est difficilement ou pas du tout saisissable, parce que cela se produit au-delà de la manière de fonctionner de mon cerveau et de ses représentations (images, mots). Je peux ainsi partager longtemps un silence avec une personne car l'action et la parole extérieures ne sont pas nécessaires quand nos âmes communiquent.

☹ Ce canal est fermé pour moi. En outre, cela ne m'apporte rien de partager le silence avec une personne car il ne se produit rien. Pour échanger avec quelqu'un, j'ai besoin de ce que je peux éprouver avec mes cinq sens et la parole.

18e chakra

La porte de l'âme

• • •

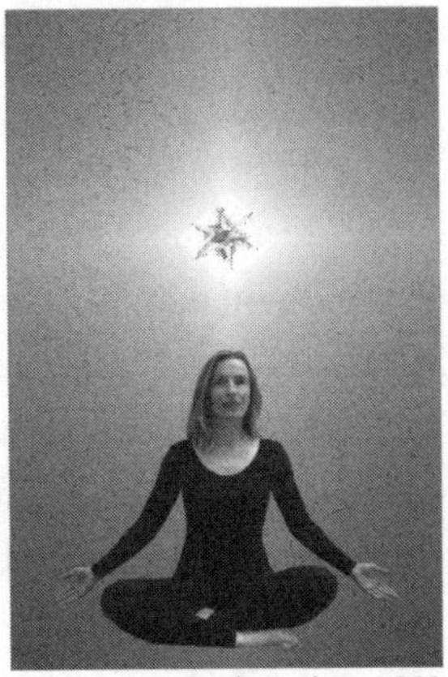

voir planche couleur p. 282

SITUATION 40 à 50 cm au-dessus de la tête

LIAISONS PARTICULIÈRES
- Spéciales — chakras suprapersonnels, chakra du thymus, chakra du cœur

PERCEPTION SENSORIELLE
- Perception extérieure — contacts avec des âmes sans corps, proches de la terre ou liées à la terre
- Perception intérieure — union dans une dyade ou triade, contrat familial (souvenir de l'obligation librement consentie)

COULEUR/COMPLÉMENTAIRE — lilas bleu moyen/vert avocat foncé (toutes deux par interpolation)

POLARITÉ/ÉLÉMENTS — masculine/éther (yang)

RÈGLE ÉNERGÉTIQUE — élargissement par simple ajout (formation de dyades et de triades*)

SYLLABE/SON — inconnu

AFFIRMATIONS — Je t'invite chez moi. Sois le bienvenu. Je m'unis à toi.

POINTS FORTS
- Par l'exercice — s'ouvrir dans la méditation à la présence éventuelle d'autres âmes et entrer en contact à la demande.
- Alimentation — jeûner et se nourrir de lumière

---

* *Dyade* = réunion de deux êtres vivants ou de deux choses en un couple, par exemple, un couple de partenaires ou un couple d'opposés comme le clair et l'obscur. Triade = réunion de trois êtres vivants ou de trois choses en un une tri-unité, par exemple le noyau familial (père-mère-enfant) ou la trinité (père-fils-saint-esprit/vierge-mère-vieille femme sage).

La porte de l'âme – savoir de base

• • •

La porte de l'âme se situe à quarante ou cinquante centimètres au-dessus de la tête. Elle devient active quand une âme veut rencontrer un être humain, que ce soit une simple visite ou pour rester avec la personne. Ce centre énergétique est pour ainsi dire une antichambre de notre propre âme (il est situé immédiatement au-dessus de notre point de l'âme), dans laquelle nous recevons des hôtes invités ou non. Il est important de savoir que les âmes qui approchent ainsi un être humain sont principalement non incarnées. Il est difficile de dire dans quelle mesure les âmes de personnes vivantes entrent également en communication les unes avec les autres à travers ce centre. Mais cela se produit sans doute simultanément dans beaucoup de chakras, notamment dans le point de l'âme situé juste en dessous. Des liaisons avec des âmes ne se produisent pas en ce point – mais à la porte de l'inca, sous les pieds. Les liaisons avec les âmes des animaux et des plantes s'effectuent probablement dans le chakra des êtres vivants. De sorte que nous avons surtout affaire, dans ce chakra-ci, avec des âmes dépourvues de corps, dont certaines s'incrustent dans notre vie sans y avoir été invitées. Il semble que ce chakra n'accueille que des âmes, mais pas d'entités ou d'autres formes d'énergie. Ces âmes, (essentiellement) liées à la terre, soit « font la queue » pour venir au monde, soit sont récemment décédées, mais pas encore « remontées » parce qu'il ne leur a pas encore été donné congé.

L'exemple le plus fréquent d'une âme en visite est celui d'une âme enfantine qui demande à naître et veut peut-être aussi réunir des personnes en une famille. Ce centre devient actif lorsqu'une âme nouvelle approche un système familial ou une personne seule pour se manifester dans la matière, et peut, dès avant la conception, être un lieu d'attente pour l'âme qui s'incarne. Parfois, une âme veut d'ailleurs naître même si elle n'y est pas invitée. Ainsi, des âmes fortement désireuses de s'incarner peuvent effrontément, dans une quête ciblée et même désespérée, s'imposer ici à une nouvelle mère potentielle qui, de son côté, laisse la porte ouverte à une telle âme à cause d'un désir conscient ou inconscient d'enfant. Les femmes sont donc logiquement plus fortement concernées par l'existence de ce centre que les hommes, même si la maternité et la paternité sont pareillement sollicitées par la porte de l'âme.

La porte de l'âme – thèmes et contenus

• • •

Prendre contact avec d'autres âmes

☺ Je peux établir un contact avec une âme inconnue ou simplement me réjouir de sa présence.

☺ Je peux ouvrir ma conscience de façon à entrer en communication avec l'âme qui me cherche et négocier avec elle dans quelle mesure je souhaite rester avec elle dans un contact répété ou durable.

☹ Aucune âme n'a besoin d'entrer en contact avec moi – de toute façon je ne sens rien.

☹ Ma conscience dans ce centre est perturbée. Mais comme j'entends inconsciemment les signaux d'une âme étrangère, je commence à suivre ses suggestions. Ma vie quotidienne prend parfois des allures chaotiques sans que je me doute pourquoi.

Grossesse et formation d'une famille

☺ Dans le meilleur des cas, je deviens conscient de la présence d'une âme désireuse de naître directement de moi en tant que mère ou, indirectement, en tant que père. En prenant la décision très claire de suivre ce chemin ensemble, le processus est pour nous tous conscient et comblant.

☹ J'ai une fois connu la situation où une âme désireuse de naître s'était installée dans la porte de l'âme et agissait de là sur la femme « sous elle », afin qu'elle devienne enceinte. Elle le fit totalement indépendamment du fait que le partenaire de cette femme s'avéra ne pas du tout convenir à cette naissance. L'âme ne semblait pas s'en soucier. Elle voulait seulement naître, et justement de cette mère, qu'elles qu'en fussent les conséquences. Peut-être voulait-elle aussi s'incarner justement dans ce conflit de couple ? Malgré toutes les théories sur le destin et la providence, cela ne me semble pas la manière la plus stylée de conclure un contrat de famille spirituel.

19e chakra

La porte de guidance supérieure

• • •

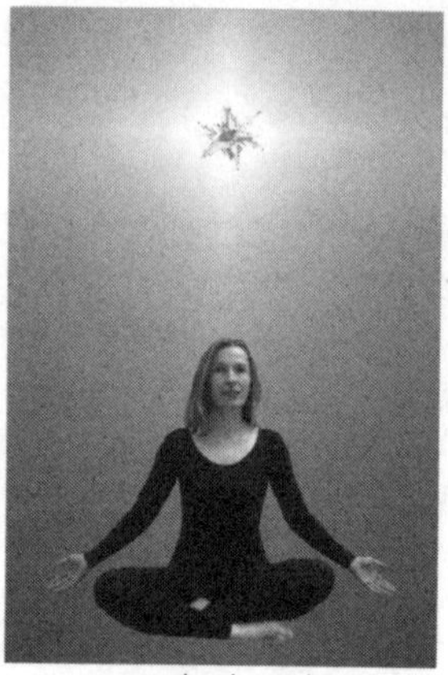

voir planche couleur p. 283

SITUATION au-dessus de la tête, à hauteur des poignets, lorsque les bras sont tendus vers le haut

LIAISONS PARTICULIÈRES
- Synergie — chakras suprapersonnels, chakra du thymus, chakra du cœur, chakras de la tête

PERCEPTION SENSORIELLE
- Perception extérieure — introduction d'une guidance supérieure du niveau d'un maître et communication spirituelle bidirectionnelle ; reconnaissance d'autres personnes de la même famille d'âmes
- Perception intérieure — union avec une famille d'âmes

COULEUR/COMPLÉMENTAIRE — bleu azur/olive doré

POLARITÉ/ÉLÉMENTS/FORME — masculine/éther (yang)/pyramide à trois faces

RÈGLE ÉNERGÉTIQUE — élargissement par ajouts multiples

SYLLABE/SON — I:HIJU

AFFIRMATIONS — Je me laisse aider par les forces du ciel. Je suis soutenu par en haut. Je reçois de l'aide de mon guide intérieur. Je reconnais ceux qui sont d'un même état d'esprit.

POINTS FORTS
- Par l'exercice — écouter les inspirations de la guidance intérieure côté lumière et au besoin demander de l'aide ; entrer en relation avec sa famille d'âmes
- Alimentation — jeûner et se nourrir de lumière

La porte de guidance supérieure – savoir de base

• • •

La porte de guidance supérieure se situe au-dessus de la tête, à hauteur des poignets, lorsque les bras sont tendus vers le haut. Les couleurs correspondantes sont le bleu azur et l'olive dorée. On voit aussi de l'or, mais c'est plutôt le reflet d'une essence entrante (volonté divine). La forme correspondante est la pyramide à trois faces.

Pour le formuler un peu trivialement, on pourrait dire aussi que ce chakra est notre premier lien avec la toile mondiale (*world wide web*) spirituelle, et qu'il est filtré et canalisé par les « fournisseurs » de notre guidance supérieure. Nous nous inscrivons, par l'intermédiaire de ce centre, dans la superconscience du Tout et recevons, si nous demandons d'un cœur ouvert et humble, des conseils et de l'aide pour notre vie personnelle. Comme sur Internet, il est important de connaître la source de l'information et de garder un cœur pur, seul rempart contre les « virus ». En effet, des conseillers qui ne sont pas en accord avec notre chemin et qui suivent leur propre but peuvent également se connecter sur ce canal. C'est pourquoi, tout ce qui est channelisé ne convient pas forcément au récepteur, n'est pas universellement valable et à suivre aveuglément. La terminaison de cette adresse de réseau est manifestement « terre » parce que les informations interstellaires ne semblent pas pertinentes ici. Le contact avec elles s'établit plus haut. Cet Internet spirituel est un accès important à un savoir humain archaïque et à l'être humain lui-même. Il est intéressant de noter que la culture égyptienne se manifeste souvent quand ce chakra est stimulé. Est-ce parce que la forme en résonance est la pyramide, ou parce que les Égyptiens de l'Antiquité avaient peut-être une connaissance profonde de ce domaine ?

Contrairement aux centres situés plus bas, plutôt réceptifs, ce chakra-ci est clairement bidirectionnel, avec une liaison à la source et surtout aux maîtres et aux instances de guidance personnels, auxquels on peut se relier consciemment ici. Il existe également en ce point une liaison indirecte par la parole avec la vérité suprême de Dieu mais qui passe, dans la communication spirituelle concrète, par l'étape intermédiaire de la guidance personnelle et du maître propre. Ce centre nous aide en outre à reconnaître des familles d'âmes. Je désigne par là les âmes de personnes incarnées que nous rencontrons au quotidien et qui ont emprunté le même chemin que nous ou ont à effectuer des tâches et des apprentissages semblables aux nôtres. Nous reconnaissons alors instinctivement une parenté et une affinité que nous pouvons utiliser très officiellement pour un soutien mutuel.

La porte de guidance supérieure – thèmes et contenus

• • •

WWW SPIRITUEL

☺ J'ai accès à la Toile mondiale (www) spirituelle et puise dans la superconscience les informations dont j'ai besoin en accord avec le Tout. Je le fais en amour et humilité – il ne peut d'ailleurs en être autrement. J'ai aussi accès à la porte de guidance inférieure et à la connaissance humaine, au-delà de théories historiques.

☹ Je suis séparé de la plénitude de la superconscience et essaie de résoudre les problèmes avec mes capacités humaines très limitées.

CONTACTER LES INSTANCES DE GUIDANCE

☺ J'ai développé ma propre manière de communiquer avec ma guidance supérieure, mes esprits et (peut-être) aussi avec des maîtres qui se sont élevés. Je peux leur poser des questions, leur demander conseil, entendre et comprendre leurs signes, soit par contact direct, soit à l'aide d'outils comme les cartes de tarot, le pendule ou le Yi King. Ainsi je prends ma place dans ma grande famille spirituelle, dans mon clan spirituel.

☹ Je n'ai pas assez de foi, d'humilité et de capacité de dévouement pour demander de l'aide. Soit parce que je ne crois pas à des plans supérieurs, soit que je suis trop arrogant pour demander de l'aide ou simplement par peur de la plus haute vérité – peur de la voir ou même de l'éprouver. Je n'utilise les cartes du tarot que pour confirmer mes opinions invétérées, même si je suis toujours furieux de me rendre compte de leur manque de pertinence.

☹ Entiché de channeling, je m'empêtre dans le monde suprasensible. Au résultat, je plane, parce que j'accorde davantage d'importance au spirituel qu'au quotidien sur terre et ne trouve plus un équilibre entre les pôles de l'inspiration et de l'application concrète.

Familles d'âmes et âmes en affinité

☺ Je reconnais ceux qui appartiennent à la même famille d'âmes que moi. Cette reconnaissance est intuitive, instinctive et directe, au-delà de toutes marques de personnalité ou de toute apparence. Si ces personnes sont ouvertes, elles me reconnaissent également. Cette reconnaissance s'accompagne d'un sentiment de re-connaissance, que je peux distinguer très clairement d'autres formes d'attirance. L'opportunité m'est ainsi offerte de m'associer avec des personnes animées du même état d'esprit.

☹ Je ne vois rien. Quand je réagis instinctivement à quelqu'un, ma raison s'en mêle et trouve mille raisons pour me dissuader d'entrer en contact avec cette personne.

20e chakra

Le centre de la vocation

• • •

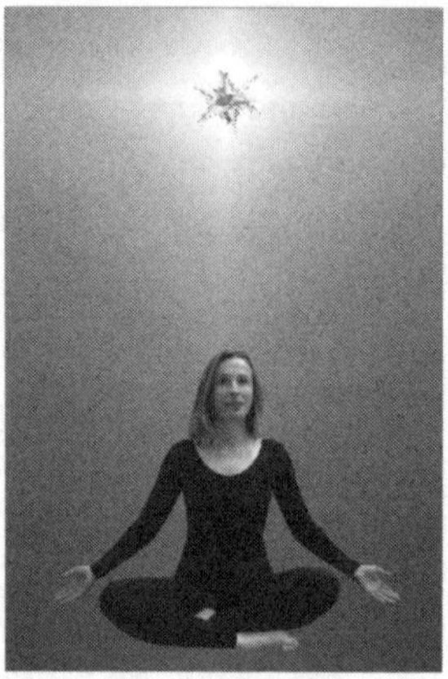

voir planche couleur p. 283

SITUATION au-dessus de la tête, à hauteur des extrémités des doigts, lorsque les bras sont tendus vers le haut

LIAISONS PARTICULIÈRES

• Synergie	chakras suprapersonnels, chakra du cœur, chakras de la tête, chakra du thymus

PERCEPTION SENSORIELLE

• Perception extérieure	reconnaître sa place dans l'ensemble ; voir le plan prévu par Dieu pour soi
• Perception intérieure	percevoir la justesse de son chemin propre, le fait d'être « à la bonne place », découvrir sa vocation personnelle

COULEUR/COMPLÉMENTAIRE	bleu azur foncé/olive doré clair
POLARITÉ/ÉLÉMENTS	masculine/éther (yang)
RÈGLE ÉNERGÉTIQUE	élargissement par multiplication
SYLLABE/SON	inconnu
AFFIRMATIONS	Je (re)connais mon chemin. Ma vocation est la bienvenue. J'offre mes dons. Je me reste fidèle.

POINTS FORTS

• Par l'exercice	découvrir ce qui fait sens pour soi et ses dons, rester fidèle à soi-même dans la tentation et le conflit, vivre selon un code d'honneur (jap. Bushido)
• Alimentation	jeûner et se nourrir de lumière

La porte de la vocation – savoir de base

• • •

L'emplacement du centre de la vocation se trouve environ à un mètre au-dessus de la tête ou à une longueur de bras au-dessus du centre de guidage supérieur, au niveau de l'extrémité des doigts, lorsque les bras sont tendus vers le haut. Je ne connais malheureusement pas les formes qui vibrent avec ce centre. Comme règle énergétique, j'ai indiqué celle de la multiplication parce que la force de mise en œuvre du plan de vie personnel est démultipliée par la prise en compte de notre vocation.

Comme son nom l'indique, le centre de la vocation est le chakra qui révèle le sens de notre existence terrestre. Il montre le chemin à l'âme. Si nous voulons en apprendre davantage sur notre vie sur cette planète et sur les tâches qui nous y incombent ainsi que sur ce qui nous satisfait au plus profond de nous-mêmes, nous rend heureux et nous comble, nous ne pouvons pas faire l'impasse sur ce chakra. Quelle que soit la question existentielle qui nous travaille, nous trouvons la réponse dans ce chakra. Si nous avons conclu un « contrat d'incarnation » avant le commencement de notre vie terrestre, tout y est inscrit, l'essentiel comme le moindre détail. Si nous vivons notre vocation, nos dons les plus grands se manifestent et se développent pour le bien de tous. Nous nous sentons heureux et comblés. Si nous ne la vivons pas, nous trouvons dans ce chakra une voix qui nous rappelle constamment, par le biais d'aspirations non assouvies et de nostalgies souvent insaisissables, dans quel but nous sommes en fait venus au monde. En ce chakra prend également naissance une attirance inexplicable vers des lieux, des situations ou des personnes, que nous ne pouvons pas comprendre à l'aide de notre seule raison ou de nos chakras corporels. Si nous ignorons ces appels, il se peut que le sol finisse par se dérober sous nos pieds. Tout, dans la vie, s'effondre et nous ne comprenons pas pourquoi, puisque nous avons tant investi, et fourni tant d'efforts pour la construire. Or nous ne comprenons pas que nous avons agi à l'encontre de notre vocation et de notre voix intérieure et que nous nous sommes ainsi boycottés nous-mêmes.

L'activation de ce chakra permet en outre d'atteindre « l'espace au-delà » des problèmes conscients. C'est donc aussi un centre de clairvoyance puisqu'il nous ouvre à l'autre perspective, qui est cosmique, et nous aide à mieux discerner ainsi nos ressources. Comme déjà avec le centre de guidance supérieure, nous nous trouvons avec celui-ci dans le domaine où notre chemin personnel fusionne à parts égales avec le Tout. À travers le trou de la serrure du cosmos, nous pouvons glisser un regard par dessus le bord de notre petite existence.

Le centre de la vocation – thèmes et contenus

• • •

CHEMIN DE LA VOCATION ‹–› CHEMIN DE L'ENTÊTEMENT ET DE L'ÉCHEC

☺ Je m'efforce de trouver et de comprendre le sens de ma vie. Je sais qu'il ne peut se manifester à moi qu'au-delà de mon entendement, même si j'ai impérativement besoin de la raison pour construire mon chemin de manière structurée et rigoureuse.

☺ J'accepte ce simple fait qu'il existe un but dans ma vie et qu'il ne me permet qu'un nombre limité de chemins utiles et pratiques. Je peux choisir lequel je souhaite emprunter pour atteindre mon objectif, mais un fil rouge est tracé d'avance.

☹ Il n'existe pas de sens supérieur à la vie. Seul compte l'approche rationnelle construite pour ma vie. Je préfère courir vingt fois contre un mur plutôt que de me demander si ce chemin n'était peut-être pas le bon.

☹ Je pressens que ma vie a un certain sens et une certaine orientation, mais je ne me crois pas capable de vivre en conformité avec cette découverte. La perte de sécurité et de repères que cela suppose me fait très peur. Au résultat, je crains ma propre force et ma propre grandeur. Je me considère parfois comme un raté.

EXPLOITER SES DONS

☺ Louer le Seigneur c'est reconnaître l'utilité de mes dons pour moi et les autres et de me laisser guider par eux quand je donne. Ainsi je fais ce que je sais faire le mieux et dont tous tirent le plus grand bénéfice. Mon travail devient un cadeau au monde qui m'environne et je reçois en retour beaucoup d'amour et de joie.

☹ Je ne sais pas où sont mes dons. D'ailleurs, cela ne m'intéresse pas, corrompu que je suis par le pouvoir et l'argent. J'ai choisi un métier qui me procure beaucoup d'argent bien que mon cœur batte pour autre chose. Je suis malheureux et le fais sentir à mes clients (notamment à travers mes honoraires).

☹ Je me la coule douce, me gargarise de mes nombreux talents et, content de moi, me vante des merveilleuses possibilités que j'aurais dans la vie si j'avais la force de me lever de mon fauteuil profond, d'éteindre la télévision et d'oublier le paquet de chips ! Je suis devenu un rêveur coupé de la réalité.

Code d'honneur

☺ De par ma connaissance de mon chemin de vie, de mes talents et des lois cosmiques, j'ai une éthique spirituelle claire, un code d'honneur tout à fait personnel, mon Bushido. Ma personnalité atteint ainsi son plus haut degré d'intégrité.

☹ Code d'honneur ? Quelle bêtise ! Je fais ce qui m'assure un succès rapide, même si ça coince parfois au niveau de l'éthique.

21e chakra

L'étoile céleste

• • •

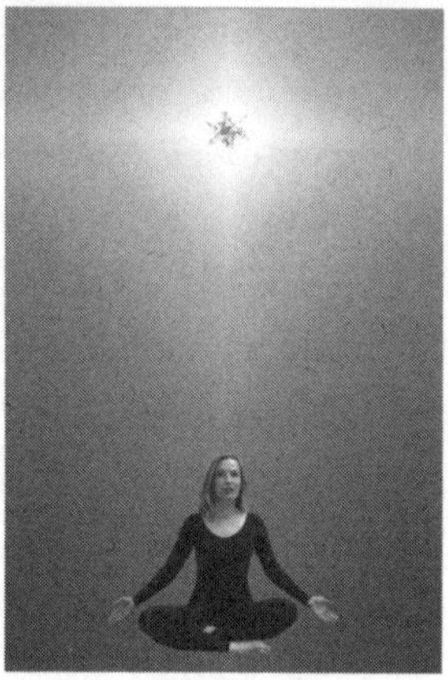

voir planche couleur p. 284

SITUATION à environ deux longueurs de bras (jusqu'aux extrémités des doigts), soit 2 mètres au-dessus de la tête

LIAISONS PARTICULIÈRES
- Synergie — chakras suprapersonnels, chakras de la tête, chakra du thymus, tous les chakras masculins

PERCEPTION SENSORIELLE
- Perception extérieure — contact avec Dieu/le père céleste
- Perception intérieure — rapport personnel à Dieu, perception de Dieu ; pour certains, « contrat de service »

COULEUR/COMPLÉMENTAIRE — bleu foncé violet/or

POLARITÉ/ÉLÉMENTS/FORME — masculine/éther (yang) /étoile tridimensionnelle à six branches

RÈGLE ÉNERGÉTIQUE — extension à l'infini du sans forme = approfondissement en direction de la force d'esprit, de la volonté divine et de la conscience

SYLLABE/SON — HI

AFFIRMATIONS — Je suis un avec TOI. Je suis un avec Dieu le père. Je crois pleinement. Je sers.

POINTS FORTS
- Par l'exercice — rester en conversation permanente avec Dieu le père ; pratiquer la prière personnelle, informelle ; être et vivre à SON service
- Alimentation — jeûner et se nourrir de lumière

L'étoile céleste – savoir de base

• • •

Ce chakra se trouve à environ deux mètres au-dessus de la tête, ou si l'on mesure avec les mensurations du corps, à environ deux longueurs de bras. La couleur propre perçue est un violet bleu foncé. La couleur complémentaire surprend ; c'est l'or, couleur des temples de la plupart des religions du monde. La supposition que la forme serait celle de l'étoile – le nombre de branches ne pouvant être déterminé – est très hypothétique et osée. Il se pourrait aussi que ce chakra active toute la boîte crânienne, qui réagit alors avec des picotements. Mais cette supposition est peut-être erronée ; l'erreur d'interprétation viendrait d'une activation simultanée du chakra couronne. Il est logique que l'harmonie avec Dieu fasse plus que favoriser la création, dans ce centre, d'un canal ouvert vers le haut. La règle énergétique notée est celle d'une « extension à l'infini » : si nous sommes connectés à la source par l'intermédiaire de ce chakra, nous disposons de beaucoup d'énergie pour notre vie.

Dans ce chakra est cryptée notre relation toute personnelle avec Dieu le père, avec la lumière ou le « pôle masculin » de la source. Il s'agit de la source elle-même, et non plus de quelques canaux comme dans la porte de guidance supérieure. Une connexion non faussée s'opère donc ici avec la vérité suprême. On pourrait aussi l'appeler plus simplement le « centre du service » divin supérieur. Comme ce chakra se situe déjà haut dans notre aura, nous y rencontrons des vibrations très subtiles que le « bruit » des impuretés courantes (alimentation trompeuse, agir peu conscient, demi-vérités, insensibilité) peut facilement couvrir. Une relation à Dieu perturbée se traduit dans ce centre par une limitation de ses fonctions. Les religions aident parfois à dégager ce chakra mais leurs doctrines peuvent aussi le congestionner. Car il est finalement le lieu de notre foi et de notre spiritualité (vécue) toutes personnelles, et non de concepts religieux étrangers ou de représentations empruntées.

Le mot « service » doit être compris ici dans un sens spirituel, pour désigner le service à l'humanité, si tel est le chemin de vie que nous avons choisi. La communication à travers ce centre prend un sens et un goût particuliers. Être « au service », c'est avoir établi, sur le plan émotionnel, la plus grande relation d'amour avec Dieu qui puisse exister dans la vie, et sur le plan pratique, mettre sa vie en accord avec les tâches dont nous sommes investis par Dieu : faire ce dont le monde a besoin. Les guérisseurs et instructeurs spirituels qui se tiennent au service de Dieu, auront certainement beaucoup à raconter sur la question.

L'étoile céleste – thèmes et contenus

• • •

Contact à la source

☺ J'ai une relation d'amour clarifiée avec Dieu et sais, à ma façon toute personnelle, prendre contact et communiquer avec lui. La foi, la confiance et l'humilité me viennent en aide dans ma prière, mon recueillement et mes conversations très intimes.

☹ Je nie Dieu et le dialogue avec lui ne m'intéresse pas.

☹ J'ai une image déformée de Dieu et donc un rapport ambigu à la religion. Je ne confesse pas de relation individuelle avec lui et en ai repris l'image que m'a donnée ma religion. Le contact personnel à lui me manque.

☹ Ma relation à Dieu est trouble. Au fond de moi, je crois en lui, mais divers incidents dans ma vie m'ont amené à me détourner de lui (je le rends responsable de la mort prématurée de mon père et de l'accident grave de ma fille). Ma relation à lui est conflictuelle, de sorte que le canal de communication avec lui s'est rétréci. Extérieurement, je le déteste, mais au fond, j'ai peur de lui. Je suis le fils rebelle qui lutte avec rage et désespoir contre son père.

Le caractère sérieux du service

☺ Si je me suis mis au service de Dieu, je prends ma mission, le service à l'humanité, au sérieux.

☺ J'ai mis Dieu à la première place dans ma vie, par conviction intime. Il est mon plus grand amour. Parfois, c'est difficile, et cela m'oblige à assumer des conflits ou à renoncer à des joies éphémères. À moyen terme, cependant, ma sensation de bonheur et mon unité avec la source s'en trouvent renforcés, de sorte que ma vie devient toujours plus simple, plus légère et plus comblée.

☹ Je ne me responsabilise pas par rapport à l'être humain en chemin avec Dieu que je suis, et par rapport à ce que j'ai à faire dans ce cadre. Je ne tire pas de ma mission des conclusions pratiques pour la vie quotidienne. Je passe à côté du bonheur de ma vie et de ma réalisation.

☹ Dans ma relation avec Dieu et dans l'accomplissement de mes tâches, je deviens faible quand règnent dans ma vie des influences que je ne peux pas concilier spontanément avec mon service. Ma relation avec Dieu n'est pas suffisamment solide et claire pour que je puisse lui rester fidèle à tout moment. C'est pourquoi, après une brève période positive, certains événements me détournent de nouveau pour un certain temps de ma voie. Mais quand ma foi est suffisamment forte, je me rappelle de nouveau ma véritable tâche.

22e chakra

L'étoile de l'espace

• • •

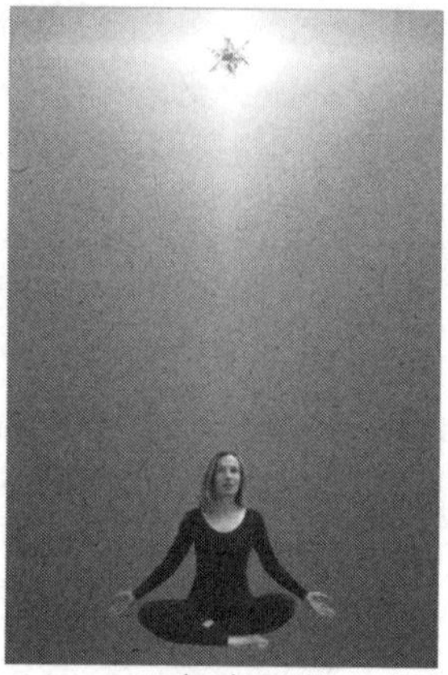

voir planche couleur p. 284

SITUATION à deux longueurs et demie de bras au-dessus de la tête (jusqu'aux extrémités des doigts), soit environ 2,5 mètres au-dessus de la tête

LIAISONS PARTICULIÈRES

• Synergie	chakras suprapersonnels, chakras de la tête, chakra du thymus

PERCEPTION SENSORIELLE

• Perception extérieure	contact avec des êtres vivants non humains, transfert d'information cosmique
• Perception intérieure	élargissement à la dimension cosmique ; entrée dans la conscience du tout
COULEUR/COMPLÉMENTAIRE	bleu nuit/jaune craie (toutes deux par interpolation)
POLARITÉ/ÉLÉMENTS	masculine/éther (yang)
RÈGLE ÉNERGÉTIQUE	résorption de la dimension spatiale
SYLLABE/SON	inconnu
AFFIRMATIONS	Je suis ICI. Je suis TOUT. Je vous entends tous. Je sens ma place dans le cosmos. Je suis largement ouvert.

POINTS FORTS

• Par l'exercice	s'ouvrir à d'autres formes de vie ; sentir sa propre place dans le cosmos
• Alimentation	jeûner et se nourrir de lumière

L'étoile de l'espace – savoir de base

• • •

La fonction de ce chakra ne peut se décrire que si nous acceptons l'idée d'une résorption du continuum de l'espace-temps. Je laisse le soin au lecteur de juger de ce concept, et décrirai ici les observation tirées du travail pratique. L'étoile de l'espace se situe environ à deux mètres et demi au-dessus de la tête. La couleur propre qui pourrait lui être attribuée serait par exemple un bleu nuit cosmique (bleu noir), comme on peut se représenter les étendues infinies du cosmos ou tel qu'il se reflète dans les pupilles de l'œil. Or c'est justement dans ces étendues que nous conduit l'étoile de l'espace. Elle nous aide à établir des liaisons avec des sphères énergétiques situées au-delà des dimensions spatiales. Cela peut paraître relever du fantastique mais n'est qu'à moitié aussi extravagant que l'on pourrait le croire lorsque l'on songe que la physique moderne redéfinit constamment le phénomène de l'infinitude et que la télépathie pratique n'a pas à se soucier de l'éloignement géographique. Beaucoup de personnes connaissent ce phénomène par lequel on sent brusquement, intuitivement quand un proche est en difficulté, et qu'il faudrait le contacter pour s'enquérir de son bien-être – même s'il est actuellement en vacances aux Philippines.

La communication télépathique est donc une caractéristique essentielle de ce chakra. À ce niveau de notre être, nous sommes capables d'entrer en télépathie sur un plan suprapersonnel, c'est-à-dire que nous sommes en mesure d'établir des liaisons avec des êtres non humains. Il ne s'agit pas avant tout d'animaux, mais de communication interstellaire avec des êtres extraterrestres sur un premier plan d'entente mutuelle. Cela peut paraître étrange mais ne l'est pas tant pour un centre qui se situe à cette hauteur au-dessus de notre corps. La fonction de l'étoile de l'espace, centre cosmique de télépathie, est sans doute de faire du chakra du thymus l'organe central de la télépathie.

Si nous amenons notre conscience dans ce centre, nous pouvons tomber sur des traumatismes de notre âme que nous avons connus dans d'autres mondes. Souvent ce sont les traumatismes de toute une race non humaine : l'abandon d'une planète devenue inhospitalière, des guerres, une destruction ou d'autres événements aussi terribles. De même, des drames personnels, tel le décès d'un être aimé (non humain), se répercutent ici. Comme les contenus, qui se font jour dans ce chakra à l'occasion d'un travail avec le client, peuvent parfois paraître bizarres, le guérisseur ou thérapeute doit faire un grand effort pour ne pas juger et ainsi ne pas étouffer le processus de clarification avec le pouvoir de sa raison.

L'étoile de l'espace – thèmes et contenus

• • •

S'ÉPANOUIR DANS LE TOUT, DANS L'ICI

☺ Je peux pénétrer avec le sentiment du Tout dans les profondeurs cosmiques. Je peux ÊTRE au-delà des limitations terrestres. Je suis un avec tout, je suis TOUT.

☺ Par ma capacité à m'étendre dans l'espace, je vis ce phénomène paradoxal que l'ICI reçoit une nouvelle présence et intensité.

☹ Je n'ai ni la perception de l'étendue cosmique, ni celle de la présence ponctuelle de l'ICI. Je ne vis ni ICI ni LÀ mais dans le nulle part.

COMMUNICATION TRANSHUMAINE

☺ Je suis capable de communication et de télépathie interstellaires (suprahumaines). C'est-à-dire que je peux prendre contact avec des êtres humains au-delà de toute partie humaine ainsi qu'avec des formes de vie non humaines, comme les êtres extra-terrestres d'autres sphères et de dimensions autres que terrestres.

☹ Bêtises que tout cela – il n'existe pas de vie en dehors de la vie sur terre. Si cela existait, les hommes le sauraient – avec toutes les technologies exceptionnelles dont nous disposons. Nous sommes les maîtres de l'univers et la seule forme de vie intelligente.

GUIDANCE INTERSTELLAIRE

☺ Quand l'occasion se présente d'être guidé par des forces extérieures à la terre, j'ai la possibilité, avec ce chakra, de contacter un tel être. Je ne crains pas d'aller au-devant de rencontres hors du commun et d'y chercher de l'aide pour mon chemin et pour mes actes.

☹ Bêtises que tout cela ! S'il faut qu'il y ait guidance, que ce soit au moins celle d'un ange en bonne et due forme – celui-là, au moins, je peux me le représenter.

QUESTIONS PLANÉTAIRES ET PLAN DE L'ÊTRE HUMAIN

☺ Quand je m'accorde à ce centre, j'ai une occasion de m'informer sur les questions et les problèmes de certaines races interstellaires, y compris celles de la planète Terre. Ainsi, des demandes qui concernent l'humanité entière peuvent-elles être ressenties ou pressenties avec l'aide de l'étoile de l'espace.

☹ Quelle stupidité ! La vie sur la terre est un hasard, un produit du big bang et de la mélasse originelle, rien d'autre. Je fais en sorte de survivre jusqu'à ce que le monde se détruise lui-même.

Les chakras subpersonnels

De même qu'il existe des chakras suprapersonnels au-dessus de nos têtes, il en existe d'autres – tout aussi importants – sous nos pieds. Ces derniers sont encore moins connus que les suprapersonnels car leur ouverture ne se produit en général que lorsque le lien supérieur est établi. Cette condition confère, par le canal du haut, la sécurité et la protection de la source dont la personne a besoin pour s'aventurer dans les « profondeurs de la terre » et surtout dans les profondeurs d'elle-même. Les problématiques enracinées sous nos pieds et mises à jour dans un travail de clarification avec les chakras sont souvent effrayantes et « dures ». Elles nécessitent donc une foi solide et une bonne guidance pour pouvoir être résolues. L'élément est toujours ici l'éther sous sa forme yin, énergie modelante et génératrice de vie – sauf au point inca, où l'élément terre intervient encore une fois.

De nombreux chakras suprapersonnels ont un pendant sous les pieds, de fonction opposée. Les différences avec les centres énergétiques suprapersonnels sont multiples. Les couleurs propres des chakras suspensoïdes descendent souvent physiquement dans l'infrarouge, les tons de ces différents centres étant fréquemment perçus par l'œil intérieur comme des nuances de brun. Alors que nous avons affaire, en haut, à des vibrations très fines et de haute fréquence, nous passons de plus en plus, vers le bas, à des fréquences basses aux amplitudes fortes. Des termes comme « picotements », « vibrations », « secousses », « rythme », « battements » ou « ondes » prennent le pas sur des concepts comme « hautes fréquences », « lumière » ou « ton ». Dans le travail avec ces chakras, notre corps éprouve souvent des perceptions qui correspondent à ces mots. On parlera par exemple de l'onde de propagation d'une poussée du chi (dans un sport de combat), dont la vitesse est d'environ un mètre par seconde, ou des secousses de la kundalini. Aux chakras subpersonnels se relient également les processus lents de la vie, comme la construction et la déconstruction cellulaires, ainsi que les processus chimiques et physiologiques, en particulier ceux de la maladie et de la guérison.

À la différence des chakras suprapersonnels, le voyage nous conduit ici dans le ventre de la mère Terre, où nous rencontrons davantage les qualités spirituelles yin féminines, fil rouge de cette exploration. De même que nous nous approchons par le haut de Dieu, le père céleste, de même, nous finirons par rencontrer la source sous la forme de la mère Terre dans notre périple vers le bas. Tous les chakras décrits jusqu'à présent ont été assez solidement attestés, mais dans cette nouvelle série, trois d'entre eux doivent encore être vérifiés et explorés. Il est néanmoins important de les évoquer.

23e chakra

Le point inca

• • •

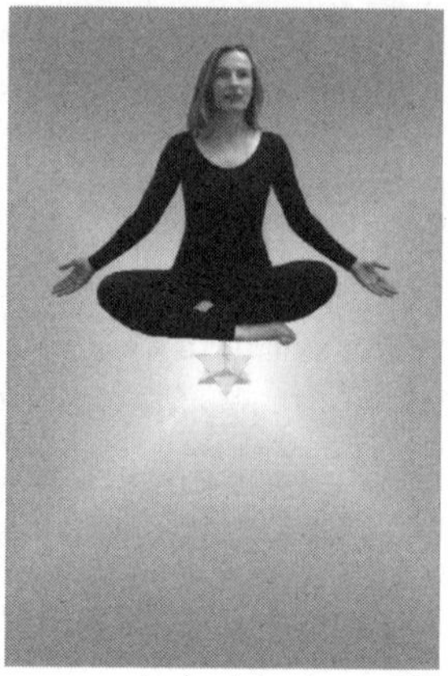

voir planche couleur p. 285

SITUATION à l'opposé du point de l'âme, à environ une largeur de main en dessous des pieds

LIAISONS PARTICULIÈRES	
• Synergie	chakras subpersonnels, chakras racine, points des pieds, hara
PERCEPTION SENSORIELLE	
• Perception extérieure	enracinement profond dans la force locale de la mère Terre
• Perception intérieure	voix du Soi profond, contact spirituel à la terre : perception de la transformation matérielle
COULEUR/COMPLÉMENTAIRE	orange saumon/bleu roi
POLARITÉ/ÉLÉMENTS/FORME	féminine/éther (yin)/pôle inférieur du merkaba
RÈGLE ÉNERGÉTIQUE	matérialisation par transformation alchimique (métamorphose de la forme)
SYLLABE/SON	DOM
AFFIRMATIONS	*Carpe diem* (profite de la journée) ! Je réalise chaque jour ma vocation. Mon être est en contact avec la terre. Je suis enraciné. Je suis affermi.
POINTS FORTS	
• Par l'exercice	exercices de contact à la terre (Tai chi, Qi Gong), appliquer dans les faits les indications du Soi supérieur, discipline
• Alimentation	aliments ayant gardé toute leur valeur

Le point inca – savoir de base

• • •

Le point inca est le point opposé à celui de l'âme et se situe à une largeur de main sous les pieds. La couleur propre est un orange saumon, et la complémentaire un bleu roi. Selon certains, le merkaba (cette étoile tridimensionnelle faite de deux pyramides à trois faces imbriquées) s'étend du point de l'âme au point inca et la pointe inférieure de cette figure géométrique se situerait en ce dernier point.
Le point inca (« inca » comme « incarnation ») représente l'ancrage de notre être spirituel sur terre dans notre quotidien tout à fait normal, c'est-à-dire dans la matière et dans l'action concrète. C'est pourquoi on y trouve l'élément terre à côté de l'élément éther. La tâche première de ce chakra consiste à manifester concrètement notre objectif spirituel personnel. Nous pouvons découvrir le chemin de notre âme au point de l'âme (et au centre de la vocation), mais nous devons le mettre en œuvre au point inca. Il est donc logique que nous y trouvions des traumatismes, tels que l'échec de la mise en œuvre de notre chemin de vie dans des incarnations antérieures. Alors que le point de l'âme est relié aux chakras supérieurs de la tête et que son activité renforce notre intuition, le point inca est, quant à lui, accouplé aux chakras inférieurs du corps et dynamise notre instinct et notre force d'action, notamment à travers le chakra racine. Il est ainsi un autre siège de ce sentiment d'accord que l'on éprouve quand ce que l'âme a ressenti comme juste est mis en action. Ici se trouve le siège du Soi profond, autre voix de nos instincts.

Le point inca est en outre un chakra essentiel pour l'ancrage spirituel de l'énergie dans le sol. Cet ancrage de l'énergie peut, par exemple, servir localement à la régénération et à la transformation de la terre. De la même façon, on peut, en un endroit, créer un vortex, c'est-à-dire une ligne énergétique spécifique entre le ciel et la terre, afin, par exemple, d'enrichir en permanence un lieu de guérison spirituel, ce qui crée déjà en soi un effet guérisseur. Ce chakra sert aussi à la liaison avec la « forme locale de la terre Mère », c'est-à-dire avec les esprits de la terre et les assistants du lieu. Lorsqu'on exécute des rituels chamaniques en y associant les forces terrestres locales, ce centre devient actif.

Je soupçonne qu'une guérison physique déclenchée à l'aide des forces terrestres de la source se manifeste dans ce centre. Les processus de transformation de notre corps matériel sont ainsi influencés par ce chakra.

Le point inca – thèmes et contenus

• • •

Mise en œuvre du chemin de vie propre

☺ Je réalise dans la pratique mon être spirituel, en germe ou en éclosion, et ancre ainsi ma vocation personnelle dans cette vie. Comme ma spiritualité est en contact avec la terre, j'y suis fermement et souplement établi, et peut m'ouvrir à mon entourage. Ma spiritualité est naturelle et manifeste.

☺ J'utilise des rituels pour entrer en contact avec les parties spirituelles en moi et ne m'en cache pas à l'extérieur. En tant que guérisseur professionnel, je crée un lieu de guérison avec un vortex bien ancré et mets ainsi en œuvre ma vocation.

☹ Certaines opinions ou convictions philosophiques et religieuses me plongent dans des réflexions sans fin. Je cache mes rituels aux autres et ne confesse pas à l'extérieur ce que j'incarne depuis longtemps intérieurement. La peur et la honte de me montrer spirituellement bloquent mon action.

☹ Je suis si éthérique et « lumineux » que je ne suis plus bon à rien dans le quotidien – pourtant, Dieu que je me sens illuminé dans cet état ! J'ai raté mon but parce que mes dons spirituels spécifiques m'ont été donnés pour le profit de toute la communauté, et pas seulement pour la satisfaction de mon ego. Je rate donc ma vocation car je me refuse à placer l'amour et mon chemin de vie sous le signe de l'action.

☹ Je suis trop paresseux et prends trop mes aises ; paresse, jouissance et décadence m'ont rendu inefficace et m'ont fait perdre de vue mon chemin. Je me laisse volontiers distraire des grandes tâches de ma vie.

Renforcer les instincts

☺ Mes instincts primaires sont nourris et renforcés par la terre. De même que les indications que je reçois par intuition me guident du côté lumière, mes instincts peuvent me conduire sûrement à travers la vie avec l'aide des forces terrestres. Je sais prendre instinctivement les bonnes décisions et utiliser inconsciemment le savoir archaïque de la vie. Ainsi ai-je un Soi supérieur et un Soi plus profond d'égale valeur.

☹ Mes instincts sont faibles et j'ai du mal à suivre mes impulsions et mes « inspirations » physiques. Lorsqu'une énergie fortifiante monte d'en bas le long de mes jambes et réveille la bête en moi, je prends peur, me rétracte et me réfugie dans le contrôle de la raison.

24e chakra

La porte inca

• • •

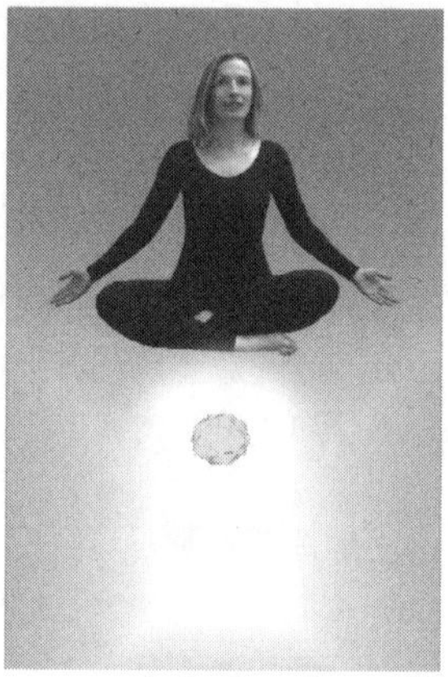

voir planche couleur p. 285

SITUATION à environ 40 cm sous les pieds

LIAISONS PARTICULIÈRES	
• Synergie	chakras subpersonnels, chakra racine, chakra du plexus solaire
PERCEPTION SENSORIELLE	
• Perception extérieure	ancrage de l'énergie mentale propre dans la terre, force des ancêtres
• Perception intérieure	liaison avec une dyade ou une triade, contrat relationnel ; voix de la détermination. Force de l'obligatoire
COULEUR/COMPLÉMENTAIRE	orange brun/bleu bébé foncé (toutes deux calculées par interpolation)
POLARITÉ/ÉLÉMENTS	féminine/éther (yin)
RÈGLE ÉNERGÉTIQUE	approfondissement et énergétisation par ajout
SYLLABE/SON	inconnu
AFFIRMATIONS	Je suis mon chemin en étant engagé, responsable et déterminé. Je me lie avec détermination et amour. Je vénère.
POINTS FORTS	
• Par l'exercice	que les relations existantes se traduisent par des réalisations concrètes ; décider consciemment ; porter les conséquences ; rester engagé
• Alimentation	alimentation naturelle, le cas échéant macrobiotique

La porte inca – savoir de base

• • •

Dans mon travail pratique, je suis tombé sur un chakra éventuel à 40 cm environ en dessous des pieds. L'existence de ce chakra n'est pas définitivement prouvée et il se peut que des observations futures mettent en évidence d'autres activités énergétiques. Je l'indique néanmoins. Le lecteur pourra vérifier et évaluer par lui-même si l'existence de ce chakra lui est utile. Les couleurs de ce chakra paraissent orange brun et bleu bébé foncé.

Il pourrait s'agir d'un pendant à la porte de l'âme. Mais je n'en suis pas sûr parce que, dans la pratique, cette porte de l'âme est plus éloignée du corps d'une dizaine de centimètres. Les deux ont ceci en commun que des âmes ou des énergies d'âmes s'intègrent en ces points à notre champ de responsabilité ou d'intimité. Sur l'axe du temps, ils occupent toutefois des positions opposées : la porte de l'âme montre en quelque sorte l'avenir et ouvre notre conscience à des âmes qui entrent nouvellement dans notre vie. La porte inca, en revanche, remonte aux ancêtres, pointant dans la direction d'où nous venons. Nous rencontrons automatiquement dans ce chakra des forces avec lesquelles nous avons une liaison karmique. Néanmoins, comme à la porte de l'âme, les âmes dont il s'agit sont essentiellement non incarnées, soit pas encore nées, soit déjà mortes. À la porte inca, nous regardons en arrière la série de nos incarnations passées ainsi que la force de nos ancêtres, et nous nous lions à eux.

La porte inca entre manifestement en action quand une liaison solide s'établit au quotidien avec l'incarnation physique d'une autre âme. Il peut s'agir de la relation actuelle avec une personne vivante, telle que le partenaire d'un couple ou un enfant déjà né ; mais ce peut tout aussi bien être la liaison à la lignée, au clan ou aux ancêtres propres. Ce chakra a donc des chances de devenir actif lorsqu'il est question d'associations humaines, du simple couple au peuple tout entier, en passant par la famille et la lignée… Dans tous les cas, comme à la porte de l'âme, nous prenons la relation au sérieux, de manière responsable et engagée.

Les liaisons établies dans ce centre énergétique vont au-delà de nos besoins (comme déjà dans le chakra racine et le chakra sacré) et de notre amour personnel. Elles sont conclues en accord avec le chemin de notre âme et renferment un niveau de responsabilité spirituelle. Si, dans ce centre, une relation de couple, par exemple, se vit avec un certain degré d'engagement, les personnes ainsi reliées reçoivent une guidance et une tâche commune. Le défi leur est alors posé à toutes deux de mettre en œuvre leur mission en utilisant la porte inca – à travers, par exemple, la conception d'un enfant ou une forme de collaboration. La décision de servir ensemble est également inscrite dans d'autres chakras – comme nous l'avons déjà indiqué.

La porte inca – thèmes et contenus

• • •

Intégration sociale

☺ Je vis des relations saines en couple, en famille, entre amis et connaissances. Je suis aussi intégré socialement. Ma satisfaction dans la vie tient pour une bonne part à cet aspect.

☹ Je me suis brouillé avec beaucoup de gens de mon entourage proche. Mon réseau social est ténu, ce qui fait que je perds vite pied, même pour des problèmes mineurs. Ma faible intégration sociale se double d'une faible intégrité personnelle.

Capacité à se lier <–> Incapacité à se lier

☺ Je parviens à m'engager durablement et constamment avec une personne et à me lier à elle. Je prends ma part de responsabilité dans le soin à apporter à notre relation.

☺ Je sais ce qu'est la fidélité – et elle m'est importante.

☹ Je ne peux m'engager envers personne et ne suis pas vraiment capable de me lier. Une liaison avec moi conserve toujours une part de non-engagement.

☹ La fidélité et la responsabilité sont de belles notions – mais mon monde est différent, surtout lorsqu'il s'agit de construire quelque chose avec constance et responsabilité en commun avec d'autres.

HONORER L'ANCÊTRE ‹–› DÉRACINEMENT

☺ J'honore mes ancêtres. Je suis fier d'eux et vois la ligne sans fin de force, d'amour et de conscience qu'ils forment. J'en suis actuellement la tête. Cela changera un jour, et je transmettrai alors ma force à ceux qui viendront après moi.

☹ Déraciné, j'ai perdu le lien avec mes ancêtres. Je suis comme un guerrier sans tribu, une fée sans forêt, un bison sans prairie. La force considérable de mes ancêtres ne se manifestera pas à moi parce que je suis devenu un étranger à mon clan et à mes ancêtres.

25e *chakra*

La porte de guidance inférieure

• • •

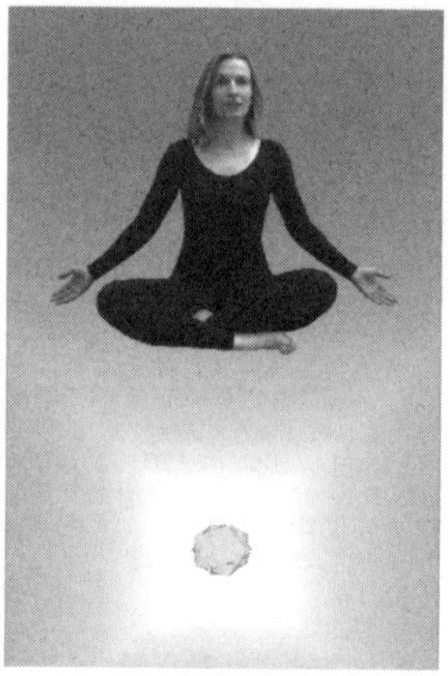

voir planche couleur p. 286

SITUATION à une longueur de bras (jusqu'au poignet), soit environ 80 cm, sous les pieds	
LIAISONS PARTICULIÈRES	
• Synergie	chakras subpersonnels, chakras de la tête, chakra racine
PERCEPTION SENSORIELLE	
• Perception extérieure	contact bidirectionnel avec les esprits de la terre et les instances de guidage de la terre
• Perception intérieure	perception de la justesse du chemin effectivement pratiqué
COULEUR/COMPLÉMENTAIRE	brun clair/bleu bébé
POLARITÉ/ÉLÉMENTS/FORME	féminine/éther (yin)/pyramide à quatre faces
RÈGLE ÉNERGÉTIQUE	connexion à la terre de la force d'action énergétique propre, par ajouts multiples
SYLLABE/SON	inconnu
AFFIRMATIONS	Je me laisse conduire par la terre et ses forces naturelles. J'invite les forces terrestres à me soutenir. Je m'ouvre à l'aide qui m'est apportée d'en bas.
POINTS FORTS	
• Par l'exercice	se laisser conduire et se faire aider par les forces terrestres ; offrandes ; sorcellerie ; rituels chamaniques et élémentaires
• Alimentation	aliments naturels

La porte de guidance inférieure – savoir de base

• • •

La porte de guidance inférieure se situe à 80 centimètres sous les pieds, donc à égale distance du corps que la porte de guidance supérieure. La couleur à considérer pour ce centre est le brun clair et la complémentaire un bleu bébé. Je n'ai pas de données sur les sons en résonance. La forme pourrait être celle d'une pyramide à quatre faces, mais cela reste à vérifier. Alors que les religions de l'Égypte antique influent sur la porte de guidance supérieure, ce sont ici plutôt les traditions sud-américaines des Incas ou des Mayas... De par sa fonction, la porte de guidance inférieure est comparable à la porte supérieure ; ce centre transpersonnel permet une communication bidirectionnelle avec d'une part notre guidance et nos maîtres intérieurs et d'autre part les forces de la terre. Toutefois, cette communication s'effectue davantage selon les lois du chamanisme, alors qu'à la porte de guidance supérieure les hautes fréquences étaient rendues accessibles par un travail de lumière.

Dans ce chakra, une porte s'ouvre vers toutes les formes possibles d'énergie terrestre. Ici, nous pouvons entrer en contact avec des forces qui nous guident et nous aident, mais aussi avec des entités très opiniâtres. J'ai constaté plus d'une fois que des parasites terrestres – pour parler d'une manière imagée – ont utilisé ce canal afin de s'élever jusqu'aux hommes et d'entrer en contact avec eux. J'ai également constaté des possessions dans ce chakra. Il y sera donc question de thèmes tels que le rapport ambivalent avec les esprits de la terre (invocation de démons par des magiciens gris ou noirs) ou les perturbations de la relation avec les forces de guidance. En outre, je soupçonne fortement que l'ancrage de l'incarnation y est incertain, voire difficile. Des problèmes anciens, à tonalité religieuse, dus à l'Inquisition, aux sacrifices humains et aux persécutions des sorcières, ou liés au viol patriarcal de la spiritualité de la terre, remontent en grand nombre de ce centre.

Ce chakra nous permet lui aussi d'entrer dans la superconscience, mais j'y verrai plutôt une prise de contact avec le savoir humain archaïque. L'impression est moins celle de surfer sur la Toile spirituelle que d'un éveil instinctif et de la réactivation d'un savoir rituel originel, de l'expérience des cycles de la nature et du souvenir des conditions de l'incarnation. Les rituels sacrificiels et animaliers, les fêtes des saisons, les rites de la nature, la célébration des moissons, la mort et la naissance ainsi que le cycle de la vie, entrent dans la conscience à ce niveau.

La porte de guidance inférieure – thèmes et contenus

• • •

Contact avec les énergies terrestres

☺ Quand je prends contact avec les esprits de la terre, je le fais avec autant de chaleur, de non-intentionnalité et de dévouement que par le canal du haut. Je suis cependant conscient des vents plus rudes qui soufflent dans ces contrées. Mais mon respect des forces de la terre fait aussi reculer mon ego dans ce cas, et me permet d'accorder mes actes au Grand Tout.

☹ Je m'adonne à la magie et aux techniques spirites qui dépendent de ma volonté. Je n'invite pas les esprits et les forces mais les convoque. Je suis comme un petit enfant épris de pouvoir qui regarde, fasciné, tout ce qu'il peut provoquer avec quelques paroles, sans être conscient de la dimension de mes actes et de leurs conséquences. (Même la magie blanche ne fait souvent qu'obéir à la volonté d'un individu qui ne tient pas compte du contexte global.)

Connaissance des rituels

☺ En plongeant dans les profondeurs de mes racines, je trouve mon savoir rituel originel. En l'appliquant, je renforce mes attaches à mère Terre et parviens à encore mieux ancrer ma force dans le sol.

☹ Les rituels, quels qu'ils soient, me sont étrangers, sauf si je peux regarder la télé, siroter ma bière, me gaver de pop-corn et voir quelques beautés danser à demi nues sur des balais autour d'un feu. Ce langage, je le comprends... rien de plus.

Savoir humain archaïque

☺ Ma conscience peut voyager dans le passé de l'humanité, même si cela se produit plutôt sous la forme d'un sentiment, d'un se mouvoir dans les canaux de l'histoire de la terre. Je me souviens de tout ce que nous étions et sommes.

☹ Avant le vingtième siècle, il n'existe rien pour moi qui soit digne d'efforts ou de mon souvenir.

26ᵉ chakra

Le centre de la force terrestre

• • •

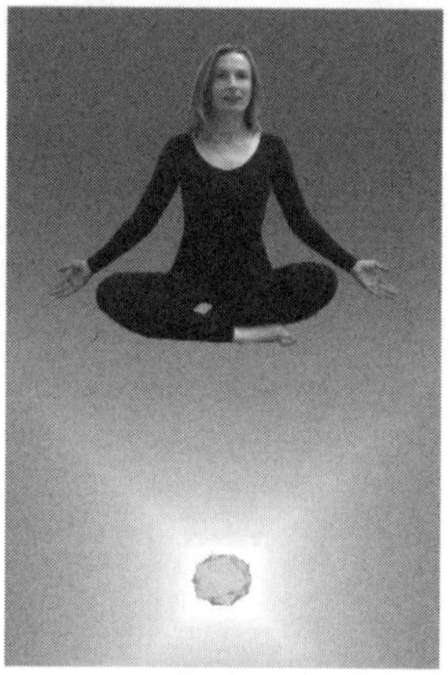

voir planche couleur p. 286

SITUATION à une longueur de bras jusqu'aux extrémités des doigts, soit environ 1 m, sous les pieds

LIAISONS PARTICULIÈRES
- Directe: hara
- Synergie: chakras subpersonnels, chakra racine, chakra sacré

PERCEPTION SENSORIELLE
- Perception extérieure: introduction de la pure force terrestre personnelle, non domptée
- Perception intérieure: perception extatique

COULEUR/COMPLÉMENTAIRE: brun moyen/bleu moyen, peu saturé (toutes deux interpolées)

POLARITÉ/ÉLÉMENTS: féminine/éther (yin)

RÈGLE ÉNERGÉTIQUE: approfondissement, énergétisation et fortification par multiplication

SYLLABE/SON: inconnu

AFFIRMATIONS: Je baigne dans la pure force de vie. Je suis tout extase. Je suis une source de force pure.

POINTS FORTS
- Par l'exercice: prendre à bras le corps sa vocation et la mettre en pratique ; transe ; rituels d'extase ; danses de combat ; entrer pleinement dans sa force
- Alimentation: aliments ayant gardé toute leur valeur nutritive, amidon

Le centre de la force terrestre – savoir de base

• • •

Le centre de la force terrestre se situe à un mètre environ sous les pieds. Malheureusement, je ne connais pas les sons ou les formes en résonance. Sauf erreur, je qualifierai les couleurs de brun moyen et de bleu moyen. Le centre de la force terrestre possède une liaison directe avec le hara. Dans la pratique, ce chakra se présente comme une porte vers la pure force de la terre, vers l'énergie terrestre archaïque primitive. Il joue un rôle important lorsqu'il s'agit de faire monter l'énergie terrestre et de l'utiliser. En lui, notre énergie corporelle semble s'alimenter à l'inépuisable richesse énergétique de la terre. En outre, ce chakra se situe à l'opposé du centre de la vocation, ce qui me suggère que nous recevons par son intermédiaire l'énergie qui vient en prime avec la forme vitale lorsque nous agissons en harmonie avec notre être spirituel.

Dans le travail chamanique concret, il existe une énergie noire que j'attribuerais le plus probablement à ce centre-ci. Je voudrais dire un mot à tous les travailleurs de la lumière d'orientation chrétienne qui ont tendance à réagir par la panique au mot « énergie noire » : les couleurs-chance des Chinois sont le noir et le rouge, le blanc étant pour eux la couleur de la mort. La force vitale de la terre est noire, qu'on le veuille ou non. Ce n'est donc pas un hasard si le noir joue un rôle très important dans les systèmes religieux basés sur certaines forces, comme ceux des moines shaolin, des druides, ou des mages de la terre. Pour des « forces véritablement surnaturelles » (mère soulevant la voiture accidentée pour sauver l'enfant), nous devrions nous adresser à ce centre. Par ailleurs, des techniques comme les rites de transe (notament la transe de l'oubli de soi) nous aideront le mieux à ouvrir ce chakra. Le mot-clé, ici, est extase !

La manifestation de forces la plus impressionnante de mère Terre semble se produire en rapport avec l'activation de la Kundalini. Kundalini est un terme indien désignant une énergie extrêmement puissante qui monte le long de la colonne vertébrale depuis son extrémité inférieure. Symbolisée par un serpent lové capable de se dérouler en se redressant jusqu'au sommet de la colonne, elle remonte littéralement tout le long du dos. Son énergie est si forte que la personne chez qui elle se déploie fait souvent l'objet d'états extatiques, est prise de secousses violentes et sujette à des mouvements excentriques. Comme la Kundalini passe à son origine par les deux premiers chakras principaux, cette expérience s'accompagne de sentiments de force et de plaisir. Il n'est pas déterminé si la Kundalini est « seulement » une énergie ascendante propre au corps ou si elle est la réunion d'une énergie inhérente à nous avec des forces de la mère Terre. En revanche, il est clair qu'elle est une puissance à l'état pur.

Le centre de la force terrestre – thèmes et contenus

• • •

LA PURE SOURCE DE FORCES

☺ Je suis relié à une source de pure force. À travers mes veines coule le souffle chaud de mère Terre. Ma pulsation est celle de la vibration des forces de la terre. Elle m'indique mon rythme. Je suis la note qui danse d'après elle.

☺ Quand je me sens faible ou malade, je pense à mon canal vers le bas. Je peux me lier à mère Terre à l'aide d'arbres, de pierres ou d'outils chamaniques, de sorte que sa propre force me traverse et donne de l'élan à mon corps.

☹ Tout mon potentiel de forces ne repose que sur les réserves que je porte dans mon corps. Quand celles-ci sont épuisées, je dois faire une pause parce que je n'ai aucune idée de la manière dont je pourrais me lier à la force sous mes pieds.

EXTASE ET TRANSE

☺ Je suis feu, imprévisible, sauvage, et explose de toutes les couleurs. Ma danse enflamme toute la salle et je suis endiablé par le rythme, que je participe à une rave ou danse une polka. Je sais que le feu de l'extase relie le ciel et la terre et met leurs forces respectives en un court-circuit saint et électrifiant.

☺ Ma capacité à l'extase m'ouvre le chemin sacré vers la transe grâce auquel se manifestent à la fois dans ma vie des abîmes de sensualité brûlante et des sommets d'abandon de soi des plus profonds.

- ☹ L'extase, je ne connais pas. J'ai terriblement peur de relâcher complètement le contrôle sur mon corps, ne serait-ce qu'un instant. C'est pourquoi je ne fais jamais l'expérience de pénétrer un tout autre espace au-delà de la perception quotidienne, dans lequel mes yeux me sont ouverts sur d'autres réalités.
- ☹ Avec moi, le sexe est bon, mais on ne peut pas conquérir les sommets les plus hauts. Dans mes relations, la passion s'émousse avec le temps parce que je ne permets pas que ma partenaire et moi nous nous plongions inconditionnellement dans des abîmes de profondeur et entreprenions un voyage érotique dans un abandon total, où qu'il doive nous mener.

27e chakra

Le centre des êtres vivants

• • •

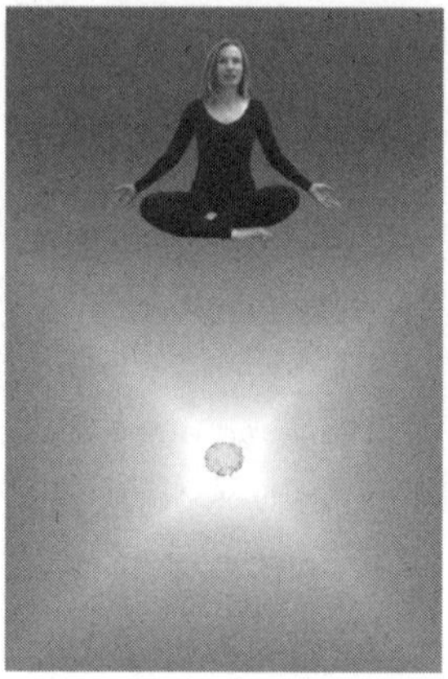

voir planche couleur p. 287

SITUATION	à environ une longueur et demie de bras (jusqu'aux poignets), soit environ 1,5 m sous les pieds
LIAISONS PARTICULIÈRES	
• Synergie	chakras subpersonnels, chakra racine
PERCEPTION SENSORIELLE	
• Perception extérieure	contact avec le règne des animaux et des plantes
• Perception intérieure	attachement à la nature, attachement « animal », parties animales (y compris dans le chakra racine)
COULEUR/COMPLÉMENTAIRE	brun noisette/bleu clair (toutes deux interpolées)
POLARITÉ/ÉLÉMENTS/	féminine/éther (yin)
RÈGLE ÉNERGÉTIQUE	sans doute également : énergétisation et fortification par multiplication
SYLLABE/SON	inconnu
AFFIRMATIONS	Je suis uni à la terre et à tous les êtres vivants qui la peuplent. J'aime chaque être vivant comme moi-même. Je suis attentif dans mes rapports avec mon environnement.
POINTS FORTS	
• Par l'exercice	traiter avec respect et attention les trésors de la nature et les êtres vivants qui la peuplent ; chasse et cueillette respectueuses : parler aux animaux et aux plantes
• Alimentation	végétarienne et végétalienne

Le centre des êtres vivants – savoir de base

• • •

Comme la porte inca, ce chakra est pour moi davantage une supposition fondée qu'une réalité prouvée. Il se situe à environ un mètre et demi sous les pieds. Les clients m'ont indiqué pour couleur un ton noir et un ton ocre, ce qui témoigne plutôt de l'incidence de forces éthériques et terrestres ; un brun noisette complété d'un bleu clair me paraissent plus probables.

Les rares informations que j'ai reçues jusqu'ici sur ce chakra vont toutes dans le même sens : il a pour thème des entités vivantes, plantes ou animaux, ainsi que notre rapport à la faune et à la flore. Respect, amour et humilité envers tout ce qui est vivant sont des qualités qui vibrent avec ce centre énergétique. L'attachement à la nature et l'affection portée aux animaux et aux plantes pourraient être encodés ici.

En quoi cela nous concerne-t-il dans notre quotidien industriel ? Dans le tumulte de la grande ville, les occasions sont sans doute rares de pratiquer la chasse ou la cueillette sous leur forme originelle. En revanche, une société urbanisée est occupée à tuer les animaux, avec toutes les conséquences que cela comporte. Que j'écrase une mouche, empoisonne un rat, ou abatte une poule ou un cochon en élevage industriel, la question est la même. Elle se reflète le plus dans le débat fondamental sur le végétarisme et l'alimentation carnée, qui gagne une grande partie de l'opinion dans la civilisation occidentale.

Il ne serait pas étonnant de découvrir aussi la possibilité d'une communication télépathique instinctive à travers ce chakra. Les personnes qui murmurent à l'oreille des chevaux sont une réalité, et elles doivent bien entrer en relation avec les animaux par l'intermédiaire d'un chakra. Sur ce point, cependant, l'argumentation devient floue. Certains cercles ésotériques parlent d'un chakra du dauphin, situé à trois ou quatre mètres au-dessus de la tête, qui permettrait la communication à un niveau vibratoire particulièrement subtil, auquel les dauphins ont manifestement accès. Il est attesté que les chants des dauphins et des baleines vibrent avec les chakras suprapersonnels. Il ne serait donc pas étonnant que différents centres énergétiques soient impliqués dans les processus de communication, en fonction de l'espèce animale. Peut-être que le chakra des êtres vivants « n'est qu' un » centre de communication avec les tortues ou les dinosaures (un chakra-jurassique-parc, en quelque sorte…), par lequel nous entrons davantage en contact avec nos parties animales primitives que ne le permet le chakra racine. Mais pour l'instant, tout cela ne demeure que pure spéculation.

Le centre des êtres vivants – thèmes et contenus

• • •

Homme et nature <–> Nature humaine

☺ Je m'incline humblement devant la beauté et la perfection de mère Nature et de ses filles la faune et la flore. Mon humilité est conscience de soi, parce que je sais que je fais et ai toujours fait partie de la nature. Elle me nourrit et je la nourris. Je suis complètement intégré dans le cycle de la vie.

☹ Mon arrogance humaine m'a séparé de la nature ; je me crois même meilleur qu'elle. Je ne considère plus que j'en fais partie, et l'exploite comme un objet dont je dispose pour la satisfaction de mes besoins. Je détruis ainsi les fondements de ma vie, sans vraiment comprendre ce que je fais. Ma séparation d'avec la vie sur cette planète me rend aveugle à sa beauté et à sa complexité.

Alimentation naturelle

☺ Lorsque je cueille des fruits de la nature ou pars en chasse, je le fais avec un respect loyal et une profonde gratitude pour les cadeaux de la nature. Je ne néglige pas d'apprécier ce qui me garde en vie, et le petit pois dans ma soupe me rapproche davantage de la vie que mon lecteur de DVD.

☹ Les aliments sont pour moi des produits industriels que j'achète avec de l'argent. J'aime les aliments avec design, et plus que tout ceux dont on ne peut pas reconnaître l'origine. J'ai horreur du regard d'une truite dans mon assiette, mais un bon rôti de porc n'a plus rien à voir avec un cochon.

28e chakra

L'étoile terrestre

• • •

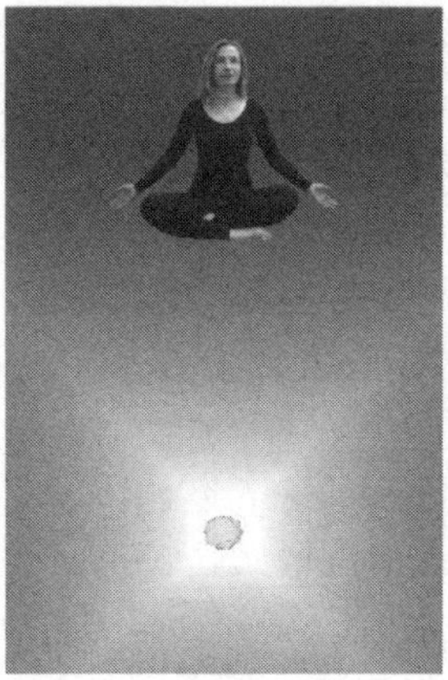

voir planche couleur p. 287

SITUATION à environ deux longueurs de bras (jusqu'aux extrémités des doigts), soit 2 bons mètres sous les pieds

LIAISONS PARTICULIÈRES
- Synergie — chakras subpersonnels, chakra sacré, chakra du cœur, tous les chakras corporels polarisés positivement

PERCEPTION SENSORIELLE
- Perception extérieure — contact avec la déesse ou la mère Terre
- Perception intérieure — relation personnelle à la divinité et perception de celle-ci

COULEUR/COMPLÉMENTAIRE — brun foncé/bleu clair

POLARITÉ/ÉLÉMENTS — féminine/éther (yin)

RÈGLE ÉNERGÉTIQUE — élargissement à l'infini du principe donneur de forme, comme un approfondissement
énergétisation dans le sens de l'amour et de la force de vie

SYLLABE/SON — WO:M

AFFIRMATIONS — Je baigne dans la plénitude de la vie. Je baigne dans l'amour. Il est pris soin de moi. Je m'accorde d'être aimé. Je vénère la mère divine/mère Terre. Je suis en sécurité dans le sein de mère Terre.

POINTS FORTS
- Par l'exercice — recevoir la plénitude de vie ; déplacer des montagnes, tout laisser s'épanouir, rendre l'impossible possible
- Alimentation — manger consciemment – quoi que ce soit

L'étoile terrestre – savoir de base

• • •

L'étoile terrestre se situe exactement à l'opposé de l'étoile céleste, à environ deux mètres sous les pieds. Parmi les résonances externes, je ne peux définir que les couleurs : brun foncé, et la complémentaire : bleu clair.

Que se passe-t-il dans ce centre énergétique ? Pour l'essentiel, nous y entrons en contact avec le pôle terrestre-divin (et féminin) de notre existence humaine sur terre. L'étoile terrestre permet l'accès à la spiritualité divine, mais dans l'autre direction, celle de la terre. Ce chemin est tout aussi familier aux chamans et aux guérisseurs des maux physiques que les points de contact transpersonnels supérieurs le sont aux travailleurs de la lumière. Dans ce chakra se reflète notre relation toute personnelle à la mère Terre, donc au pôle terrestre de la source. De même que l'étoile céleste procure la connexion à la plus haute vérité, de même l'étoile terrestre peut offrir l'accès à la vérité la plus profonde. Et de même que l'étoile céleste nous confronte aux lois célestes, de même cette étoile-ci nous instruit dans les lois terrestres de l'incarnation. Dans ce cas aussi, nous avons besoin de beaucoup d'ouverture et de conscience si nous voulons travailler avec ce chakra. Les hommes, surtout, rencontreront des difficultés, parce que beaucoup de religions actuelles sont marquées par un esprit patriarcal, de sorte que leurs a priori religieux leur rendent plus difficile un libre accès à l'expérience de cette force spirituelle.

L'étoile terrestre concerne la forme de la vie. Si nous ouvrons notre conscience à ce centre énergétique, nous connaîtrons la sensation d'un bien-être et d'une sécurité totale au sein de la mère Terre ou le sentiment clair d'avoir un chez soi sur la planète Terre. Si nous sommes ancrés, nous nageons dans la plénitude de l'amour et dans l'amour de la plénitude de mère Terre. De même que notre esprit est ancré dans l'étoile céleste, de même, notre existence terrestre est ancrée dans l'étoile terrestre. Les clés de ce chakra sont donc l'amour et l'humilité envers tout ce qui est naturel et vivant sur terre – et l'amour et le respect pour nous-mêmes. En premier lieu, nous pouvons sentir dans ce chakra l'amour débordant et toutes les énergies qui en découlent ainsi que la richesse infinie (matérielle et immatérielle) de l'être. Ici se vérifie cette phrase : « L'argent est parent de l'amour », parce que l'argent travaille d'après les lois de l'abondance.

L'étoile terrestre – thèmes et contenus

• • •

RICHESSE ET ABONDANCE <–> MANQUE, PAUVRETÉ ET ÉCHEC

☺ Je fais silence dans la plénitude infinie, l'abondance divine de la vie. Je baigne dans l'océan de l'amour. Cela vient de ce que je me suis ouvert avec mon cœur et de tout mon être à la corne d'abondance de l'univers.

☺ Je déborde d'amour. Avec l'aide de mon kalpa taru, je peux couler cette plénitude supraterrestre dans une forme terrestre qui me correspond. Ainsi, je peux faire de ma vie et de la vie autour une fête de l'amour et de l'abondance.

☺ Sur le plan de l'argent, je nage dans la plénitude, tout comme sur d'autres plans. Je suis en sécurité dans la plénitude de mère Terre et je sais que « je mérite du temps, de l'argent et de l'amour » (souvent aussi un thème du chakra du thymus).

☹ Je me refuse à la plénitude car si je l'acceptais, cela signifierait que je dépasse mes pauvres parents et peux mieux réussir qu'eux. Cela est impensable, déshonorant ; je n'ai pas le droit !

☹ La plénitude – qu'est-ce que c'est ? L'abondance – quelle idée ? Je me réjouis déjà si j'arrive à joindre les deux bouts. Il faut que je m'en tienne au peu que j'ai, sinon je perdrai encore cela.

☹ Financièrement, je suis une catastrophe. Cela veut dire que je me refuse l'accès à la plénitude pour régler une dette imaginaire – et pour garder ma fierté ou mon honneur.

RESPECT DE LA VIE TERRESTRE <–> MÉPRIS DE LA NATURE VIVANTE

☺ J'accorde le plus grand respect à la vie et à la Création. Le souci de la préservation de la vie sur notre planète et du bien-être de tous oriente mes actes. Ainsi, je vis en accord avec les lois naturelles de la Terre.

☹ La terre est un fournisseur de matières premières pour mes objectifs égoïstes, rien de plus. Après moi le déluge ! Je méprise la vie et ne me soucie pas de mon environnement. Je ne pense ni agis écologiquement, en accord avec la mère Terre, mais uniquement pour mon profit économique, mon enrichissement personnel. Par mon mode de vie, je gaspille les ressources matérielles.

Contact avec mère Terre <–> Se démarquer de mère Terre

☺ Je peux me mettre en contact avec la « déesse », la mère Terre, et vois dans ce pôle l'activité de la source de tout être. J'éprouve le plus grand respect et la plus grande confiance envers cette force.

☹ Il n'existe pas de déesse ! Je suis un macho invétéré, et tout ce qui a du pouvoir doit être masculin.

Chakra hypothétique

L'étoile du temps

• • •

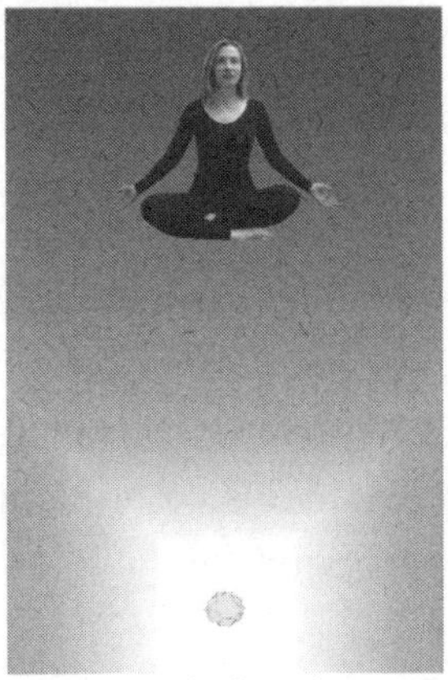

voir planche couleur p. 288

SITUATION à environ 2,5 mètres, soit deux longueurs et demie de bras (jusqu'aux extrémités des doigts), sous les pieds

LIAISONS PARTICULIÈRES
- Synergie — chakras subpersonnels, surtout l'étoile terrestre

PERCEPTION SENSORIELLE
- Perception extérieure — perception du cours du temps terrestre
- Perception intérieure — expérience subjective du temps

COULEUR/COMPLÉMENTAIRE — brun noir/bleu blanc

POLARITÉ/ÉLÉMENTS — féminine/éther (yin)

RÈGLE ÉNERGÉTIQUE — résorption de la dimension temporelle

SYLLABE/SON — inconnu

AFFIRMATIONS — Je suis MAINTENANT. Je suis TOUJOURS. Le passé, le présent et l'avenir sont un. Je coule en dehors de toute contrainte de temps ou d'espace.

POINTS FORTS
- Par l'exercice — être dans l'ici et maintenant de tous ses sens, de toutes ses sensations, de toutes ses émotions ; avoir une perception du temps grâce à de longs exercices méditatifs
- Alimentation — manger consciemment – quoi que ce soit

L'étoile du temps – savoir de base (hypothétique)

• • •

L'étoile du temps est le seul chakra décrit dans ce livre dont l'existence est pour moi une hypothèse plutôt qu'une réalité. Je ne la compte donc pas parmi les 28 autres, et pour cette raison aussi, ce livre est intitulé *Le Livre des 28 chakras*. Néanmoins, je ne voudrais pas priver le lecteur de mes réflexions à son sujet, parce que j'ai quelques indices d'une éventuelle existence de ce chakra.

Au chapitre des chakras suprapersonnels, nous avons déjà découvert l'étoile de l'espace. On peut supposer qu'il existe sur le plan subpersonnel un chakra qui lui corresponde, avec une fonction similaire pour l'évolution de la Terre dans le continuum de l'espace-temps. En ce qui concerne les résonances, celles des couleurs ne sont que des suppositions : brun noir et blanc bleuté.

Qu'est-ce qui m'amène à supposer l'existence de ce chakra ? Lorsqu'on considère l'histoire de l'évolution de la Terre, on remarque aisément que la vitesse de sa transformation suit une courbe exponentielle. Autrefois, il fallait des millions d'années pour que la face de la Terre change, au début de la « civilisation » des milliers d'années, puis des siècles, et à présent nous comptons ce temps en décennies. De même, notre évolution personnelle suit un rythme temporel qui est individuel et modifiable. Du présent, nous regardons en arrière vers le passé et en avant vers l'avenir. Mais tout n'est-il pas un ? Tout n'est-il pas toujours maintenant ? Dans la physique moderne, le temps et l'espace ont été complètement relativisés (je recommande à ce sujet des livres comme *L'Univers dans une coquille de noix* de Stephen Hawkings). Notre définition habituelle du temps et de l'espace est totalement arbitraire et fragile, comme le montrent de nombreuses expériences en matière de dilatation et de compression du temps.

L'étoile du temps nous donne un autre aperçu de la dimension temporelle. Vous souvenez-vous de la relation entre l'amplitude et la fréquence d'une vibration ? Avec l'étoile du temps, nous nous rapprochons d'une immobilisation de la fréquence à une amplitude infinie, donc d'une force. Ainsi, un arrêt du temps pourrait nous ouvrir à un état de conscience intemporel, à l'éternelle présence dans le maintenant.

Les guérisseurs spirituels font l'expérience de la prédictibilité de l'avenir. Les devins se connectent à des sphères qui leur donnent des indications sur le plan de vie d'une personne. Ainsi existe-t-il dans la guérison spirituelle professionnelle toute une série de phénomènes qui ne s'expliquent pas dans le cadre d'un continuum temporel. L'un dans l'autre, le temps est aussi extensible que l'espace. Cependant, la question qui n'est pas encore résolue est celle de savoir si ce chakra est celui qui correspond à ces phénomènes, pour autant qu'il existe vraiment sous cette forme.

Dans l'étoile du temps se reflète également le cycle de la vie : naître, fleurir, croître, rayonner dans la maturité, faner, mourir et disparaître ; la vie devient cendres, les cendres terre, la terre vie, et ainsi de suite… L'importance du cycle de la vie et de la mort est beaucoup mieux connue des cultures matriarcales, des sorcières, des chamans et des religions telles que le bouddhisme ou le lamaïsme que dans notre civilisation occidentale. Tous ces enseignements utilisent intensivement les canaux énergétiques inférieurs auxquels se rattache ce chakra.

L'étoile du temps – thèmes et contenus

• • •

JE VIS DANS LE MAINTENANT ‹–› JE VIS PARTOUT SAUF DANS LE PRÉSENT

☺ Je vis dans le MAINTENANT. J'apprends du passé, mais n'y séjourne pas. Je regarde vers l'avenir mais ne me laisse pas barrer la vue par des aspirations et des châteaux en Espagne, parce que tout ce que j'ai se trouve ICI et MAINTENANT (étoile de l'espace).

☹ Je suis maître dans l'art de fuir le présent. La mélancolie et la fierté me tirent vers le passé ; l'aspiration ardente et l'illusion vers l'avenir. Ainsi, j'agis toujours en étant d'une certaine manière absent et ailleurs.

Relativité du cours du temps <–> Fixation du temps

- ☺ Je connais le sentiment totalement atemporel de seulement ÊTRE – au-delà de toute conscience de l'écoulement du temps. Passé, présent et avenir ne sont que des concepts et peuvent exister côté à côte avec la même légitimité. De cette façon je m'ouvre à des phénomènes au-delà du continuum temporel.
- ☺ En tant que guérisseur, je reçois cinq minutes avant le début de la séance des images exactes du processus de traitement qui va se dérouler. Quand, le matin, je prépare ma mallette d'outils, je prends juste les objets rituels dont j'ai précisément besoin pour les clients de la journée – bien que je ne sache même pas qui viendra consulter.
- ☹ J'ai des visions dont je découvre après coup qu'elles coïncident exactement avec les événements réels. Ce phénomène me crée une peur d'enfer.
- ☹ Mon image scientifique du monde a été profondément entamée et certaines données que je croyais connaître au sujet du temps s'écroulent. Depuis, ma raison me martèle sans discontinuer : cela ne peut pas être !

Le cycle de la réincarnation

- ☺ J'ai intégré le cycle de la vie dans ma conception du monde, ce qui me fait agir avec égards, attention et une vision élargie par rapport au cours des choses.
- ☹ Je suis athée ou nihiliste, et convaincu que je serai gommé à tout jamais après la mort. En même temps, je suis pétrifié à l'idée de la mort, car j'ai peur du grand néant. Désemparé, j'essaie de tout atteindre dans cette vie ce que je me suis mis dans la tête.
- ☹ Je m'accroche à des conceptions religieuses qui promettent des compensations faramineuses après une vie d'abnégation et de souffrance, à condition bien sûr de respecter des règles de conduite très strictes dans cette vie (cette promesse est une spécialité de courants chrétiens archi-conservateurs qui n'ont plus rien à voir, à mon avis, avec la communication de l'amour du Christ mais propagent la peur). En tant que chrétien, j'oublie que la réincarnation a été rayée de la doctrine paléochrétienne par un concile papal au septième siècle.

Annexes

Les tableaux

Remerciements de la fin

Bibliographie

Les planches de couleur

Les tableaux

Présentation des tableaux pour le travail sur les chakras

Les tableaux présentés dans les pages qui suivent contiennent des caractéristiques importantes sur les chakras. Les connaissances rassemblées ici reposent à 95 % sur les observations que de nombreux guérisseurs ont réunies au cours de longues années de pratique. En les structurant, j'ai pu dégager de nouvelles connaissances et, guidé par l'inspiration, compléter par moi-même. Ces tableaux restent cependant incomplets, parce que les chakras transpersonnels nous conduisent vers un domaine nouveau. Dans certains tableaux, j'ai osé laisser apparaître des lacunes plutôt que d'ignorer des pans entiers, quand il manquait des connaissances sur un petit nombre seulement de centres énergétiques. Je considère ces tableaux, ainsi que l'ensemble du livre, comme un tout organique qui deviendra de plus en plus précis à mesure que des personnes clairvoyantes et « clairsentantes » du secteur de la santé l'enrichiront par leur pratique. Quand des centres énergétiques sont absents de certains tableaux, c'est que je n'ai encore rien à dire à leur sujet.

Je voudrais rappeler que la description d'un sujet aussi complexe que les systèmes de chakras ne peut être qu'approximative. Je prierai donc le lecteur d'appréhender avec souplesse les concepts et les interprétations données dans les tableaux ; ces indications sont certainement imparfaites, mais aussi (je l'espère) sources d'inspiration et références utiles. Je suis convaincu que ces tableaux contiennent des trésors pour le lecteur. Ils seront particulièrement utiles pour celui qui cherche à diagnostiquer l'activité d'un chakra ou à l'activer à l'aide de techniques précises.

L'ordre des tableaux suit à peu près celui des phénomènes de résonance traités dans le premier chapitre de ce livre. Ils sont divisés en trois groupes : les résonances externes, les résonances internes et l'interaction avec l'environnement (« agir »).

Groupe A: EXT – Résonances externes

Les tableaux des résonances externes contiennent les correspondances les plus importantes des chakras avec des phénomènes physiques tels que l'énergie, la couleur, le son ou la forme. On les appelle résonances externes parce qu'il s'agit de réactions à des phénomènes extérieurs ; elles montrent ce qui met les centres énergétiques en vibration. Dans la pratique, les résonances externes offrent une large palette de moyens pour activer un chakra par des méthodes relativement simples, et parfois techniques.
À titre d'exemple, prenons le chakra racine : une musique tambourinante dans une pièce éclairée de lumière rouge active notre premier chakra.

Tableau 1. EXT – Couleurs des chakras corporels

Ce tableau contient les couleurs de base et complémentaires des chakras corporels. Celles-ci sont assez bien connues, du moins en ce qui concerne les chakras principaux. Le lecteur à l'esprit pratique préférera les couleurs complémentaires. On comprend notamment pourquoi le vert est souvent une couleur importante pour la guérison (chakra du cœur et couronne), pourquoi le rose (magenta) est si volontiers utilisé pour les questions de cœur ou comment les couleurs des chakras principaux deux et cinq, en court-circuit, se correspondent en croix.

Tableau 2. EXT – Couleurs des chakras transpersonnels importants

Les couleurs des chakras transpersonnels sont à utiliser avec précaution parce que seules quelques unes d'entre elles sont connues par les professionnels de la santé. En outre, les couleurs des chakras très exotiques (par exemple la porte inca) ont été calculées par interpolation, en connaissant l'ordre de succession des couleurs et les nuances des chakras voisins. Ce procédé me paraît plausible, parce que l'ordre des couleurs est connu. Mais il implique que les couleurs calculées soient approximatives (comme je l'ai déjà indiqué dans la première partie du livre). Cela ne me pose pas de problème – j'espère qu'à vous non plus. Seuls quatre chakras représentent ici respectivement les dimensions supra- et subpersonnelles. Comme les changements de couleur s'effectuent progressivement, je pense qu'il est possible de s'imaginer à peu près les couleurs intermédiaires. J'en ai tenu compte pour essayer de colorer les images des chakras dans les planches couleur à la fin de l'ouvrage.

Tableau 3. EXT – Polarités, éléments et formes

Dans ce tableau, j'ai distingué trois types de résonances différentes : 1) par la polarité ou appartenance sexuelle (de quoi alimenter de bonnes discussions). Au lieu de « masculin » et de « féminin », on peut aussi dire yin et yang ; 2) par les éléments – catégorie plus facile à comprendre, dans la mesure où j'en ai déjà parlé en détail au début du livre ; 3) par les formes – catégorie malheureusement incomplète, parce que beaucoup de formes demeurent inconnues. Cependant, les formes indiquées ici sont assez bien confirmées, et efficaces pour l'activation des chakras. Je me réjouirais d'être informé de vos découvertes.

Tableau 4. EXT – Règles d'énergie

Je me suis efforcé de formuler une « règle énergétique » pour chaque chakra. J'entends par là le principe de base énergétique qui caractérise son effet. On peut se représenter ce phénomène de la manière suivante : certains centres fonctionnent d'après le principe de l'attraction, d'autres d'après celui de la répulsion, et d'autres encore d'après la loi de l'harmonisation. La règle énergétique décrit les mécanismes de base qui déterminent l'action d'un chakra. Sa connaissance est stimulante pour la pensée.

Tableau 5. EXT – Mantras sonores, voyelles et son de la voix

Il s'agit ici de notre voix. Les mantras indiens son ceux de la tradition. Je les indique pour donner un aperçu complet. En revanche, les mantras vocaux sont un fruit de la pratique, et d'une grande efficacité pour activer les chakras. En tant qu'amateur de musique et de chant, je n'ai pas résisté à décrire les changements de la voix chantée que j'ai observés en fonction de l'ouverture ou de la fermeture d'un chakra donné.

Tableau 6. EXT – Musique et danse

Ce tableau est celui d'un passionné de musique qui n'a pas pu s'empêcher d'attribuer, ne serait-ce que très approximativement, des styles de musique et de danse aux différents chakras ; on usera ici de tolérance, parce que les goûts et les points de vue sont très divergents dans ce domaine, mais cette description peut certainement donner des idées. S'il existe un instrument important pour un chakra, il est également indiqué.

Tableau 7. SPÉCIAL – Pierres thérapeutiques favorisant l'équilibrage des chakras

Pour clore cet ensemble de tableaux, j'ose encore une correspondance entre chakras et pierres thérapeutiques. Les indications que je fournis traduisent l'état actuel des connaissances, mais demandent encore, pour certaines pierres (surtout dans le domaine transpersonnel), de plus amples vérifications et confirmations. Pour ce tableau, en effet, il n'est pas possible de se baser simplement sur la couleur des pierres thérapeutiques, comme cela est couramment le cas. La correspondance indiquée ici est plus profonde et tente de mettre en rapport l'essence de la pierre avec l'essence du chakra. Malheureusement, peu de professionnels de la santé dont le savoir a alimenté ce livre sont experts en matière de pierres thérapeutiques, raison pour laquelle ce tableau est encore en cours de développement. Mais je ne souhaite pas pour autant priver le lecteur des connaissances déjà acquises. Que les « forts en pierres », qui ont d'autres expériences, ne me lapident pas, mais m'envoient un mail avec leurs découvertes (info@heilarbeit.de). Leur savoir pourra être intégré ici par la suite. Dans la pratique, cependant, ce tableau a déjà fait ses preuves.

Groupe B: INT – Résonances internes

Ces tableaux concernent le vécu intérieur, c'est-à-dire les résonances internes qui se produisent en rapport avec l'activité d'un chakra. Ici aussi, les niveaux du corps, des émotions et du mental se succèdent, suivis du plan spirituel quand il se manifeste – mais ce n'est pas toujours le cas.

Tableau 8. INT (tous) – Perceptions

Le présent tableau traite des différentes perceptions humaines. La première colonne recouvre les perceptions sensorielles ou ce que j'appelle la perception extérieure. Y figurent nos cinq sens classiques mais aussi bien davantage. Ce sont les sens dirigés vers l'extérieur qui nous aident à communiquer avec notre environnement. La deuxième colonne comprend les perceptions de l'introspection, qui décrivent ce que nous vivons quand nous percevons les processus intérieurs ou extérieurs. Ce tableau est assez fiable et devrait rapidement faire comprendre au lecteur qu'il dispose de plus de cinq sens, et que ceux-ci peuvent se refléter en lui selon une infinité de modalités et de vécus différents.

Tableau 9. INT (corps) – Correspondances corporelles

Ici, vous trouverez les correspondances classiques des chakras avec les différentes parties du corps physique. Ces correspondances ne font vraiment sens que pour les chakras corporels. Si des résonances corporelles se produisent avec les chakras transpersonnels, cela veut dire en général qu'un centre énergétique corporel proche fait l'intermédiaire. Trois types de correspondances sont citées : avec des zones du corps, des organes et des glandes. Pour être complet, j'ai ajouté des conseils d'alimentation pour indiquer des substances nutritives susceptibles d'aider à stimuler certains chakras. Le constat de base est qu'une alimentation peu variée (que ce soit à base de frites grasses, de nourriture végétalienne ou de lumière) ne va jamais sans conséquences négatives pour notre système énergétique.

Tableau 10. INT (corps) – Techniques manuelles

Cet aperçu veut montrer comment, en fonction de la circulation de l'énergie dans le corps, il est possible, à l'aide de diverses techniques et du travail sur l'aura, de stimuler et d'ouvrir les chakras.
Le principe est d'utiliser un contact d'autant plus doux que l'on progresse vers le ciel ou les centres transpersonnels, jusqu'à ce qu'il n'y ait plus de contact avec le corps et qu'on passe à un pur travail d'aura. Il ne faut toutefois pas oublier que les techniques manuelles sont toujours aussi un travail d'aura, même quand le chakra traité correspond exactement à une région du corps physique.

Tableau 11. INT (corps) – Exercices corporels

Beaucoup de livres sur les chakras et le yoga donnent de bons exercices physiques pour l'activation des chakras ; je ne suis ni yogi, ni expert en Qi-Gong. Aussi, ne m'aventurerais-je pas à proposer des listes détaillées d'exercices. Je me contenterai d'une petite sélection. Juste pour illustrer les critères d'après lesquels les exercices peuvent être choisis pour certains chakras corporels. À tous ceux qui prennent plaisir à l'activité corporelle, je recommande de s'adresser à des experts des techniques décrites.

Tableau 12. INT (émotion) – Mots clés du vécu

Ce tableau est peut-être le plus passionnant sur la signification des chakras, et le plus stimulant. Les mots clés donnés désignent le vécu émotionnel qui peut se produire dans chacun des chakras. Les mots clés de la colonne de gauche caractérisent un vécu généralement ressenti comme positif, qui survient lorsqu'un chakra est activé et ouvert. Il rayonne alors dans sa qualité d'origine. Si, en revanche, le chakra est fermé et bloqué, on est confronté à des sentiments et à des ressentis énumérés dans la colonne de droite. La lecture de la colonne de droite signale les types de problèmes qui peuvent fermer un chakra. Le

« sentiment de blocage » correspond, en surface, au ressenti d'une non-activité du chakra (dans le cas du chakra du cœur, par exemple, cela se traduit par un caractère renfermé, de la distance ou de la froideur) et plus en profondeur, au vécu émotionnel qui bloque ce chakra (pour le chakra du cœur, des blessures affectives, le sentiment d'être abandonné, l'isolement, la nostalgie, etc.) D'autres exemples de types de problèmes sont donnés dans le tableau des archétypes et des rôles.

• Recherche des blocages émotionnels •

Il existe des méthodes simples pour reconnaître un blocage émotionnel. Un blocage fait que le corps se crispe en un ou plusieurs endroits et que nous flanchons devant l'énergie (aimante) ou le regard direct (droit dans le cœur) d'une autre personne. Lorsque nous savons quel vécu et quelle émotion nous nous cachons à nous-mêmes et à la personne, nous pouvons nous transformer.

Une astuce, lorsqu'on flanche devant le regard de quelqu'un : passer en revue les mots de la deuxième colonne, se les énoncer et s'en pénétrer intérieurement, puis voir avec lequel on n'est plus obligé d'éviter le regard de l'autre – on a alors trouvé ce qui nous préoccupe.

Tableau 13. INT (émotion) – Techniques respiratoires

Les chakras peuvent être stimulés de manière ciblée à l'aide de techniques respiratoires. Comme la respiration active directement le ressenti dans une région donnée du corps, je classe ce travail de respiration dans les techniques émotionnelles du travail sur les chakras. Je voudrais encore donner une indication : lorsqu'on relie un mouvement à la respiration, il se dirige toujours radialement en direction du cœur/kalpa taru à l'inspiration et s'en éloigne, donc dans un mouvement vers l'extérieur, à l'expiration.

Tableau 14. INT (esprit) – Affirmations

Les affirmations sont des phrases qui énoncent des principes simples susceptibles d'élever l'esprit à certains nivaux de conscience. Elles permettent ainsi l'activation d'un chakra au-delà des régions mentales de notre Soi. Lorsque nous formulons à voix haute les affirmations liées à un certain chakra, deux choses peuvent se produire : soit nous ressentons comment notre cœur s'ouvre parce qu'il entre en résonance, et nous baignons, au niveau de ce chakra, dans de beaux sentiments. Soit nous nous crispons et avons du mal à exprimer l'affirmation parce que notre chakra fermé s'en défend. Nous avons alors découvert notre problème et ferions bien de le regarder en face si nous voulons ouvrir entièrement le chakra.

Tableau 15. INT (esprit) – Questions clés

Les questions clés nous aident à réfléchir sur les types de blocages liés à un chakra. Elles nous incitent à entrer mentalement en relation avec la nature et les contenus d'un centre énergétique. Dans la pratique, ce peut être une solution pour la résolution d'un problème. Quand nous remarquons que nous n'avançons pas dans la recherche d'une solution ou d'une décision, nous pouvons essayer de percevoir où cette préoccupation se loge dans notre corps, vérifier quel chakra se trouve en cet endroit, et poser les questions correspondantes du tableau. Elles peuvent nous livrer une indication décisive.

Tableau 16. INT (esprit) – Manifestation

Ce tableau montre le chemin de la manifestation. Si nous produisons quelque chose de nouveau, par exemple un projet, un produit, il suit un processus, du néant sans forme vers une réalité bien formée. Une inspiration devient idée, l'idée désir très cher, le désir intention, et l'intention se transforme en actes (ou pas). Du point de vue de la succession des chakras, cette évolution se déroule de haut en bas. Ce tableau peut également s'utiliser comme une liste à cocher en gestion de projet pour assurer le suivi de sa mise en œuvre, ou quand des obstacles se présentent.

Groupe C : ACT – Agir

Chaque chakra influe d'une manière ou d'une autre sur nos échanges actifs avec notre environnement, ce que je veux exprimer à l'aide de l'abréviation ACT (comme action) dans ces tableaux d'interactions. Il ne s'agit donc plus de vécu mais d'action. Le premier tableau porte sur l'échange d'énergie en général avec l'environnement, les deux autres sur des questions spécifiques dans les relations de couple et le dernier sur les jeux et les rôles que nous pratiquons dans notre quotidien.

Tableau 17. ACT – Entraînement des chakras

Ce tableau note, pour chaque chakra, des actions et des comportements susceptibles de nous inciter à agir à partir de ce chakra. Si nous entrons en interaction avec notre environnement conformément à ces indications, nous activons davantage le chakra correspondant. C'est apprendre en faisant. Nous fortifions le chakra du fait que nous l'utilisons. Ce tableau peut servir de mode d'emploi pour renforcer les chakras, par exemple dans le cadre d'un travail d'entraînement des chakras.

Tableau 18. ACT – Amour de couple

Notre amour pour une personne peut s'exprimer à de multiples niveaux de notre être. L'amour est comme une fleur qui fleurit différemment dans chaque chakra. Chacune de ces floraisons est unique, parfaite, et évidemment égale à toutes les autres formes d'amour. L'amour EST, tout simplement. Il se montre à nous de différents côtés et il ne tient qu'à nous de nous y ouvrir et adonner.

Tableau 19. ACT – Sexualité dans le couple

Ce qui vaut pour l'amour vaut évidemment aussi pour la sexualité. La sexualité n'est qu'une forme d'expression de la pulsion de vie. Ce tableau montre les différentes formes de rencontre entre un homme et une femme, sur tous les plans de leur être : celles qui positivent la vie en général et la rencontre sexuelle en particulier.

Tableau 20. ACT – Rôles et archétypes

Dans ce tableau, je me suis intéressé tantôt d'un œil rieur, tantôt d'un œil pleureur à une série de rôles et d'archétypes. Ceux-ci représentent des comportements typiques que nous adoptons volontiers sur les plans des différents chakras. Quand ces rôles sont archétypiques, naturels et spontanés, ils correspondent davantage à ceux qui sont inscrits dans la colonne de gauche sous le terme archétype. Mais parfois ces rôles sont sans amour et sans force, comme ceux qui figurent dans la colonne de droite sous le titre « rôles fictifs ». J'ai encore subdivisé ces derniers rôles en deux sous-catégories : « Chargement Plus » pour des acteurs « superactifs », que rien n'arrête, et « chargement Moins » pour les personnes passives, en retrait, victimes. Ce tableau veut seulement stimuler, mais je ne mettrai pas ma main au feu pour sa fidélité à la réalité…

Je vous souhaite du plaisir à feuilleter les pages qui suivent, à en parcourir les tableaux et à inventer des ateliers !

> *Remarque :* Si un chakra n'apparaît pas dans l'un des tableaux, c'est qu'aucune correspondance sûre n'a encore été établie pour lui.

1. EXT – Couleurs des chakras corporels

(voir planche couleur p. 293)

Chakra	Couleur principale	Couleur complémentaire
(7) Chakra couronne	Violet	Vert néon
Chakra de l'arrière de la tête	Bleu glacier	Brun noix
Chakra supérieur du front	Bleu violet	Vert clair
(6) Troisième œil	Bleu indigo	Vert jaune
(5) Chakra de la gorge	Bleu roi	Jaune soleil
Chakra du thymus	Turquoise	Rouge rubis
(4) Chakra du cœur	Vert émeraude	Magenta
Kalpa taru	Vert herbe	Lilas
(3) Chakra du plexus solaire	Jaune canari	Bleu foncé
Hara	Jaune orangé	Bleu moyen
(2) Chakra sacré	Orange	Bleu clair
(1) Chakra racine	Rouge éclatant	Cyan

2. EXT – Couleurs des chakras transpersonnels importants

(voir planche couleur p. 294)

Chakra	Couleur principale	Couleur complémentaire
Étoile de l'espace	Bleu nuit	Jaune craie
Étoile céleste	Violet bleu foncé	Or
Porte de guidance supérieure	Bleu azur	Or olive
Point de l'âme	Bleu acier	Vert olive
Point inca	Rouge saumon	Bleu roi
Porte de guidance inférieure	Brun clair	Bleu bébé
Étoile terrestre	Brun foncé	Bleu clair
Étoile du temps	Brun noir	Bleu blanc

3. EXT – Polarités, éléments et formes

Niveau	Chakra	Polarité	Éléments	Formes
Niveau supérieur	Étoile de l'espace	masculine	éther (forme yang)	
	Étoile céleste			étoile tridimensionnelle
	Centre de la vocation			
	Porte de guidance sup.			pyramide à trois faces
	Porte de l'âme			
	Point de l'âme		éther, air	anneau, sphère, extrémité supérieure du Merkaba
Niveau du corps	(7) Chakra couronne	féminine	éther, air	huit debout
	Chakra supérieur du front	masculine	air, éther	cercle
	Chakra de l'arrière de la tête	féminine	air, éther	cercle
	(6) Troisième œil	masculine	air, (métal ?)	octogone
	(5) Chakra de la gorge	féminine	air, eau	ovale
	Chakra du thymus	androgyne	eau, air ; apport d'éther	point
	(4) Chakra du cœur	féminine	eau, (bois ?), interface entre air et feu	cercle
	Points des mains			
	Kalpa taru	androgyne	eau, feu apport d'éther	huit couché
	Points des coudes	masculine	feu, eau, terre	
	(3) Chakra du plexus solaire			étoile à six branches, triangle (pointe en bas)
	Hara	androgyne	feu, eau, terre, apport d'éther	point
	(2) Chakra sacré	féminine	feu, eau, terre	triangle (pointe en haut)
	(1) Chakra racine	masculine	feu, terre	carré
	Points des genoux	féminine	terre, feu	
	Points des pieds	masculine	terre, feu	
Niveau inférieur	Point inca	féminine	éther, terre	extrémité inférieure du Merkaba
	Porte inca		éther (forme yin)	
	Porte de guidance inférieure			pyramide à quatre faces
	Centre de force de la terre			
	Chakra des êtres vivants			
	Étoile terrestre			

4. EXT – Règles d'énergie

	Chakra	Règles énergétiques
Niveau inférieur	Étoile de l'espace	résorption de la dimension spatiale
	Étoile céleste	extension à l'infini du sans forme = approfondissement en direction de la force d'esprit, de la volonté divine et de la conscience
	Centre de la vocation	élargissement par multiplication
	Porte de guidance sup.	élargissement par ajouts multiples
	Porte de l'âme	élargissement par simple ajout
	Point de l'âme	transformation par transmutation
Niveau du corps	(7) Chakra couronne	entrée d'énergies et de sons forts
	Chakra supérieur du front	équilibrage et adaptation de l'information supérieure au savoir inférieur
	Chakra de l'arrière de la tête	réception de sons silencieux
	(6) Troisième œil	électrisation par interaction
	(5) Chakra de la gorge	détente par lâcher-prise, renoncement et don de soi
	Chakra du thymus	harmonisation par mise au diapason et retenue silencieuse
	(4) Chakra du cœur	harmonisation par vibration en consonance
	Points des mains	harmonisation par l'échange
	Kalpa taru	fusion de l'énergie sans forme avec la forme pour la manifestation et la matérialisation
	Points des coudes	frottement des semblables
	(3) Chakra du plexus solaire	tension et dynamique par polarisation des semblables (émulation) et escalade des initiatives
	Hara	onde/moteur : densification par concentration. Restitution sous forme de grande vague ou d'explosion
	(2) Chakra sacré	tension et dynamique par magnétisme jeu des contraires (attraction, répulsion)
	(1) Chakra racine	densification par gravitation
	Points des genoux	densification par pénétration et adaptation mutuelle
	Points des pieds	matérialisation sous forme d'une cristallisation par étapes
Niveau inférieur	Point inca	matérialisation par transformation alchimique (métamorphose de la forme)
	Porte inca	approfondissement et énergétisation par ajout
	Porte de guidance inférieure	connexion à la terre de la force d'action énergétique propre, par ajouts multiples
	Centre de force de la terre	approfondissement, énergétisation et fortification par multiplication
	Chakra des êtres vivants	énergétisation et fortification par multiplication
	Étoile terrestre	élargissement à l'infini du principe donneur de forme, comme un approfondissement, énergétisation dans le sens de l'amour et de la force de vie
	Étoile du temps	résorption de la dimension temporelle

5. EXT – Mantras sonores, voyelles et son de la voix

Chakra		Mantra	Voyelle	Son de la voix
Niveau inférieur	Étoile de l'espace			
	Étoile céleste		HI:	☺ transcendant, un seul ton, méditatif
	Centre de la vocation			
	Porte de guidance sup.		I:HJU:	☺ éthérique, minimaliste
	Porte de l'âme			
	Point de l'âme		WI:ZZ:	☺ sonorité ronde, pure, voix d'ange
Niveau du corps	(7) Chakra couronne	AUM	HI:	☺ profondément touchant, authentique
	Chakra supérieur du front	OM	HI:N	☺ plein, expressif
	Chakra de l'arrière de la tête		MI NG:	☺ porté par l'improvisation, créatif
	(6) Troisième œil	AM	E: (fort)	☺ résonant, modulé, nuancé ☹ artificiel, atone, endormant
	(5) Chakra de la gorge	HAM	E: (doux) E:Ä:	☺ voix joueur, ouvert, direct ☹ monotone, atone, oppressé, dans la gorge
	Chakra du thymus		A:HM	☺ clair et net, captivant, énergique ☹ évanescent
	(4) Chakra du cœur	SAM/YAM	A:A:H	☺ voix ouverte, volumineuse, qui porte, pleine, ample, pénétrante ☹ fluette, coincée
	Kalpa taru		HY:	HY: active la ligne du hara ; le thymus et le hara vibrent avec ce son
	(3) Chakra du plexus solaire	RAM	Ö:	☺ puissant, fort, présent ☹ retentissant, silencieux, opprimé
	Hara		HOÜ:	☺ très profond, détendu, en bourdon
	(2) Chakra sacré	WAM	O:H	☺ animé, sensuel, émotionnel, érotique, féminin primitif, en bouche ☹ peu audible, oppressé, sans joie
	(1) Chakra racine	LAM	HU:	☺ profond, masculin primitif, saturé, sexuel ☹ désincarné, détaché, mort
	Points des genoux		U:HM:	
	Points des pieds		U:HU:	☺ constant
Niveau inférieur	Point inca		Dom:	☺ profond, captivant, qui secoue
	Porte inca			
	Porte de guidance inférieure			
	Centre de force de la terre			☺ pénétrant, extatique, fascinant
	Chakra des êtres vivants			
	Étoile terrestre		WO:M:	☺ gorgé, ample
	Étoile du temps			

6. EXT – Musique et danse

	Chakra	Instruments de musique, voix	Style de danse
Niveau supérieur	Chakras supraper-sonnels	**Monocorde** Musique éthérique, transcendantale musique minimale, harmonieuse ; p. ex. : chant des baleines, sons sphériques, musique dodécaphonique, transe/ambiant, bols chantants, chant harmonique	silence extérieur, éventuellement, mouvement de flux intérieur silencieux
Niveau du corps	(7) Chakra couronne	**Synthétiseur sphérique** Sons sphériques, musique douce, inspirée, chant habité, souvent peu d'instruments avec mélodies qui se retiennent facilement : chants mantriques, musique méditative, classique	danser pour soi, yeux fermés, plongée en soi, si souhaité : évolution sur piste de danse, oubli de soi et des autres, bodyflow
	(6) Troisième œil	**Keyboard** Free jazz pour « penser avec »	danse expérimentale pour soi : danse de théâtre avec figures contrôlées, danse classique
	(5) Chakra de la gorge	**Chant** Jazz léger, expressif, mélodieux, crossover et musiques du monde, classique léger	jeu des rencontres, danse d'expression avec partenaire, improvisation du contact
	(4) Chakra du cœur	**Chant doux, souvent féminin** **Piano** Puissant et doux, soft pop, chants d'amour	Danse en couple (standard ou libre)
	(3) Chakra du plexus solaire	**Instruments solistes comme guitare électronique** **chant puissant, souvent masculin** Très puissant, joyeux, expressif, explosif, style rock : rock, rockability, rock'n'roll	rock'n'roll, pogo, danse individuelle puissante, mais aussi valse, et danses standard comme discofox
	(2) Chakra sacré	**Basse, violon, chant sensuel, souvent féminin** Rythmé, passionné, vivant, émotionnel, lascif à agressif, soul, funk	expression lascive du corps, danses sud-américaines comme la salsa, le tango, le mambo, la samba
	(1) Chakra racine	**Tambour** Motifs simples, rythmiques, répétitifs, chant archaïque : musiques du monde reliées à la terre, heavy metal	trépignements, rythme, beaucoup de travail des jambes, pogo, danses tribales, samba
Niveau inférieur	Chakras subper-sonnels	**Percussions** Musique de transe, rave-musique, musique de chaos, puissante, motifs très répétitifs (techno)	danse d'extase ; danse chaotique, d'oubli de soi ; danse se développant à partir des impulsions du corps, sans contrôle

7. SPÉCIAL – Pierres thérapeutiques favorisant l'équilibrage des chakras*

Chakra		Pierre
Niveau supérieur	Étoile de l'espace	1-**Apophyllite**, 2-Chalcopyrite
	Étoile céleste	1- Diamant, 2- **Quartz jaune or**
	Centre de la vocation	1- **Labradorite**, 2- Jade
	Porte de guidance sup.	1- **Béryl**
	Porte de l'âme	1- **Jadéite**, 2- Œil-de-faucon
	Point de l'âme	1- **Fluorite arc-en-ciel**, 2a- Pierre de lune (croissance psychique), 2b- Spinelle (consolidation psychique)
Niveau du corps	(7) Chakra couronne	1- **Sugilite**, 2- Purpurite
	Chakra supérieur du front	1- **Sodalite**, 2- Argent
	Chakra de l'arrière de la tête	1- **Azurite**
	(6) Troisième œil	1- **Lapis-lazuli** (et Célestine pour Troisième œil, des deux côtés)
	(5) Chakra de la gorge	1a- **Aquamarine** (stimulant), 1b- Calcédoine (harmonisant), (et Célestine pour Troisième œil, des deux côtés)-
	Chakra du thymus	1- **Chrysoprase** (et Malachite)
	(4) Chakra du cœur	1- **Aventurine** (et Malachite), 2- Prase
	Points de la main	1- **Thulite**
	Kalpa taru	1- Grenat, 2- **Héliotrope**
	Points des coudes	1- **Fer de tigre**
	(3) Chakra du plexus solaire	1a- Ambre (affermit, stabilise), 1b- **Citrine** (clarifie), 2- Cuivre
	Hara	1- **Œil de tigre**, 2-Piétersite
	(2) Chakra sacré	1- **Pierre de soleil**, 2-Spinelle
	(1) Chakra racine	1- **Bois pétrifié**, 2- Fer
	Points des genoux	1- **Magnésite**, 2- Aragonite
	Points des pieds	1- **Hématite**, 2-Pyrite
Niveau inférieur	Point inca	1- **Marcasite** (et pierre Boji)
	Porte inca	1- **Sarder** (sardoine) (et pierre Boji)
	Porte de guidance inférieure	1- **Onyx**, 2- Obsidienne à flocons de neige
	Centre de force de la terre	1a- **Schörl** (stimulant), 1b- Jett (harmonisant)
	Chakra des êtres vivants	1- **Tectite**
	Étoile terrestre	1- **Jaspe**
	Étoile du temps	1- **Astrophyllite**

LÉGENDE

1,2 Priorité d'attribution des pierres au chakra. Si financièrement possible, prendre la pierre de plus grande priorité (1). Les pierres en gras offrent une solution très acceptable.

1a, 1b Pierres de même valeur au regard du chakra mais produisant des effets différents.

Pierres supplémentaires à effets multiples

Les pierres ci-dessous agissent simultanément sur plusieurs chakras ou présentent des effets particuliers sur les chakras.

Attachement et transformation

- Sélénite (blanche) : ouverture supérieure du canal
- Obsidienne (noire) : ouverture inférieure du canal
- Péridot : purification de l'ego
- Turquoise, piétersite, platine, sardonyx : stabilisation de la ligne hara
- Quartz rutilé : centres spirituels du corps (thymus, kalpa taru, hara)
- Carnéole : puissance corporelle, chakra racine et chakra sacré

Travail sur l'essence et la lumière

- Cristal de roche : conscience, clarté et sagesse
- Améthyste : clarification et purification
- Quartz rose : amour

Pierres de jonction (unissent les forces de chakras opposés)

- Tourmaline : les deux portes de guidance
- Zircon : étoiles terrestre et céleste
- Or : dieu et déesse
- Pierre de lune : Merkaba, c'est-à-dire Point de l'âme et Point inca

* Ces indications sont données sous réserve de modification par l'auteur ; elles correspondent à l'expérience actuelle, mais nécessitent encore de multiples vérifications et confirmations.

8. INT (TOUS) – PERCEPTIONS

	Chakra	Perception extérieure/Sens	Perception intérieure/Vécu
Niveau supérieur	Étoile de l'espace	télépathie transhumaine contact avec des êtres vivants non humains	élargissement à la dimension cosmique entrée dans la conscience du tout
	Étoile céleste	contact tout à fait personnel avec Dieu ou le père céleste	perception personnelle du rapport propre à Dieu
	Centre de la vocation	reconnaître sa place dans l'ensemble	ressenti de la direction du chemin de vie propre
	Porte de guidance sup.	contact avec des êtres-guides supérieurs et sa famille d'âmes	union avec une famille d'âmes
	Porte de l'âme	contacts avec des âmes sans corps, proches de la terre ou liées à la terre	union dans une dyade ou triade, contrat familial
	Point de l'âme	télépathie automatique avec l'âme de l'interlocuteur reconnaissance d'une rencontre karmique	lien avec le Soi supérieur, reconnaissance de la part karmique propre dans une rencontre
Niveau du corps	(7) Chakra couronne	inspirations d'énergie divine de toutes sortes, sens de la lumière (perception de la lumière qui afflue)	sensation de rattachement aux canaux divins (supérieurs), perception d'un lien vers le haut
	Chakra supérieur du front	entrée de la volonté divine	voix de l'inspiration formelle et de la volonté propre. Voir, reconnaître, vision pénétrante
	Chakra de l'arrière de la tête	ouïe	voix de la muse et de l'intuition vue, en tant qu'imagination passive
	(6) Troisième œil	vue	voix du Je/de la cognition/ du conscient vue, représentation active
	(5) Chakra de la gorge	primaire : goût secondaire : odorat	voix de l'inconscient voix de l'ego
	Chakra du thymus	télépathie non intentionnelle	voix de la guidance intérieure
	(4) Chakra du cœur	ressenti de l'amour, sens du toucher pour une sensibilité fine (par contact)	voix du cœur, ressenti de l'amour
	Points de la main		
	Kalpa taru	traversée des flux d'en haut	force de manifestation
	Points des coudes		
	(3) Chakra du plexus solaire	sens du toucher (sensation grossière)	émotions en rapport avec toi, voix des émotions
	Hara	primaire : sens de la puissance secondaire : sens du toucher (vibration)	milieu en soi, lieu de la plongée en soi
	(2) Chakra sacré	primaire : odorat secondaire : goût	Émotion du JE voix du plaisir et des besoins du ventre
	(1) Chakra racine	primaire : sens de la force secondaire : odorat	voix des besoins fondamentaux, de l'instinct
	Points des genoux	traversée de l'énergie par le bas	mobilité, motivation
	Points des pieds	enracinement supérieur, terminaison de forces par rapport à la terre	station debout, ancrage, contact à la terre, mouvement
Niveau inférieur	Point inca	enracinement et ancrage profond dans la force de mère Terre	voix du Soi profond, contact spirituel à la terre
	Porte inca	ancrage de l'énergie mentale propre dans la terre, force des ancêtres	liaison avec une dyade ou une triade voix de la détermination et du sérieux
	Porte de guidance inférieure	contact avec les esprits de la terre et les instances de guidage de la terre	perception de la justesse du chemin effectivement pratiqué
	Centre de force de la terre	introduction de la pure force terrestre personnelle, non domptée	perception extatique, transe
	Chakra des êtres vivants	contact avec les animaux et les plantes	attachement à la nature, attachement « animal »
	Étoile terrestre	contact avec la déesse ou la mère Terre	déborder d'amour et de plénitude
	Étoile du temps	perception du cours du temps terrestre	expérience subjective du temps

9. INT (CORPS) – CORRESPONDANCES CORPORELLES

Chakra		Zone du corps/membres	Organe/Organes sensoriels	Glande/*Conseils alimentaires*
Niveau du corps	(7) Chakra couronne	haut de la tête, peau de la tête	partie supérieure du cortex cérébral	épiphyse (glande pinéale) *énergie de lumière et de terre*
	Chakra supérieur du front	front	cerveau frontal	*eau*
	Chakra de l'arrière de la tête	arrière de la tête	bulbe rachidien (moelle allongée) oreilles –› ouïe	hypophyse (glande pituitaire) *eau*
	(6) Troisième œil	visage : yeux, front inférieur, tempes	cerveau frontal yeux –› vue	hypophyse (glande pituitaire) *glucides (index glycémique élevé)*
	(5) Chakra de la gorge	cou, épaules, haut de la cage thoracique	larynx, palais langue –› voix nez –› odorat	thyroïde *fruits*
	Chakra du thymus	haut de la cage thoracique, haut du corps, à partir du thymus	poumon, système immunitaire	glande du thymus *principalement : énergie de la lumière ; secondairement : énergie de la terre*
	(4) Chakra du cœur	mains, bouche, cage thoracique	cœur, parties du poumons, peau	*légumes*
	Points de la main	mains, cage thoracique	cœur	
	Kalpa taru	haut du ventre	pancréas	îlots de Langerhans *énergie lumineuse et terrestre*
	Points des coudes	coudes, bras, milieu du ventre	muscles (squelette), peau	
	(3) Chakra du plexus solaire	milieu du corps, coudes, diaphragme	foie, estomac, partie supérieure de l'intestin grêle, plexus solaire, muscles (squelette) peau –› toucher (par pression)	îlots de Langerhans *glucides (à faible index glycérique)*
	Hara	bas du corps, à partir du nombril et au-dessus	reins (rate) peau –› toucher (vibration)	capsules surrénales *principalement : énergie de la terre, secondairement : énergie lumineuse*
	(2) Chakra sacré	cuisses, genoux, hanches, bassin, seins, nez, bas du ventre	reins, vessie, intestin grêle inférieur, organes sexuels internes, muscles lisses, langue –› goût nez –› odorat	glandes sexuelles féminines, capsules surrénales *lipides*
	(1) Chakra racine	pieds, plancher pelvien, anus, fesses, nez, jambes	organes sexuels externes, gros intestin, tendons et partie du tissu conjonctif	glandes sexuelles masculines, capsules surrénales *protéines et énergie de la terre*
	Points des genoux	bas du ventre	tissus conjonctifs	matières minérales, protéines Points des pieds
	plancher pelvien, pieds	jambes, anus	os	matières minérales

10. INT (CORPS) – TECHNIQUES MANUELLES

	Chakra	Techniques manuelles de contact et de travail sur l'aura
supérieur	Chakras suprapersonnels	vers les bords du canal vertical et vers le haut/aux points des chakras équilibrer l'énergie : avec les mains, percevoir la forme sphérique du chakra (la taille varie beaucoup) et équilibrer les énergies ; ne pas opérer en plein canal mais sur les bords
Niveau du corps	(7) Chakra couronne	en général, dans l'aura au-dessus, « réveiller » le chakra par un mouvement circulaire léger ; le tapotement (p. ex. technique EFT*) est également possible ; en général, le travail dans ce domaine est initiatique et non un travail d'aura
	Chakra supérieur du front	tenir délicatement la tête aux endroits correspondants et laisser circuler l'énergie.
	Chakra de l'arrière de la tête	
	(6) Troisième œil	avec un ou deux doigts dans la région de l'aura à une distance d'une longueur de doigt au-dessus du Troisième œil, stimuler celui-ci par un mouvement circulaire lent : au besoin, masser doucement d'un doigt avec un mouvement circulaire.
	(5) Chakra de la gorge	toucher délicatement le cou par derrière et le tenir. Pas de massage, tapoter seulement en douceur le larynx si besoin , ou bien, massage puissant des épaules et massage du ventre (chakra sacré)
	Chakra du thymus	ouvrir le buste en tirant les épaules vers l'arrière (poitrine vers l'avant) ; sur le devant, poser seulement la main, si besoin masser délicatement avec les doigts : réveiller le thymus en tapotant légèrement avec trois doigts : massage doux possible dans le dos
	(4) Chakra du cœur	
	Points de la main	beaucoup de possibilités – depuis un massage fort (des mains ou du point sous le sternum) jusqu'à tenir doucement les points des mains
	Kalpa taru	
	Points des coudes	entourer et tenir – laisser circuler les énergies dans les deux sens à travers les paumes des mains (comme genoux)
	(3) Chakra du plexus solaire	par devant, sous le sternum, masser doucement ; poser toute la main ; par derrière, massage moyennement fort ; frapper légèrement avec les éminences de la main
	Hara	tenir de toute la main par devant ou si par derrière, des deux mains : masser moyennement fort autour du nombril et secouer ; de derrière, masser vigoureusement la région dorsale ; frappes moyennement fortes avec les éminences des mains
	(2) Chakra sacré	
	(1) Chakra racine	frotter fortement dans le dos, massage vigoureux en profondeur, frappes stimulantes (un traitement dur du bassin peut faire monter en flèche la Kundalini)
	Points des genoux	massage puissant des jambes (pour échapper au corps avec la conscience) : entourer les genoux à l'aide des mains, en les posant en forme de coupes ; maintenir
	Points des pieds	massage puissant des pieds pour contact à la terre. Traction des pieds vers le bas, et traction des jambes entières
infér.	Chakras subpersonnels	léger travail d'aura à distance autour des chakras : traction vigoureuse sur les jambes et massage des pieds pour faciliter l'accès à la force terrestre

* EFT : *Emotional Freedom Technique* : Technique de libération des émotions, fondée par C. Craig : cette technique s'exécute en effectuant des tapotements sur les points d'acupressure.

11. INT (CORPS) – EXERCICES CORPORELS/1ÈRE PARTIE

	Chakra	Exercices corporels (petite sélection)
Niveau supérieur	Étoile céleste	se mettre à genou puis s'accroupir sur les talons ; avec le haut du corps, mouvements doux et lents de balancement d'avant en arrière. Yeux fermés
Niveau supérieur	Centre de la vocation	debout, tendre les extrémités des doigts aussi loin vers le haut que possible, mais respirer à fond en restant détendu
Niveau supérieur	Porte de guidance sup.	bodyflow : fermer les yeux et se mouvoir comme dans une danse de rêve : tout est permis, sauf d'arrêter le mouvement
Niveau supérieur	Point de l'âme	assis en tailleur, effectuer avec les deux mains, à partir du milieu du corps alternativement un mouvement de don puis un mouvement de réception ; prolonger ce dernier par une méditation
Niveau du corps	(7) Chakra couronne	**Étirer entièrement la colonne vertébrale** • c'est ici le lieu de tous les exercices d'étirement de la colonne vertébrale en position debout ou couchée • respiration complète du corps : en position debout, se pencher vers l'avant, expirer, « ramasser l'air du sol » et en inspirant amener l'air à l'aide des mains jusqu'au-dessus de la tête ; à l'expiration, laisser retomber les bras latéralement
Niveau du corps	Chakra supérieur du front	**Front et tempes** • alternativement froncer les sourcils et relâcher
Niveau du corps	Chakra de l'arrière de la tête	**Visage** • grimacer de toutes les manières possibles
Niveau du corps	(6) Troisième œil	**Exercices des yeux** • vision périphérique, parcourir le visage, rotation ; fixer alternativement l'un et l'autre pouce tendu à l'extrémité des bras écartés puis de nouveau regarder au loin **Exercices de la tête** • appui renversé sur les épaules, poirier • tendre doucement la tête en même temps vers le haut et vers l'avant, jusqu'à ce que les vertèbres cervicales soient agréablement étirées
Niveau du corps	(5) Chakra de la gorge	**Cou** • balancer la tête sur les côtés, vers l'avant et vers l'arrière puis en demi-cercle vers l'avant, sans rotation, procéder lentement • tirer la langue avec grimace de haine **Épaules** • relever les épaules et laisser retomber, étirer • rotation des coudes – en avant, en arrière, puis en sens contraire • chandelle ou appui renversé sur les épaules • chercher à saisir les étoiles des deux bras l'un après l'autre
Niveau du corps	Chakra du thymus (4) Chakra du cœur Points de la main	**Buste** • bras tendus à l'horizontale ; les tirer vers l'arrière • tir à l'arc, de côté • bras étirés latéralement, tourner alternativement les paumes vers le haut et vers le bas • un pas en avant, tirer les bras vers l'arrière • alternativement, faire se rejoindre les extrémités des coudes et les étirer vers l'arrière

11. INT (CORPS) – EXERCICES CORPORELS/2ÈME PARTIE

Niveau	Chakra	Exercices corporels (petite sélection)
Niveau du corps	Kalpa taru Points des coudes (3) Chakra du plexus solaire	**Milieu du ventre** • pont (avec soutien) • dos de chat (tendre puis relâcher) • à genoux, mains sur les talons et torse bombé (posture du chameau, au yoga) • exercice à deux : soulever l'autre par-dessus le dos • exercice à deux : se mettre debout l'un en face de l'autre, entrer en contact visuel, placer les paumes des mains contre celles du partenaire et lui faire perdre l'équilibre
Niveau du corps	(2) Chakra sacré (et Hara)	**Bas-ventre et bassin** • rotation du bassin à la manière de la danse du ventre : en dessinant un cercle, dans les deux directions, et un huit couché • pousser le bassin vers l'avant • faire du vélo, couché sur le dos • en position couchée, mettre les pieds à plat, soulever le torse à mi-hauteur du pont
Niveau du corps	(1) Chakra racine (et Hara)	**Bassin et plancher pelvien** • debout, jambes écartées, comme à cheval (horse stance) ; monter, descendre, balancer les bras • s'accroupir, mains jointes en position de prière, tête dans la nuque ; écarter les genoux à l'aide des coudes, puis ramener les genoux, tendre les bras vers l'avant • contrôle de l'anus : faire un pas le plus grand possible, puis pencher le corps vers l'avant, par-dessus le genou, jusqu'à ce que le front touche le sol • passer alternativement de la position accroupie à une position assise à gauche puis à droite • tendre une jambe vers l'avant, poids sur la jambe arrière pliée ; les mains tracent une grande roue parallèle au sens de la marche • assis en tailleur, pied contre pied, les mains entourant les pieds, rouler latéralement ou en arrière
Niveau du corps	Points des genoux	• en position debout, lever une jambe à 90° et la mettre en rotation à partir du genou
Niveau du corps	Points des pieds	• marcher pieds nus • en position debout, lever une jambe et faire tourner le pied autour de la cheville
Niveau inférieur	Point inca	des exercices dans lesquels les jambes sont complètement tendues, par exemple se pencher vers l'avant en position assise ou debout ; mouvements au ralenti
Niveau inférieur	Porte de guidance inférieure	exercices d'étirement vers le bas, par exemple, en position couchée, appuyer les jambes comme pour les enfoncer dans le sol
Niveau inférieur	Centre de force de la terre	exercices de force comme dans les danses de combat (p. ex. le haka des Maoris) ou les demi-transes, p. ex les danses guerrières des indiens d'Amérique du nord
Niveau inférieur	Etoile terrestre	couché sur le ventre, faire pousser un cordon ombilical imaginaire jusqu'au centre de la terre

12. INT (ÉMOTION) – MOTS CLÉS DU VÉCU/1ÈRE PARTIE

Chakra		Qualité originelle de l'émotion	Blocage de l'émotion
Niveau du corps	(7) Chakra couronne	Inspiration sous forme d'énergie et de lumière, bonheur, foi, humilité, magnificence, présence lumineuse, accord, présence rayonnante, attachement, manifestation	Absence de lumière, séparation, doute, idéologie, dogmatisme, aveuglement, haine de Dieu, autoritarisme, croyance en la raison, soumission, incrédulité
	Chakra supérieur du front	Inspiration sous forme d'idée soudaine, savoir véritable, force de la volonté, clarté (spirituelle), discipline	Perplexité, étourderie, ignorance, obstination, entêtement, jugement de valeur, manque de discipline
	Chakra de l'arrière de la tête	Muse, intuition, esthétique, inspiration créative, capacité visionnaire, équilibre, harmonie	Esprit obtus, manque d'idées, dysharmonie, manque de structure, grossièreté du ressenti
	(6) Troisième œil	Intérêt, fascination, concentration, éveil et mobilité spirituels, compréhension, optimisme, attitude attentive, plaisir à expérimenter, capacité d'imagination, innovation, création active	Ennui, désintérêt, rigidité, contrôle, passage par la tête, caractère compliqué, jugement de valeur et de l'autre, sarcasme, scepticisme, manipulation, pensée compartimentée, pessimisme, incompréhension, égarement mental
	(5) Chakra de la gorge	Abandon de soi, dévouement, expression créative et communicative, plaisir à jouer, spontanéité, authenticité, connaissance de soi, franchise, légèreté, goût du contact, expressivité	Ego, peur, obsession, contrainte, pâleur, peur de la mort, caractère coincé, rigidité, défenses, contrôle, reniement (de soi), mensonge, gêne, attitude de victime, autoritarisme, impuissance, fausseté, mise en scène de sa personne
	Chakra du thymus	Paix, humilité, être bien reçu, fluidité, ÊTRE, télépathie, présence, immédiateté, éveil, attention à l'autre, liberté, silence, respect (de soi), intégrité, valeur (de soi), grâce, placidité	Égocentrisme, narcissisme, absence, surdité, insensibilisation, être perdu, solitude, isolement, panique, désespoir, agitation continuelle, irritation, mépris, condamnation, absence de valeur, jugement de valeur, cynisme
	(4) Chakra du cœur	Amour (de soi), liberté, capacité à être touché, assistance, intérêt pour autrui, compassion, humanité, intimité, franchise, sensibilité, manifestation de soi, harmonie, confiance, proximité, honnêteté, bonté, acceptation, beauté, gratitude, romantisme, calme intérieur, courage	Égoïsme, manque d'humanité, aigreur, dureté, fermeture, gentillesse, timidité, pitié, absence de courage, jouer à cache-cache, exclusion, sensibilité, victime d'abandon, fierté, sentimentalité, malhonnêteté, mensonge, sarcasme, mélancolie, aspiration, ingratitude, raillerie, infatuation de soi, distance
	Points de la main	Donner et prendre, offrir et recevoir	Rafler, retenir, éconduire, diriger

12. INT (ÉMOTION) – MOTS CLÉS DU VÉCU/2ÈME PARTIE

	Chakra	Qualité originelle de l'émotion	Blocage de l'émotion
Niveau du corps	Kalpa taru	Bonheur, confiance (en soi), générosité, grandeur d'âme, joie de vivre, plénitude personnelle, force de manifestation, force de création	Manque de conscience, avarice, incapacité, inquiétude, souci, pusillanimité, manque de confiance en soi, autosuffisance, impuissance
	Points des coudes	Lutter pour quelque chose, être ensemble activement, coopération, capacité d'arriver à ses fins	Lutter contre quelque chose, s'imposer de force, exclusion, égoïsme, caractère grincheux
	(3) Chakra du plexus solaire	Je, puissance, autorité naturelle, individualisme, personnalité, force d'expression émotionnelle, caractère direct, force de combat, pouvoir personnel, enthousiasme, capacité d'arriver à ses fins, ressort, volonté, efforts, responsabilité, affirmation (de soi), initiative, satisfaction, pardon, amabilité	Manque de ressort, inaction, difficulté à décider, résistance, inhibition, dépendance, soumission, peur, timidité, faute, infériorité ou supériorité, colère, explosivité, effronterie, pétulance, attitude protectrice, faiblesse, accusation, abus de pouvoir, entraînement sévère, comportement autoritaire, dureté patriarcale
	Hara	Plongée en soi, ressort, persévérance, juste milieu, centrage, équilibre	Absence de force, absence de dynamisme, déséquilibre
	(2) Chakra sacré	Sauvagerie, vitalité, jouissance, passion, plaisir, joie de vivre, force motrice, libido, amusement, impertinence, fraîcheur, picotements, pétillance, vivacité, attrait, sensualité, douceur, féminité, sécurité, agressivité, force créative	Absence de vie, pâleur, absence de ressort, endurcissement, frustration, honte, haine, jalousie, envie, hystérie, indigence, désir de vengeance, sadisme, masochisme, horreur, avidité, aspiration à mourir, improductivité, effronterie, féminisme, paresse
	(1) Chakra racine	Persévérance, activité, dureté, impulsion, puissance, persévérance, courage, masculinité, sécurité, prise en charge, instinct, robustesse, force primitive, absence de crainte, masculinité	Faiblesse, tendance à la maladie, crainte, lâcheté, sous la menace, hostilité, durcissement, colère, violence, pulsion aveugle, paresse, ramollissement, durcissement, peur pour la survie, machisme
	Points des genoux	Mobilité, flexibilité, orientation, motivation, perméabilité, aller avec, effort pour atteindre le but, adaptabilité	Fixité, rigidité, opportunisme, absence d'orientation et de motivation, inflexibilité, contorsion
	Points des pieds	Patience, contact avec la force terrestre, force de construction, persévérance, solidité, enracinement, aller droit au but, bon sens, constance	Impatience, déracinement, papillonnement, détachement de la réalité, respiration courte, absence de persévérance

12. INT (Émotion) – Mots clés du vécu/3ème partie

	Chakra	Qualité originelle de l'émotion	Blocage de l'émotion
Niveau supérieur	Étoile de l'espace	Conscience du Tout, union transhumaine	Être perdu dans le cosmos, être minuscule
	Étoile céleste	Recueillement, simplicité, humilité, être tenu par le divin (masculinité originelle), perfection, magnificence	Rébellion (conflit avec Dieu), comportement non maîtrisé, ne plus se sentir tenu, défense, surestimation de soi, arrogance
	Centre de la vocation	Charisme, plénitude, caractère ordinaire, honneur, habilitation	Absence de chemin ; non exaucé ; échouer, vouloir être particulier ; désir effréné de réussite
	Porte de guidance sup.	Force de rayonnement spirituelle résultant d'une union avec des maîtres et une famille d'âmes	Rébellion (conflit avec Dieu), rayonnement limité parce que démarche spirituelle en solitaire
	Porte de l'âme	Disponibilité, maternité, paternité	Manque de maturité, égocentrisme, isolement
	Point de l'âme	Pureté (de l'âme), assurance, intégrité, authenticité, innocence	Naïveté, division, schizophrénie, absence, séparation
Niveau inférieur	Point inca	Force d'influence, esprit de suite, discipline, concentration, sûreté de l'instinct	Divertissement, distraction, absence d'instinct, absence de chemin, absence de discipline
	Porte inca	Détermination, honneur, retenue, obligeance, fidélité	Non-engagement, inconséquence, déracinement, distraction
	Porte de guidance inférieure	Rayonnement puissant, force pénétrante	Avidité et abus de pouvoir, rayonnement sans lumière
	Centre de force de la terre	Puissance intérieure infinie, extase, force explosive	Absence de force, morbidité, avoir brûlé ses réserves
	Chakra des êtres vivants	Humilité face à tout le vivant, union avec la nature/l'animal	Séparation d'avec le naturel, la nature
	Étoile terrestre	Abondance, (plénitude d') amour, miséricorde, richesse et sécurité dans le divin (féminin originel)	Pusillanimité, courte vue, mal aimé, microscopique, solitude sur terre, pauvreté à tout point de vue
	Étoile du temps	Sentiment d'intemporalité, briser les limites du passé, du présent et de l'avenir	Esclave du temps, fuite du présent dans l'imagination du passé ou de l'avenir

13. INT (Émotion) – Techniques respiratoires/1ère partie

Chakra		Technique respiratoire	Position et image
Niveau supérieur	Chakras suprapersonnels	**Respiration de la circulation sanguine (intense)** sur l'inspiration (par le nez, au besoin par la bouche) élargir la cage thoracique vers le haut et faire entrer les énergies d'en haut ; sur l'expiration, plonger plus profondément en soi et répartir les énergies en soi	**Respiration par le canal de lumière** (position indifférente) inspirer l'énergie lumineuse par un trou imaginaire au sommet de la tête et l'expirer par un trou dans le chakra du cœur
Niveau du corps	(7) Chakra couronne	**Respiration du grand huit** (respiration par le nez) dessiner un huit imaginaire à l'aide du torse la partie qui monte en inspirant, la partie qui descend en expirant	assis bien droit (posture de méditation) se représenter un huit debout dans le torse entre le chakra couronne et le chakra racine
Niveau du corps	Chakra supérieur du front Chakra de l'arrière de la tête	**Respiration vide** inspirer, expirer doucement (par le nez) comme une brise légère	assis bien droit, se représenter la tête comme un espace vide infini (microcosme) ; au besoin, accompagner la respiration d'un léger fredonnement
Niveau du corps	(6) Troisième œil	**Respiration centrée** respirer doucement par le nez, et se représenter que l'on respire par le Troisième œil	assis bien droit (posture de méditation), yeux fermés, centrage sur le Troisième œil
Niveau du corps	(5) Chakra de la gorge	**Respiration dans l'abandon de soi** Respiration sans bruit par le ventre, bouche grande ouverte (souffle profond) ; construire une grande colonne d'air libre de la bouche au bas de ventre	couché sur le dos, en position de « l'homme mort » , yeux fermés , centré sur le troisième œil
Niveau du corps	Chakra du thymus	**Respiration silencieuse** Respiration par le nez, bouche légèrement ouverte, inspirer l'air très consciemment dans la partie supérieure des poumons, puis expirer par la bouche	**Respiration de l'odorat** debout, inspiration rapide par le nez (comme lorsqu'on inhale le parfum d'une fleur)
Niveau du corps	(4) Chakra du cœur	**Respiration cœur de lion** Respiration de poitrine, d'abord inspirer par le nez puis expirer par la bouche	debout, poitrine vers l'avant, épaules tirées en arrière ; sur l'inspir, reculer les coudes et ouvrir le thorax, à l'expir détente
Niveau du corps	Points de la main	**Respiration élargie** respiration profonde par la bouche, nez ouvert ; sorte de respiration complète avec accentuation de la respiration de poitrine	debout, tendre les bras à l'horizontale, latéralement : à l'inspir, tourner les paumes vers le haut, et à l'expir vers le bas

13. INT (Émotion) – Techniques respiratoires/2ème partie

	Chakra	Technique respiratoire	Position et image
Niveau du corps	Kalpa taru	**Respiration du petit huit** respiration comme pour le chakra couronne (ici elle peut être puissante)	position debout ; le huit relie ici le chakra du cœur et celui du plexus solaire
	Points des coudes (3) Chakra du plexus solaire	**Respiration élargissante** inspirer et expirer à la fois par la bouche et par le nez ; former une onde qui remonte du ventre à la poitrine et redescend en sens inverse	écarter les jambes de la largeur des épaules ou davantage, mains dans les côtes ou tendues et écartées du corps
	Hara	**Respiration Hara** Bouche ou nez - variable, expérimenter en inspirant par la bouche et expirant par le nez	Position "horse-stance" (voir p.250) ; relever les mains devant le nombril à l'inspiration et à l'expiration, les rebaisser ou les éloigner du corps, indiquant la trajectoire de l'énergie
	(2) Chakra sacré	**Respiration du bassin** respiration jusque dans le bas-ventre, bouche grande ouverte : forme de la bouche entre « ah » et « oh » ; colonne d'air ouverte. Respirer dans le bas-ventre avec toute la force et la profondeur que l'on peut	couché, jambes repliées, mains sur le bas-ventre ; à l'inspir, accentuation légère de la cambrure dorsale ; mouvement inverse à l'expir
	(1) Chakra racine Points des genoux Points des pieds	**Respiration racine** à l'inspiration (bouche, et cas échant nez), faire remonter les énergies du bas à travers les pieds et les jambes jusqu'au bassin ; à l'expiration, rendre à la terre	Position stable debout, écartement des jambes de la largeur des épaules, genoux légèrement pliés, « laisser pousser les racines par la plante des pieds dans le sol » ; respiration donnant un fort contact avec la terre
Niveau inférieur	Chakras subpersonnels	**Respiration de la circulation sanguine (extensive)** Respiration profonde à l'inspir (bouche et au besoin nez), faire remonter les énergies d'en bas, à l'expir, expansion ou restitution des énergies vers l'avant	Position indifférente ; à l'inspir, accompagner et indiquer à l'aide des mains la trajectoire des énergies de la terre à travers les jambes et les hanches ; à l'expir, rendre l'énergie à l'extérieur par des gestes amples (la projeter vers l'avant)

14. INT (ESPRIT) – AFFIRMATIONS/1ÈRE PARTIE

	Chakra	Affirmations et phrases clés
Niveau supérieur	Étoile de l'espace	**Je suis ICI.** Je suis TOUT. Je vous entends tous. Je sens ma place dans le cosmos. Je suis largement ouvert.
	Étoile céleste	**Je fais un avec TOI.** Je fais un avec Dieu le père/père céleste. Je crois pleinement, entièrement. Je sers.
	Centre de la vocation	**Je (re)connais mon chemin.** Je salue ma vocation. Je vis et apporte mes offrandes. Je me reste fidèle.
	Porte de guidance sup.	**Je me fais aider par les forces du ciel.** Je suis soutenu par en haut. Je reçois de l'aide de mon guide. Je reconnais mes semblables en esprit.
	Porte de l'âme	**Je t'invite chez moi.** Sois le bienvenu. Je me lie à toi.
	Point de l'âme	**J'écoute mon Soi supérieur.** J'écoute la voix de mon âme. Je m'unis à tous les aspects de la migration de mon âme, au-delà de toutes les vies.
Niveau du corps	(7) Chakra couronne	**Je suis uni à Dieu.** Je suis. Je sais (au sens d'une croyance). Je connais. Je suis uni. Je suis avec Dieu. J'embrasse.
	Chakra supérieur du front	**Mon esprit est clair.** Je sais (au sens de connaître). Je veux. Je suis en accord avec la volonté de Dieu.
	Chakra de l'arrière de la tête	**J'entends/vois/sens avec attention et précision.** Je suis créatif. Je suis inspiré et j'ai des ailes.
	(6) Troisième œil	**Je comprends.** Je centre. Je crée. Je construis. J'influe. Je veux dire. Je saisis. Je fixe.
	(5) Chakra de la gorge	**Je m'adonne.** Je me manifeste. Je m'ouvre. Je me montre. Je suis véridique. Je lâche prise.
	Chakra du thymus	**Je m'incline.** Je suis. Je respecte. J'incarne.
	(4) Chakra du cœur	**Je suis amour.** J'aime. J'honore. Je pardonne. Je sens avec toi. Je partage tout avec toi.
	Points de la main	**Je prends et je donne.** Je donne et reçois.
	Kalpa taru	**Je me fais confiance.** Je fais confiance. Je me reste fidèle. Je souhaite. Je manifeste. Je mérite. Je me crois capable.
	Points des coudes	**Je grandis à travers les conflits.** Je sais arriver à mes fins. Je vis dans l' « être ensemble ».

14. INT (Esprit) – Affirmations/2ème partie

	Chakra	Affirmations et phrases clés
Niveau du corps	(3) Chakra du plexus solaire	**Je suis Puissance.** J'exerce ma volonté. J'influe. Je fais (et me rends présent). Je gagne en influence. J'étends mon domaine d'influence. J'exige. Je dirige. J'occupe un espace.
	Hara	**Je suis absorbé.** Je fais le plein. Je renforce. J'explose. Je repose en mon milieu.
	(2) Chakra sacré	**Je suis pure joie de vivre.** Je désire. J'ai du plaisir. Je suis sauvage. Je suis passionné. Je suis sensuel.
	(1) Chakra racine	**Je suis Force.** Je possède. J'agis. J'occupe une place. J'agis avec toute ma puissance et toute ma force.
	Points des genoux	**J'accompagne.** Je suis perméable. Je coule avec. Je m'adapte. Je suis mobile
	Points des pieds	**Je me tiens debout.** J'avance avec constance, pas à pas. J'agis. je prends racine. Je suis ancré.
Niveau inférieur	Point inca	**Carpe diem ! (Cueille le jour !)** Chaque jour, je pose des actes pour exercer concrètement ma vocation. Mon être est ancré sur terre. Je suis profondément enraciné. Je suis amarré.
	Porte inca	**J'honore.** Je suis mon chemin, en toute responsabilité, avec engagement et détermination. Je crée des liens avec amour et fermeté.
	Porte de guidance inférieure	**Je me laisse guider par la Terre et les forces de la nature.** J'invite les forces de la nature à me soutenir. Je m'ouvre à l'aide d'en bas.
	Centre de force de la terre	**Je baigne dans la pure force de vie.** Je suis pure extase. Je suis la source de ma force.
	Chakra des êtres vivants	**Je suis uni à la terre et à tous les êtres vivants en elle.** J'aime chaque être vivant comme moi-même. Je suis respectueux envers mon environnement.
	Étoile terrestre	**Je baigne dans la plénitude de vie.** Je baigne dans l'amour. Il est pris soin de moi. Je me permets d'être aimé. Je vénère la mère divine/mère terre. Je suis en sécurité dans le sein de mère terre.
	Étoile du temps	**Je suis MAINTENANT.** Je suis TOUJOURS. Le passé, présent et avenir sont Un. Je coule, sans limite de temps et d'espace.

15. INT (ESPRIT) – QUESTIONS CLÉS/1ÈRE PARTIE

	Chakra	Question
Niveau supérieur	Étoile de l'espace	Qu'y a-t-il à faire ICI ? Que ferais-je si je pouvais parcourir l'étendue infinie ? Quelles forces et entités cosmiques peuvent m'aider ?
	Étoile céleste	Combien sont vraies et profondes ma foi et ma confiance ? Me laissé-je aider par Dieu le Père au ciel ?
	Centre de la vocation	Quel est mon véritable chemin ? En quoi est-ce que je me deviens infidèle ? (Code d'honneur ?) Quels sont mes véritables dons ? À quel point cela m'importe-t-il ?
	Porte de guidance sup.	Comment pourrais-je ou devrais-je chercher de l'aide ? Qui m'assiste ? Par qui me laissé-je soutenir (ou pas) ? Que voudrais-je demander ? Des âmes proches participent-elles ?
	Porte de l'âme	Qui (quelle âme) frappe à ma porte ? Qu'est-ce que je recherche dans une union avec autrui ?
	Point de l'âme	Que dit mon âme ? Que me conseillerait l'innocence ? Qu'est-ce qui a vraiment de la valeur pour moi ? Qu'est-ce que mon âme a déjà vécu (p. ex. dans d'autres vies) ?
Niveau du corps	(7) Chakra couronne	Que sais-je au-delà de tout doute ? À quoi suis-je lié ? Qu'est-ce qui entre en moi ? Quelle croyance m'aide ?
	Chakra supérieur du front	Que sais-je véritablement ? En quoi ne suis-je pas clair ? Qu'est-ce que je veux ? En quoi ma volonté se rebiffe-t-elle contre le cours des choses ?
	Chakra de l'arrière de la tête	Quelle chanson m'offre la réponse à ma question ? Qu'est-ce qui remettrait tout en équilibre ? Que me manque-t-il pour être complet ?
	(6) Troisième œil	Qu'ai-je compris ? Qu'est-ce que cela signifie pour moi ? Qu'est-ce que je veux dire ? Quelle est mon idée ? Que devrais-je maintenant cibler ? Où devrais-je orienter consciemment mon énergie pour que quelque chose puisse croître ? Quel est le but que je poursuis ? Quelle est ma vision ? Qu'est-ce que j'essaie de contrôler et de manipuler ?

15. INT (ESPRIT) – QUESTIONS CLÉS/2ÈME PARTIE

	Chakra	Question
Niveau du corps	(5) Chakra de la gorge	De quoi ai-je peur ? Contre qui est-ce que je me défends ? Où est-ce que je bloque ? Où suis-je faux et porte un masque ? Qu'est-ce que je ne veux pas montrer de moi ?
	Chakra du thymus	Où me suis-je isolé et séparé ? Que dit le silence ? Quelle est ma vérité la plus profonde ? Qu'est-ce que j'incarne ? Où puis-je être attentif ? Qu'est-ce qui se passe de toute façon déjà ?
	(4) Chakra du cœur	Est-ce que je fais ce que je fais avec amour ? Qui est-ce que j'accuse ? À qui est-ce que je ne pardonne pas ? Qu'est-ce que je (ne) laisse (pas) m'approcher ? À quoi est-ce que je (ne) m'ouvre (pas) ? Qu'est-ce que je (n')accepte (pas) ?
	Points de la main	Qu'est-ce que je (ne) partage ou (ne) donne (pas) ? Qu'est-ce que je (ne) prends (pas) ? Qu'est-ce que je tiens ?
	Kalpa taru	À qui/à quoi je ne fais pas confiance ? De quoi je ne me crois pas capable ? Qu'est-ce que je crois ne pas pouvoir atteindre ? Qu'est-ce qui serait le *nec plus ultra* pour moi ? Où me fais-je (trop) de souci ?
	Points des coudes	Quels conflits est-ce que je crains/j'attire ? Avec qui ou quoi pourrais-je coopérer ? En quoi est-ce que j'œuvre à l'encontre d'autrui ?
	(3) Chakra du plexus solaire	Où est-ce que je me retire ? Quelle force est-ce que je retiens ? Où mon guerrier intérieur doit-il s'imposer ? Que n'ai-je pas pardonné ? Quelles émotions est-ce que je réprime ? Où dois-je prendre la responsabilité ?
	Hara	Qu'est-ce qui m'amène à mon milieu ? Et qu'est-ce qui m'en extrait ? Où est-ce que j'en arrive au fait ? Où est-ce que je perds ma force ?
	(2) Chakra sacré	Que dois-je faire pour percer le quotidien ? Qu'est-ce qui déclenche ma passion ? m'enflamme ? Qu'est-ce que je crée, apporte au monde ? ou pas ? Quels désirs et besoins dois-je vivre, lâcher ou transformer pour avancer ? Qu'est-ce qui tue ma joie de vivre ? De quoi ai-je honte ? En quoi suis-je trop sage ? *Quelles qualités féminines me sont demandées ?*

15. INT (ESPRIT) – QUESTIONS CLÉS/3ÈME PARTIE

	Chakra	Question
Niveau du corps	(1) Chakra racine	Où suis-je lâche ou peureux ? Qu'est-ce qui a besoin de protection et de sécurité ? De quoi ai-je besoin pour survivre ? Comment est-ce que je veux concrètement réaliser mon objectif ? (définir clairement l'objectif en termes de lieu, de temps, de personnes, etc.) Que ferais-je si j'étais un homme primitif ? *Quelles qualités masculines me sont demandées ?*
Niveau du corps	Points des genoux	Où suis-je rigide ? Où est-ce que je me tords ? Dans quelle direction vais-je (ou ne vais-je pas) ? Quelle est ma motivation ?
Niveau du corps	Points des pieds	Qu'y a-t-il à faire ? Où est-ce que je me tiens actuellement ? Quel est mon premier ou prochain pas ?
Niveau inférieur	Point inca	Que dit mon Soi profond ? Comment puis-je le mettre en contact avec la terre ? Comment puis-je l'ancrer ? Comment puis-je densifier mon énergie ? Où est-ce que je perds, dissémine et gaspille mon énergie ?
Niveau inférieur	Porte inca	Qu'est-ce qui nous renforce et nous rassemble ? Qui participe vraiment ? Où suis-je indécis ? Où est-ce que je ne m'engage pas ? Où et pour qui dois-je me décider ?
Niveau inférieur	Porte de guidance inférieure	Où vais-je chercher du soutien ? Qui m'aide de l'extérieur ? Quels rituels peuvent m'aider ?
Niveau inférieur	Centre de force de la terre	Où est ma force ? Quelles forces archaïques en moi peuvent m'aider ? Pour quoi donnerais-je ma dernière chemise ?
Niveau inférieur	Chakra des êtres vivants	Où les règnes végétal et animal m'aident-ils ? Où ai-je perdu mon naturel ?
Niveau inférieur	Étoile terrestre	Comment puis-je me faire aider par mère Terre ? Qu'est-ce que je me refuse ? Où suis-je devenu pusillanime et étriqué ? De quoi ai-je besoin pour faire le plein ? Quelles impossibilités puis-je rendre possibles ?
Niveau inférieur	Étoile du temps	Qu'y a-t-il à faire MAINTENANT ? Que ferais-je si le temps s'arrêtait ? Où est-ce que je me perds dans le passé et dans l'avenir ? Où est-ce que je fuis devant l'expérience la plus profonde de mes sens ?

16. INT (ESPRIT) – MANIFESTATION

	Chakra	Chemin de manifestation (de l'idée à sa réalisation)
Niveau supérieur	Étoile de l'espace Étoile céleste	Potentiel infini, possibilités cosmiques.
	Centre de la vocation	Possibilités liés à la vocation propre.
	Porte de guidance sup.	Possibilités maintenant disponibles et soutenues par des forces spirituelles supérieures (plan global de l'individu).
	Porte de l'âme	Le cas échant, participation et collaboration des âmes d'autres personnes ou êtres.
	Point de l'âme	Tâche ou vision personnelle suivante à accomplir.
Niveau du corps	(7) Chakra couronne	**Inspiration** : apport du potentiel nécessaire à l'accomplissement de la tâche, mélangé à une énergie de soutien supplémentaire, si l'on agit dans l'esprit du bien suprême.
	Chakra supérieur du front	**Formation de la volonté** : ajustement de la volonté propre à la volonté supérieure.
	Chakra de l'arrière de la tête	**Formation d'idées** : idées créatives, intuitives, de réalisation.
	(6) Troisième œil	**Formation d'idées** : idées constructives, formelles, de réalisation.
	(5) Chakra de la gorge	**Formation de vœux** : (trans)formation et concrétisation ludiques – « cela prend forme ».
	Chakra du thymus	Poids respectif de la part du faire et du non-faire, du travail spirituel et formel/commercial dans le projet.
	(4) Chakra du cœur	**Identifier les désirs profonds** : un désir encore flottant est rempli d'amour et rayonne ainsi vers l'extérieur
	Kalpa taru	Point de croisement entre l'idée sans forme et sa matérialisation.
	(3) Chakra du plexus solaire	**Formation de l'intention** : passage de l'idée à l'intention ferme de la réaliser.
	Hara	Persévérer dans la tâche propre avec sa force personnelle en restant bien centré.
	(2) Chakra sacré	**Plaisir au projet** : effort permanent pour tenir compte de ses besoins propres dans l'accomplissement du projet, ce qui donne par exemple : travail de routine/tâches plaisantes, travail/loisir, plaisir/déplaisir, orientation objet/personnes.
	(1) Chakra racine	**Planification concrète** de l'exécution, p. ex. organisation, calendrier, personnes participantes, etc. Ici commence la réalisation des intentions à travers des actes.
	Points des genoux	**Adaptation continuelle** du projet en cours aux données réelles.
	Points des pieds	**L'action** : organisation et réalisation successives des tâches nécessaires, pas à pas.
Niveau inférieur	Point inca	Ancrage du projet dans la terre (dans le bien suprême), création d'un vortex (tourbillon à effet aspirant) et d'un site énergétique qui attire ensuite des personnes, des moyens financiers, etc.
	Porte inca	Constance, engagement et détermination personnels à mener à bien le projet.
	Porte de guidance inférieure	Soutien des forces terrestres pendant la phase de matérialisation du projet.
	Centre de force de la terre	Soutien de forces pour la réalisation.
	Etoile terrestre	Ouvrir l'action propre à la plénitude de la mère Terre pour un succès débordant.

17. ACT – ENTRAÎNEMENT DES CHAKRAS/1ÈRE PARTIE

	Chakra	Exercices fortifiants pour un entraînement actif des chakras
Niveau supérieur	Étoile de l'espace	S'ouvrir à d'autres formes de vie. Faire l'expérience de sa propre place dans le cosmos. Télépathie transhumaine. Atterrir dans l'ICI en ce point de l'espace, avec tous ses sens.
	Étoile céleste	Rester en conversation personnelle avec Dieu le Père. S'exercer à la prière personnelle informelle. Travailler ou vivre en SON service.
	Centre de la vocation	Découvrir le sens personnel que l'on donne aux choses et ses dons propres. Rester fidèle à soi-même, dans la séduction et le conflit. Créer pour soi un code d'honneur.
	Porte de guidance sup.	Écouter les inspirations de ses instances de guidance côté lumière et, au besoin, demander de l'aide. Entrer en relation avec sa famille d'âmes.
	Porte de l'âme	S'ouvrir, par la méditation, à la présence éventuelle d'autres âmes et entrer en contact avec elles à la demande.
	Point de l'âme	Apprendre l'essentiel sur soi-même. Réduire au minimum ce qui distrait ou dévie du chemin propre de son âme. Contempler le chemin de son âme à travers les incarnations successives.
Niveau du corps	(7) Chakra couronne	Prier. Méditer. Faire le vide. Tenir un long contact oculaire avec son interlocuteur.
	Chakra supérieur du front	Explorer et laisser advenir la volonté de Dieu. Former sa propre volonté, en remplaçant dans les phrases de son monologue intérieur les mots « devoir » et « falloir » par « vouloir » et « pouvoir ».
	Chakra de l'arrière de la tête	Créativité pour soi-même, en tant qu'acte expressif (peindre, écrire, faire de la musique, bricoler, sculpter, donner forme).
	(6) Troisième œil	Rester concentré. Clarifier les pensées négatives ou bloquantes. Créer des représentations et des idées. Agir mentalement. Se donner des objectifs et se concentrer sur eux. Clarifier les phrases clé personnelles d'auto-sabotage.
	(5) Chakra de la gorge	Manifester en soi tous les types de sentiments. Exprimer des vérités inconfortables. S'adonner. Créativité pour d'autres. Actes expressifs (théâtre, chant). Jouer.
	Chakra du thymus	Quotidien silencieux. S'incliner devant tout. Cesser de faire. Ne pas penser. Ne pas parler. Vivre dans l'ICI et MAINTENANT. Admettre la télépathie et s'y exercer. Relation fluide avec son interlocuteur.
	(4) Chakra du cœur	Donner de l'amour. Vraie empathie. Être humain. Rencontrer les autres d'un cœur ouvert. Partager la tendresse. Éprouver de la compassion.
	Points des mains	Donner et prendre. Offrir et recevoir.
	Kalpa taru	Apprendre à faire confiance (à soi-même). S'attaquer à l'impossible et le rendre possible. Déplacer des montagnes par la foi. Donner sa dernière chemise pour ce qui nous tient vraiment à cœur.

17. ACT – ENTRAÎNEMENT DES CHAKRAS/2ÈME PARTIE

	Chakra	Exercices fortifiants pour un entraînement actif des chakras
Niveau du corps	(3) Chakra du plexus solaire	Expression des émotions. Exercer sa puissance. Chercher défis et combats. Dire oui/non. Se faire entendre. Rire. Appliquer sa volonté. Sport de compétition. Oser le conflit. Oser prendre des initiatives. Action. Chercher la performance. Promouvoir et exiger. Être aimable.
	Hara	Plongée dans ma nature et dans celle qui m'environne. Faire un sport de combat. Exercices de centrage comme le Qi-Gong et exercices avec la force de la Terre comme le Tai-Chi.
	(2) Chakra sacré	S'adonner aux plaisirs des sens et aux convoitises de toutes sortes. Vivre avec plaisir et agressivité. Sport sauvage. Voler des chevaux. Jouir de la sexualité. Être insolent.
	(1) Chakra racine	Exercices du plancher pelvien. Effort physique. Sport pour sentir sa propre force. Travail manuel. Action efficace au lieu de palabres. S'endurcir. Rechercher la sexualité, la vie de famille et du clan (ou la famille élargie, etc.). Hospitalité. Cadeaux matériels.
	Points des genoux	Accompagner. Être souple et adaptable, exécuter des mouvements à la fois orientés et ciblés. S'exercer aux processus du travail en équipe.
	Points des pieds	Chercher un point où l'on se tient fermement. Se fixer. Prendre une orientation. Construire du solide et du continu, pas à pas.
Niveau inférieur	Point inca	Écouter le soi profond. exécuter des exercices de contact à la terre. Réaliser les indications du Soi supérieur. Appliquer une discipline.
	Porte inca	Établir des relations guidées. Décider consciemment. Assumer les conséquences. Rester responsable. Honorer les ancêtres.
	Porte de guidance inférieure	Se laisser guider et aider par les forces de la terre. Présenter des offrandes. Exécuter des rituels chamaniques (avec les éléments, sorcellerie).
	Centre de force de la terre	S'atteler à sa mission et la réaliser. Entrer en transe. Rituels d'extase, danses de combat. Entrer pleinement dans sa force.
	Chakra des êtres vivants	Être attentif dans le maniement des trésors de la nature et de ses êtres vivants. Parler aux animaux, aux plantes.
	Étoile terrestre	Déplacer des montagnes, s'attaquer concrètement à l'impossible et le rendre possible. S'exercer à donner beaucoup et à recevoir beaucoup pour convoquer la plénitude.
	Étoile du temps	Être dans l'ICI de tous ses sens, de tout son ressenti et de toutes ses émotions développer la perception du temps à l'aide d'exercices longs et méditatifs.

18. ACT – Amour de couple/1ère partie

	Chakra	Niveaux de l'amour de couple
Niveau supérieur	Étoile de l'espace	**Notre amour est indépendant du lieu.** Nous sommes proches, quelle que soit la distance géographique qui nous sépare, car notre amour est PARTOUT.
	Étoile céleste	**Nous servons côte à côte.** Travail de deux personnes côte à côte, au service de la source. Aspiration commune au chemin de lumière dans une relation à trois avec Dieu.
	Centre de la vocation	**Nous avons une tâche commune.** Union de deux vocations. S'engager ensemble pour une mission plus élevée.
	Porte de guidance sup.	**Nous nous laissons guider (par des forces lumière).** Se laisser guider dans les actions communes par une tierce force.
	Porte de l'âme	**Nous deux recevons une troisième âme.** Faire la place pour une troisième âme, souvent vécue comme un désir d'enfant commun.
	Point de l'âme	**Nous sommes faits l'un pour l'autre.** Ressenti réciproque d'une rencontre d'âmes. Harmonisation des Sois supérieurs l'un par rapport à l'autre.
Niveau du corps	(7) Chakra couronne	**Je me sens chez moi quand je suis avec toi.** Commencer à porter l'amour à d'autres, vers l'extérieur. Laisser grandir l'amour au-delà de la relation de couple. Rayonner ensemble.
	Chakra supérieur du front	**Je respecte ton chemin et ta volonté.** Échanger la vérité. Dans la conversation, trouver un éclaircissement.
	Chakra de l'arrière de la tête	**Je suis créatif avec toi.** Tu m'inspires. Se stimuler mutuellement. Créer ensemble (art), fluidité plus créative
	(6) Troisième œil	**Je te comprends.** Apprendre à comprendre la personnalité de l'autre. Flirter ensemble. Partager des objectifs, des valeurs, des idéologies, des beaux rêves ensemble. Construire ensemble des châteaux en Espagne.
	(5) Chakra de la gorge	**Je me donne à toi.** Deux personnes se donnant l'une à l'autre. Pouvoir lâcher prise complètement en présence de l'autre. Pouvoir se donner aveuglément à lui. Jouer ensemble.
	Chakra du thymus	**Je SUIS avec toi.** Don total ensemble au flux du moment, au Ça. Vivre sans limite de temps et d'espace. Actions simultanées, dans le même esprit. Partager le quotidien. Jouir ensemble du nouveau. Être libre ensemble. Partager le silence.
	(4) Chakra du cœur	**Je t'aime.** Amour personnel. Tendresse, chaleur, proximité des cœurs, intimité. S'ouvrir ensemble aux miracles. Partager aussi les aspirations, le romantisme. Se tenir par la main.
	Points des mains	**Je te tiens.** Donner à l'autre un appui, de la protection et de l'amour. Dire à l'autre sans paroles : « Je t'aime ».

18. ACT – Amour de couple/2ème partie

	Chakra	Niveaux de l'amour de couple
Niveau du corps	Kalpa taru	**Je vais avec toi.** Créer un chemin commun. Avoir confiance l'un en l'autre et au chemin commun.
	Points des coudes	**Je te fais de la place.** Lutter l'un pour l'autre. Créer de la place pour l'autre.
	(3) Chakra du plexus solaire	**Je te veux.** Prendre clairement position l'un pour l'autre. Amitié. Inclination. Créer un état d'être actif l'un pour l'autre. Initiatives actives pour maintenir l'amour (par exemple cadeaux, activités communes, etc.). S'investir. Exiger et favoriser. S'aiguillonner et se soutenir mutuellement.
	Hara	**Je SUIS là pour toi.** Être pour l'autre le rocher assailli par les vagues. Remplir la relation de ses propres forces et seconder l'autre.
	(2) Chakra sacré	**Je te désire.** Désir sensuel. Feu. S'épanouir ensemble à la vie, au désir. Échange de sensualité. Partager dans le plaisir. Tension et picotements.
	(1) Chakra racine	**Je construis quelque chose avec toi.** Maîtriser concrètement le quotidien. Créer ensemble un lieu et l'entretenir. Désir physique et sexualité. Intimité, sécurité et appartenance.
	Points des genoux	**Je m'adapte à toi.** Adapter son chemin à celui de l'autre, sans se perdre.
	Points des pieds	**Nous allons ensemble.** Avancer ensemble dans une même direction. Construire activement pas à pas le chemin commun.
Niveau inférieur	Point inca	**Nous nous inclinons l'un devant l'autre.** Honorer l'autre pour ce qu'il est. Suivre énergiquement le chemin spirituel commun.
	Porte inca	**Nous nous sommes décidés l'un pour l'autre.** S'engager l'un envers l'autre. Se décider clairement pour la relation, dans toutes ses conséquences (mariage possible).
	Porte de guidance inférieure	**Nous nous laissons guider (par les forces terrestres).** Laisser l'action commune être guidée par une tierce force.
	Centre de force de la terre	**Nous plongeons ensemble dans la force puissante de la terre.** Partager la transe et l'extase. Exploser ensemble.
	Chakra des êtres vivants	**Nous vivons ensemble notre être archaïque.** Nous n'avons pas oublié que nous ne sommes qu'une partie d'un monde d'êtres vivants égaux entre eux et restons bien sûr en présence de l'autre.
	Étoile terrestre	**Nous nous ouvrons à la plénitude.** À travers l'amour commun, s'ouvrir au cadeau de la profusion de mère Terre et permettre à la relation de déborder de richesse et de plénitude.
	Étoile du temps	**Notre amour est au-delà du temps.** Pour nous, l'écoulement du temps n'est pas important, car notre amour existe MAINTENANT.

19. ACT – Sexualité dans le couple

	Chakra	Parties du corps	Joie de vivre et éros
Niv. supérieur	Chakras suprapersonnels	Minimum de corporéité et de mouvement ; seul compte le flux d'énergie ; important : les yeux	Extase lumineuse superconsciente. Sexualité spirituelle à la manière subtile et extrêmement sensible du tantrisme. Fusion des âmes pendant un moment.
Niveau du corps	(7) Chakra couronne Chakra de l'arrière de la tête	Les yeux, miroir de l'âme ; contact prolongé des yeux	Vraie rencontre des âmes. Profondeur d'âme. Désirs de fusion. Le besoin de contact corporel est secondaire.
	Chakra supérieur du front (6) Troisième œil	Voir : images intérieures, mots, représentations	Flirt. Jeu imaginatif. Érotisme verbal. Parler sexe. Excitation visuelle. « Ordres » érotiques. Excitation mentale par le pouvoir de représentation.
	(5) Chakra de la gorge	Voix : gémir et crier	Porte de l'abandon de soi. Jeu. Lâcher-prise. Perte de toute inhibition. Piquant. Curiosité.
	Chakra du thymus	Reposer dans les yeux de l'autre	Onde commune. Laisser « CELA » se produire.
	(4) Chakra du cœur Points des mains	Paumes, lèvres, bouche	Tendresse aimante, grande sensibilité ; aspiration, ampleur, « faire l'amour », romantisme, caresses
	Kalpa taru	Contact de tout le corps	Réunion des deux aspects de l'extase
	Points des coudes (3) Chakra du plexus solaire	Muscles, bras, mains	Tension entre lutter et céder, mener et séduire. Conquête, faire la cour, défi, combats au lit, pénétration. Exigence. Être bruyant. Taquiner.
	Hara	Région du nombril	Vibrer ensemble jusqu'à exploser.
	(2) Chakra sacré	Zones érogènes secondaires : langue, seins, endroits cachés	Plaisir. Exciter. Sensualité grisante. Désir avide. Désir lancinant. Lascivité. Libido. Décadence. Passion. Brûlure. Envoûtement. Magnétisme. Volupté.
	(1) Chakra racine	Zones érogènes primaires, surtout organes génitaux, fesses, anus	Avidité. Pulsion. Corporéité. Vivacité. Rudesse. Morsure animale. Agressivité. Engagement du corps entier. Sport au lit. Puissance.
	Points des genoux	Jambes	Tentation de résister face au pouvoir submergeant du plaisir.
	Points des pieds	Organes génitaux, périnée, pieds, anus	Avidité et luxure approfondies. Tension et détente.
Niv. inférieur	Chakras subpersonnels	Corporéité naturelle, archaïque et palpable	Extase terrienne hors la conscience. Sexualité spirituelle selon la nature sauvage primitive. Éveil du désir archaïque de pure vie. C'est l'instinct qui mène. Fusion des incarnations pendant un moment.

20. ACT – Rôles et archétypes/1ère partie

	Chakra	Archétype	Rôles joués	
			Excès vers le haut	Excès vers le bas
Niveau supérieur	Étoile de l'espace	Citoyen du cosmos	Adorateur d'ovnis	Petit bourgeois, esprit étriqué
	Étoile céleste	Serviteur, sage	Fanatique, missionnaire	Impie, blasphémateur
	Centre de la vocation	Guide appelé, préparateur du chemin	Truqueur (traître), chef de bande	Faiseur d'esbroufe, égaré
	Porte de guidance sup.	Guérisseur par la lumière, médium de lumière	Prétendu guérisseur, drôle de saint	Pratiquant de la spiritualité en solitaire
	Porte de l'âme	Mère, père	« Sur-mère », « sur-père »	Original, éternel célibataire
	Point de l'âme	(Comme un) enfant homme rayonnant	Profiteur	Sainte-nitouche
Niveau du corps	(7) Chakra couronne	Porteur de lumière, croyant, souverain	Infatué de soi, nihiliste, dogmatique	Incrédule, disciple aveugle, personne qui doute
	Chakra supérieur du front	Connaisseur, volonté forte	Cynique, disséqueur, analyste froid, dominateur	Ignorant, volonté faible
	Chakra de l'arrière de la tête	Esthète, visionnaire, inventeur, penseur hors des chemins battus	Excentrique , « flippé », drôle d'oiseau	Dans les nuages, rêveur
	(6) Troisième œil	Compréhensif, stratège, innovateur, optimiste	Manipulateur, contrôleur, teneur de fils, tacticien, séducteur, trop dans la tête	Pessimiste, chaotique, troublé, aveuglé, gourde, bâtisseur de châteaux en Espagne
	(5) Chakra de la gorge	Authentique, droit, joueur, artiste	Défenseur, menteur, égoïste, prétentieux, cherche à éblouir, se met en scène	Esclave, muet, se renie, joue à cache-cache, ignorant en matière d'art
	Chakra du thymus	Intègre, paisible, présent	Narcissique, arrogant, méprise la vie	Absent, « *lonesome cowboy* », cynique
	(4) Chakra du cœur	Aimant, homme de confiance, homme d'honneur, c?ur de lion, être humain	Veut se faire bien voir, bienfaiteur, samaritain, hautain, moralisateur, sentimental	Fait appel à la pitié, rampeur, lâche, larme-à-l'œil, mélancolique
	Points des mains	Partage	Rafle	Éloigne
	Kalpa taru	Chanceux, héros, roi, vainqueur	Dandy, bienfaiteur	Perdant, aigri
	Points des coudes	Équipier, compétiteur, lutteur	Querelleur, rebelle, veut toujours avoir raison	Évite les conflits, opportuniste, lâche

20. ACT – Rôles et archétypes/2ème partie

	Chakra	Archétype	Rôles joués	
			Excès vers le haut	Excès vers le bas
Niveau du corps	(3) Chakra du plexus solaire	Réalisateur, dirigeant, responsable, soutien, personnalité, viveur, gourou de la motivation, initiateur, éducateur	Sauveur, malfaiteur, séducteur, accusateur, assoiffé de pouvoir, diva, pacha, colérique, moteur, dominateur	Incapable de se débrouiller, victime, offenseur, impuissant, admirateur, fleur-des-champs, esclave, assujetti, chiffe molle
Niveau du corps	Hara	Puissant, archaïque	Tueur, bête primitive	Pauvre bougre, mari brimé
Niveau du corps	(2) Chakra sacré	Aventurier, effronté, vivant, plaisant, prend soin, jouisseur, sensuel, mystérieux, entraînant	Chercheur de diversité sexuelle, grossier, surexcité, sadique, drogué, maternant, vamp, bacchus, codépendant, jaloux, hystérique	Ennuyeux, pudibond sans vie, pâlot, masochiste, dépendant, envieux, pratiquant l'abstinence, desséché
Niveau du corps	(1) Chakra racine	Directeur de choc, défenseur, protecteur, bête de travail,sans peur, « homme de fer »	Qui a le dessus, conquérant, téméraire, frappeur, poussé par ses instincts, nymphomane, macho	Qui a le dessous, vaincu, valet, lâche, faiblard, figure pitoyable, robot, frigide
Niveau du corps	Points des genoux	Mobile, motivé, équipier	Inflexible, ours, tête de mule	Rigide, non motivé, opportuniste
Niveau du corps	Points des pieds	Constant, constructeur, les pieds sur terre	Naïf, activiste aveugle	Planant, popote
Niveau inférieur	Point inca	Enraciné, relié à la terre, moine, vénérable	Animal instinctif, ascète, ermite	Bavard, sans discipline, en quête de plaisanterie
Niveau inférieur	Porte inca	Décidé, lié	Romanichel	Étranger
Niveau inférieur	Porte de guidance inférieure	Chaman, médium de la terre, sorcière	Magiciens et sorcières gris et noirs	Victime de magie sans s'en douter
Niveau inférieur	Centre de force de la terre	Superman, amazone, guerrier	Forcené, sans connaissance, possédé	Domestiqué, mollasse, malade
Niveau inférieur	Chakra des êtres vivants	Homme nature, chasseur, cueilleur	Matador, écolo farfelu, rêveur	Consommateur, dégénéré
Niveau inférieur	Étoile terrestre	A « une pêche d'enfer », pleinement femme	Rafle, dominateur	Éternel perdant, Envieux
Niveau inférieur	Étoile du temps	Présent	Toujours en retard d'un train, rêveur de l'avenir	Absent, esclave du temps

Postface personnelle

Été 2005. Le guerrier est fatigué. De l'extérieur, le soleil brûle à travers ma fenêtre, et une joie agréable se répand dans mon cœur. Bravant les doutes et les difficultés, je viens enfin de terminer le livre, tout entier contenu dans l'ordinateur portable. Ouaouh ! Je l'ai écrit presque par hasard. Un jour, je me suis rendu compte du nombre croissant de bouts de papier, sur mon bureau, remplis d'observations et d'expériences de guérison spirituelle, que moi et beaucoup d'autres guérisseurs - amis ou de mon cercle de connaissances - ont accumulé au cours de longues années de pratique. Un formidable savoir s'était ainsi constitué sur notre système des chakras. Quel ne fut mon étonnement en découvrant qu'il n'existait encore aucun livre sur le marché qui transmettait un tel savoir. J'en aurais pourtant bien eu besoin à l'époque. Et comme j'ai l'esprit pionnier, je me suis assis devant mon ordinateur et y ai entré toute la richesse de mes bouts de papier. Puis, je me suis dit : « Après tout, il y en a peut-être d'autres qui pourraient être intéressés par un tel livre. » Deux ans après, par une lourde soirée d'été, le livre était enfin achevé.

Le doute, parfois, s'était emparé de moi. Dois-je oser me pencher si loin par la fenêtre et, défiant tous les risques, porter aux hommes ma découverte des deux dizaines de nouveaux chakras ? Je ne me sens aucune capacité exceptionnelle, ni de maître illuminé, ni de médium infaillible, ni de thérapeute miraculeux. Mais une inspiration d'une force incroyable, joyeuse et aimante, me poussait à écrire malgré tout ce livre. Arrivé au bout, les doutes sont tombés ; peut-être parce que j'ai renoncé à toute prétention de perfection ou d'absolue vérité ; ou parce que les phénomènes décrits dans ce livre se reflètent quotidiennement dans mon travail et celui de beaucoup d'autres ; et certainement parce que je ne suis pas le seul à connaître ce que j'ai écrit ainsi. Le soutien, les encouragements et la curiosité brûlante que mon entourage a manifesté à propos de ce livre, ont fait naître en moi beaucoup d'amour, de force et de courage. Des hasards curieux confirmèrent encore ces dernières semaines des données sur les chakras les moins sûrs. De sorte que je peux avec bonne conscience soumettre mes trouvailles à mes honorables lecteurs. J'ajouterai seulement que chacun ne sera de toute façon inspiré et touché que par les passages dont il veut et peut l'être. Un ouvrage pour tous n'existe pas, et pourtant, chacun peut trouver dans presque tout ouvrage les cadeaux qui lui sont destinés.

Ce livre a été réalisé dans le cadre du projet global
– Le pont –
pour un cheminement aux limites de la psychologie et du travail de guérison spirituel.

Remerciements de la fin

Ce livre est dédié à ceux qui essaient de vivre de tout leur cœur et de toute leur force au service du travail de guérison. Ce sont souvent des personnes qui, sans faire beaucoup de bruit et avec l'évidence d'un amour et d'un dévouement inimaginables, assistent d'autres personnes dans les moments et des tournants difficiles de leur vie.

Certaines auraient mérité d'être nommées ici. Deux d'entre elles ont particulièrement parrainé la parution de ce livre – je leur dois ma plus profonde gratitude.

Anja Corinna Straßner

Une guérisseuse, psychothérapeute et compagnonne de route expérimentée, au service de la source. Je lui dois les photos illustrant les positions des chakras – et encore bien davantage.

Nemi Nath

Une guérisseuse et instructrice d'exception, et surtout un être merveilleux, en présence de qui certains centres énergétiques décrits ici se sont révélés à moi pour la première fois.

Bibliographie

Sur les chakras

À la découverte des chakras, Pauline Wills, éd. Guy Trédaniel
Chakras et archétypes, Ambla Wauters, éd. Guy Trédaniel
L'énergie des chakras, Marianne Uhl, éd. Guy Trédaniel
Chakras, énergie, massage, Marianne Uhl, éd. Guy Trédaniel
Les 21 chakras – Champs d'énergie de la vie, Marianne Uhl, éd. Guy Trédaniel
Exploration de soi et santé par les chakras, Klausbernd Vollmar, éd. Guy Trédaniel
Vivre ses chakras, J. Walter, Courrier du Livre
Les chakras – les centres de l'énergie vitale en l'homme, P. Rendel, Courrier du Livre
Les chakras, connaissance et harmonisation, L. Simpson, Courrier du Livre

Autres

Wheels of Life, Anodea, Judith, St. Paul, 1992
The Tao of voice, Chung-Tao Cheng, Stephen. Montréal, 1991
Manuel de lithothérapie, Gienger Michael, éd. Vega, 2005
L'univers dans une coquille de noix, Hawking Stephen, O. Jacob, 2001
Love is in the earth, Melody, Wheat Ridge, 1995
Healing with whole foods, Paul Pitchford, Berkeley, 1993
Cheng Hsin – The principles of effortless power, Peter Ralston, Berkeley, 1989

Les planches couleur

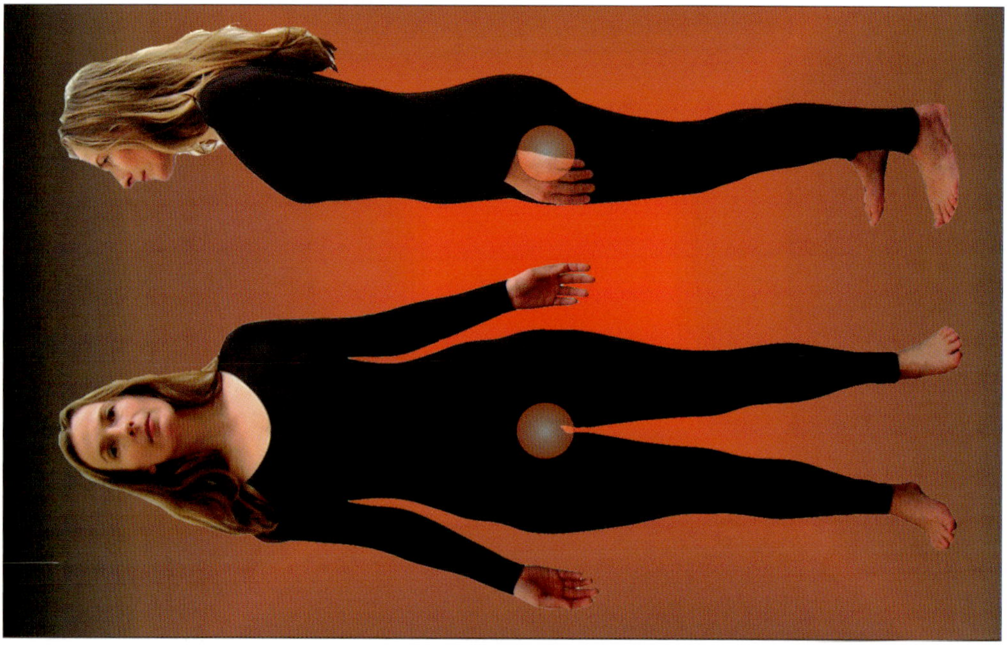

1er chakra : Chakra racine.

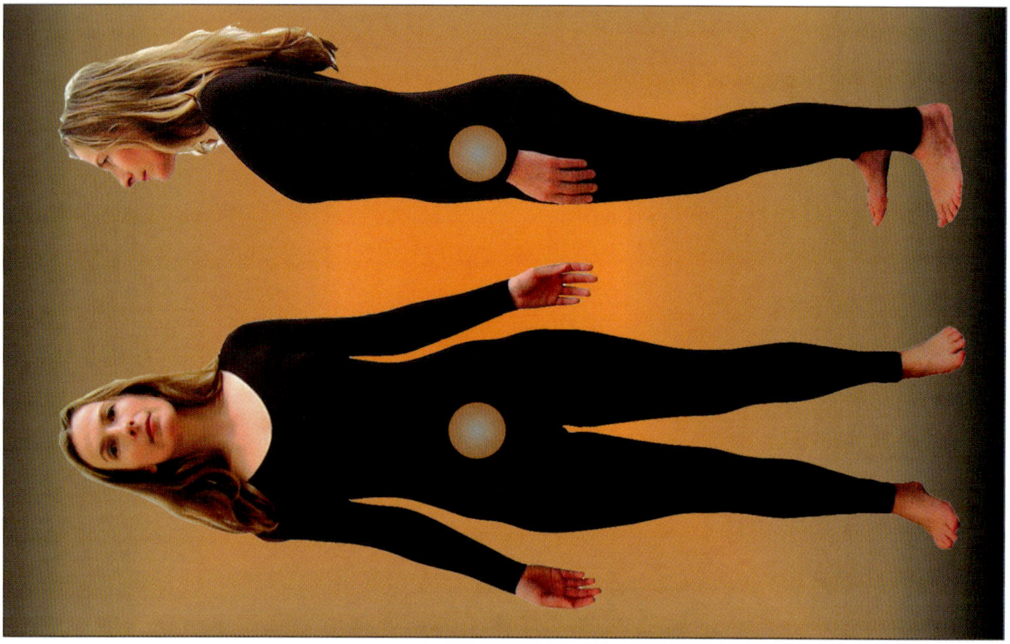

2e chakra : Chakra sacré.

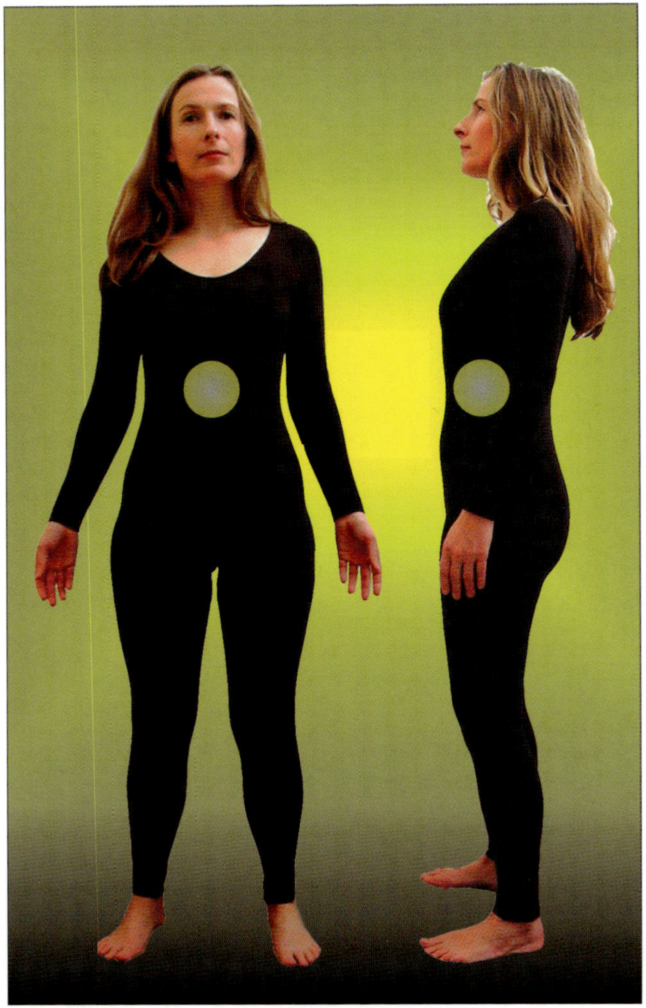

3e chakra : Chakra du plexus solaire.

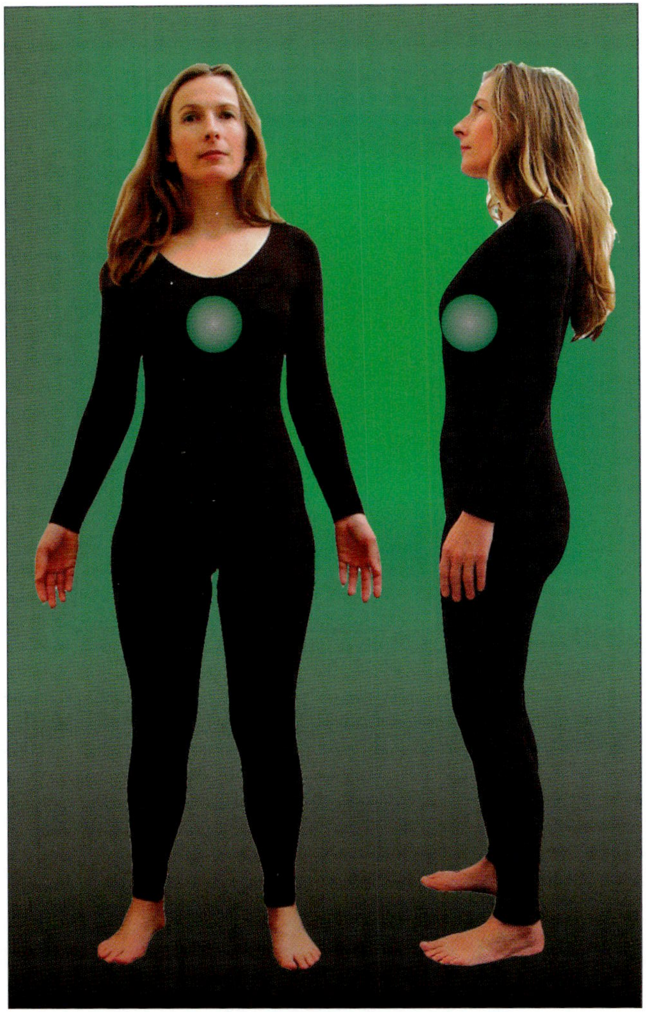

4e chakra : Chakra du cœur.

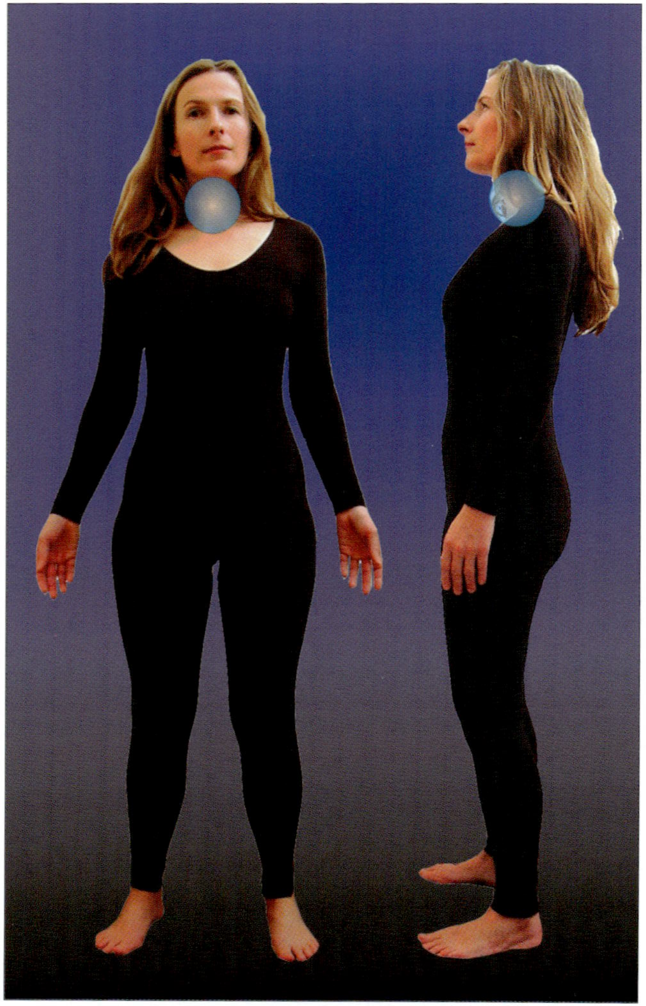

5e chakra : Chakra de la gorge.

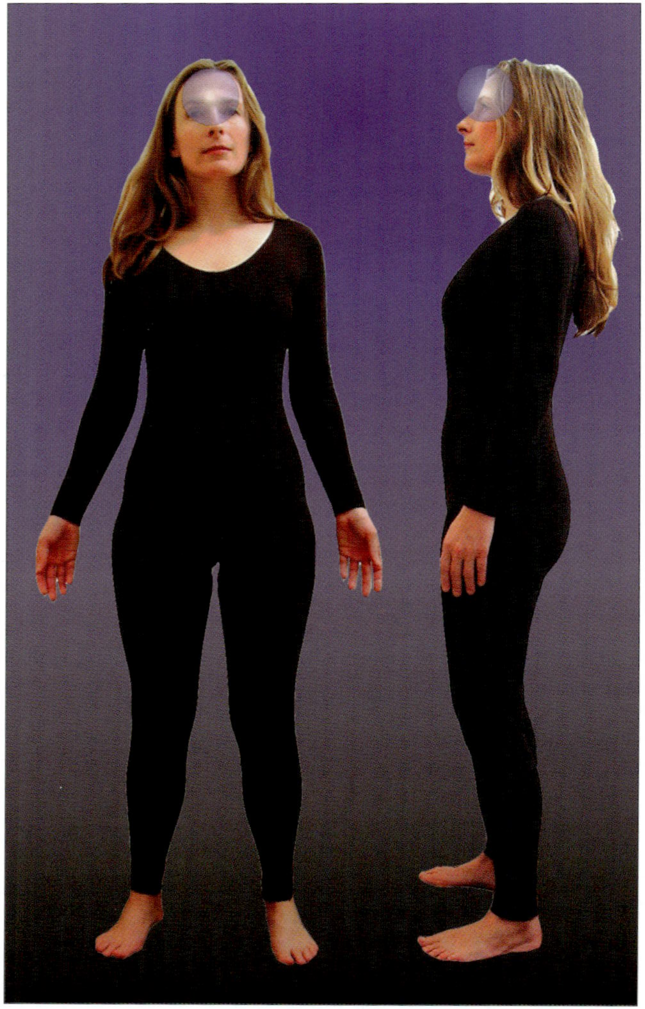

6e chakra : Chakra du troisième œil.

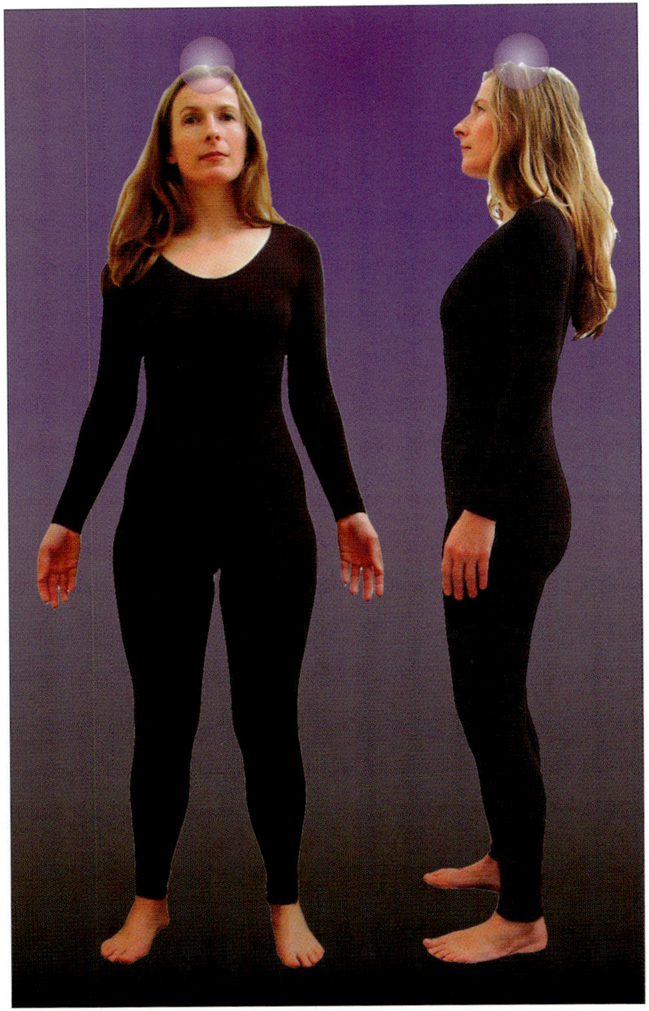

7e chakra : Chakra couronne.

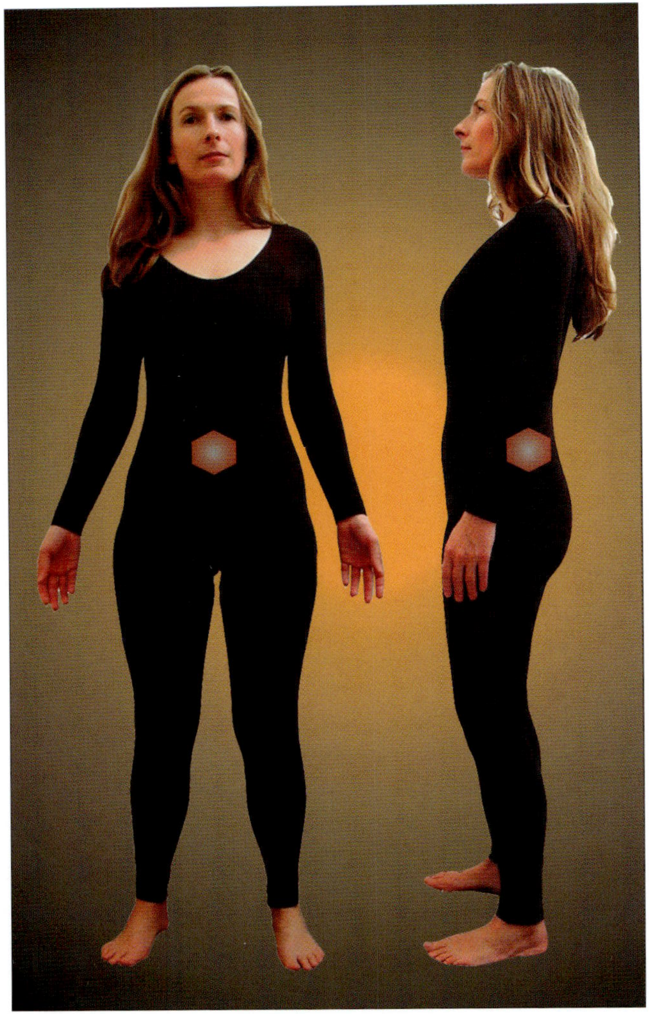

8e chakra : Hara.

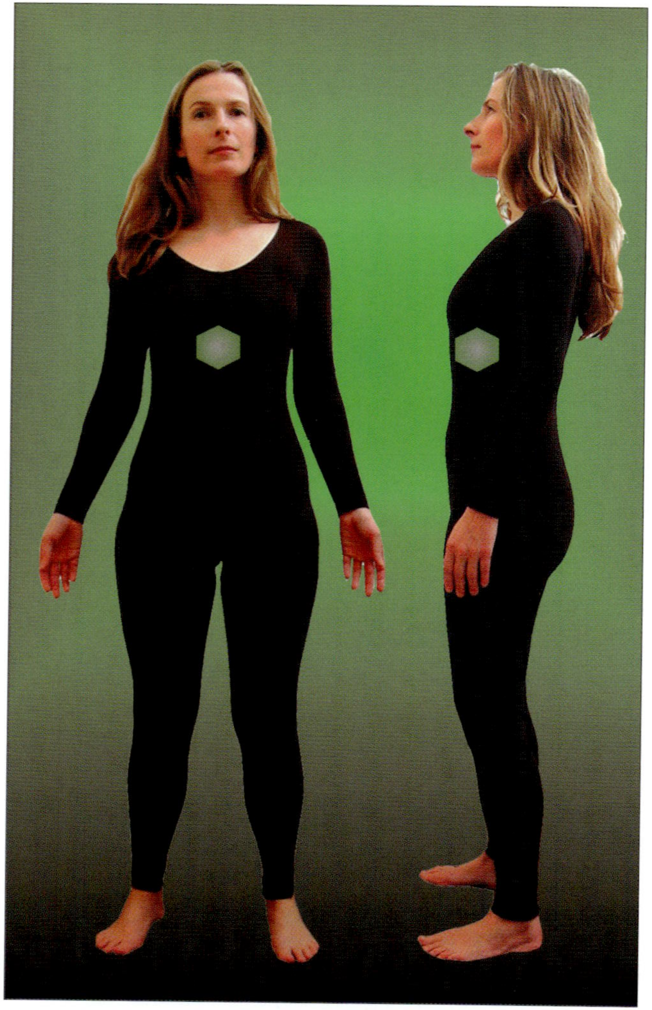

9e chakra : Kalpa taru.

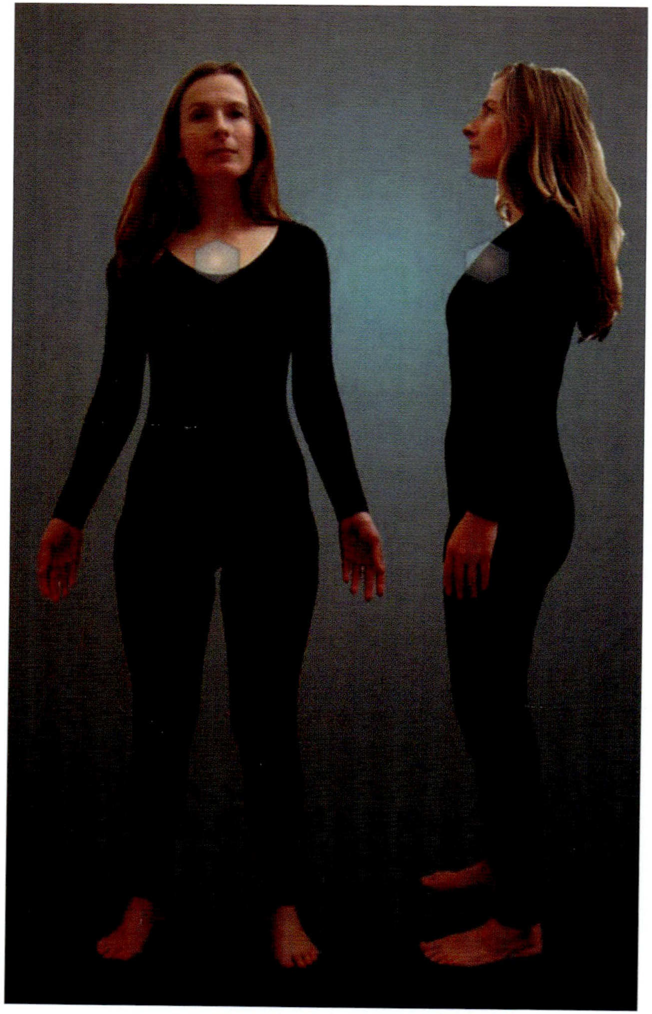

10e chakra : Chakra du thymus.

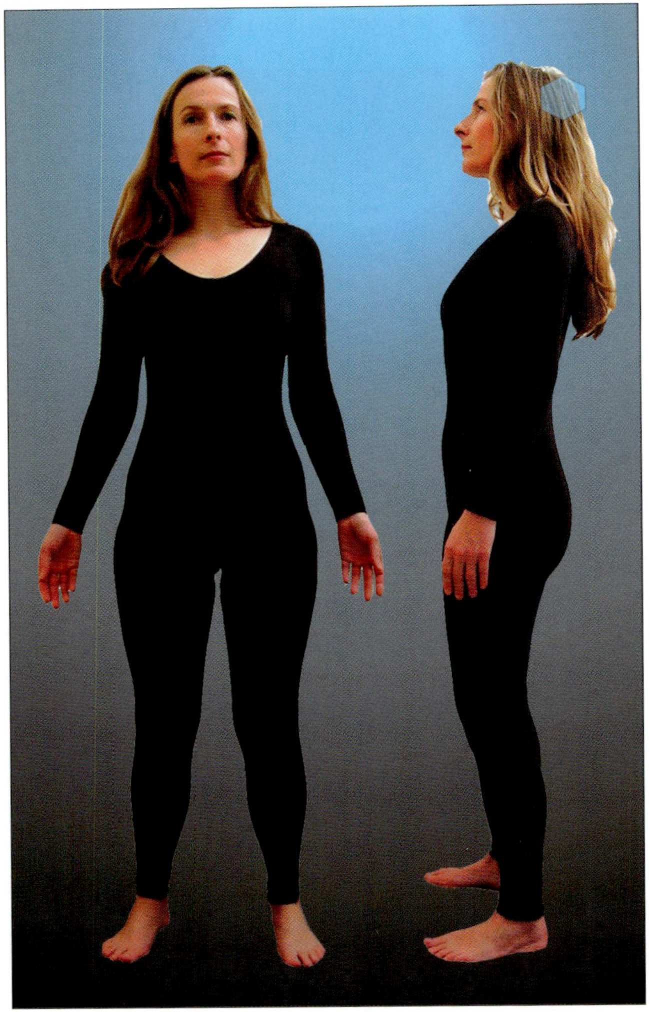

11e chakra : Chakra de l'arrière de la tête.

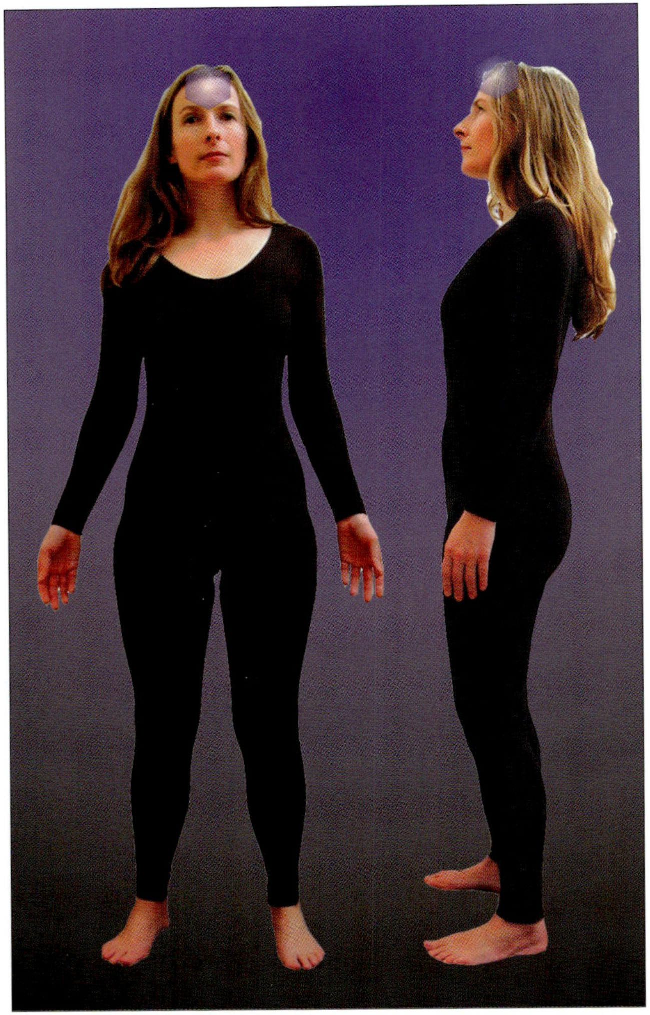

12e chakra : Chakra supérieur du front.

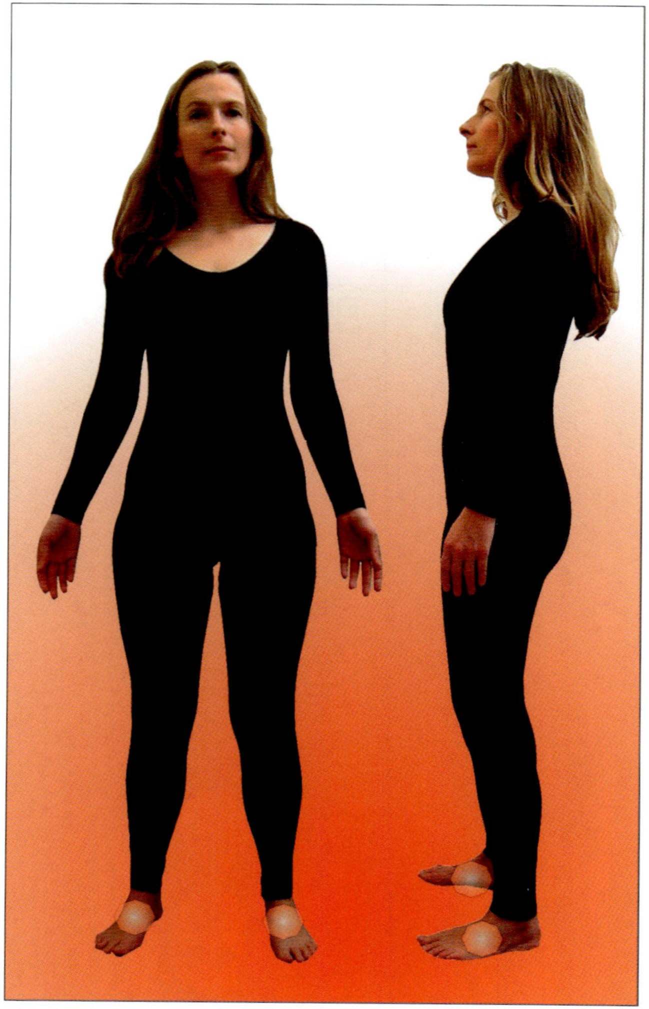

13e chakra : Points des pieds.

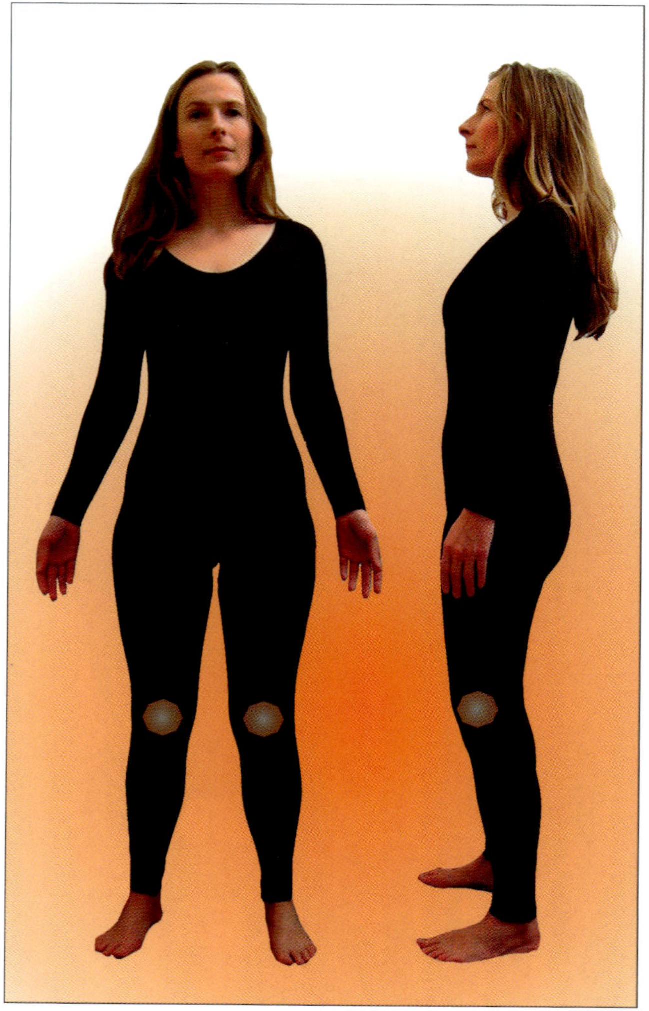

14e chakra : Points des genoux.

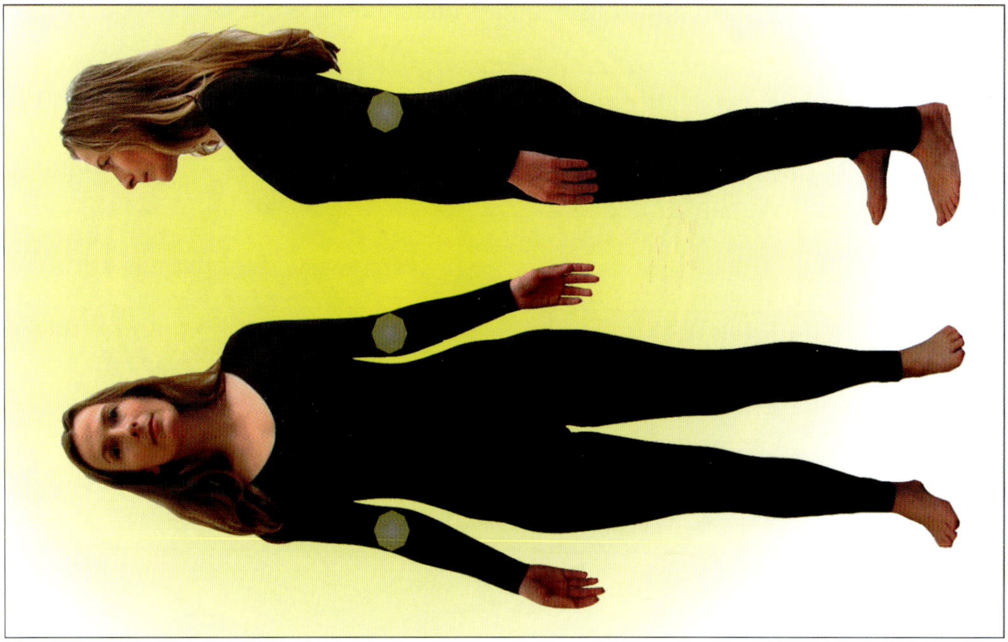

15e chakra : Points des coudes.

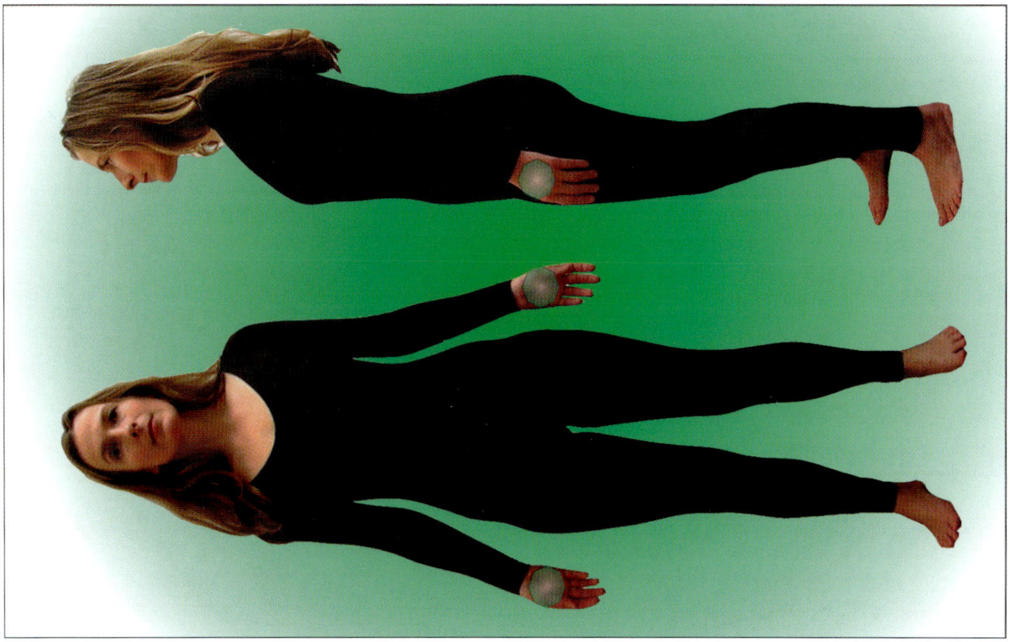

16e chakra : Points des mains.

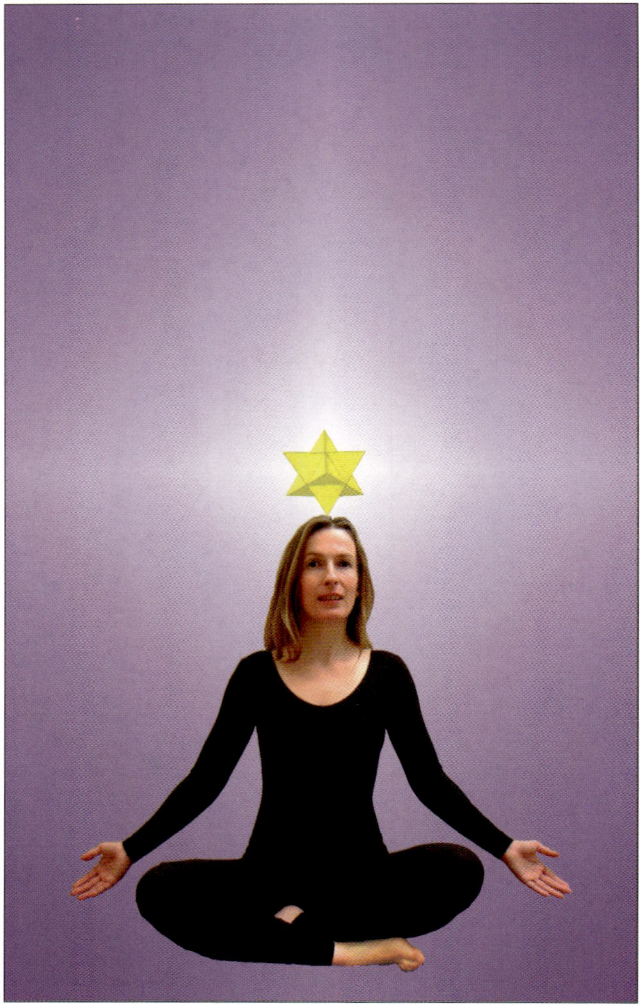

17e chakra : Point de l'âme.

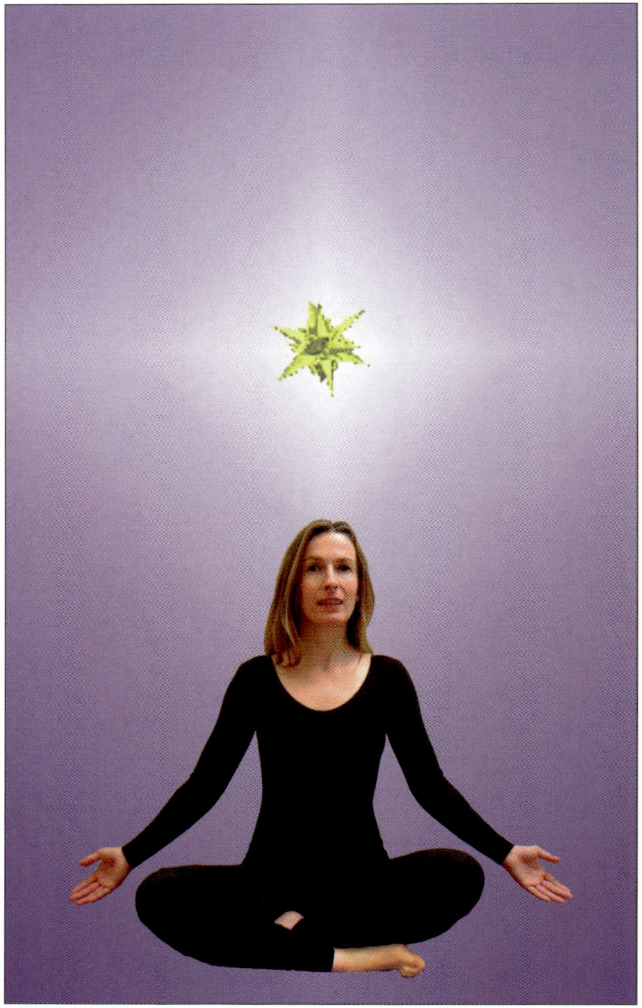

18e chakra : Porte de l'âme.

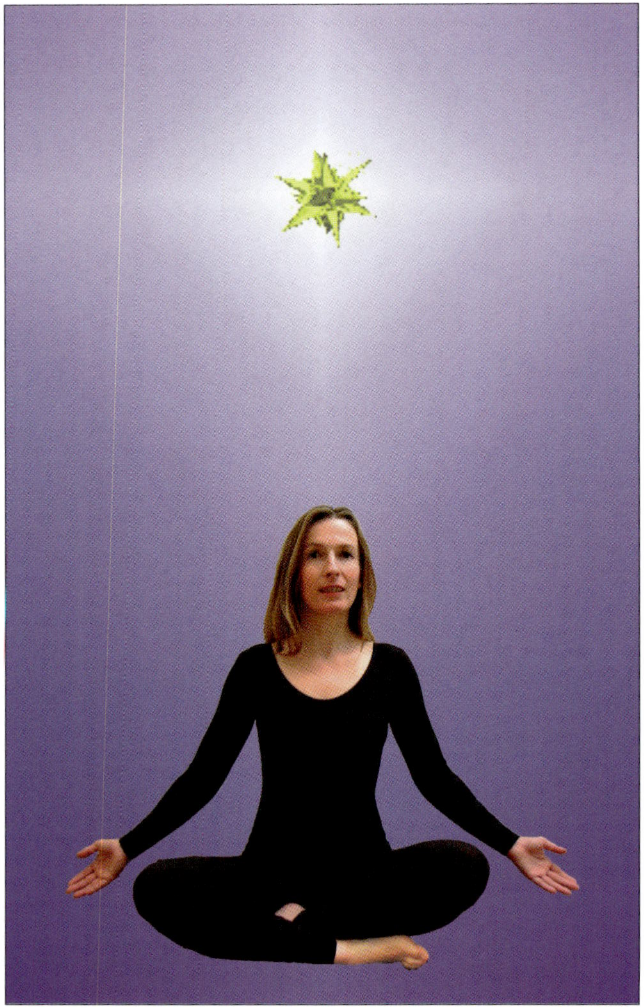

19e chakra : Porte de guidance supérieure.

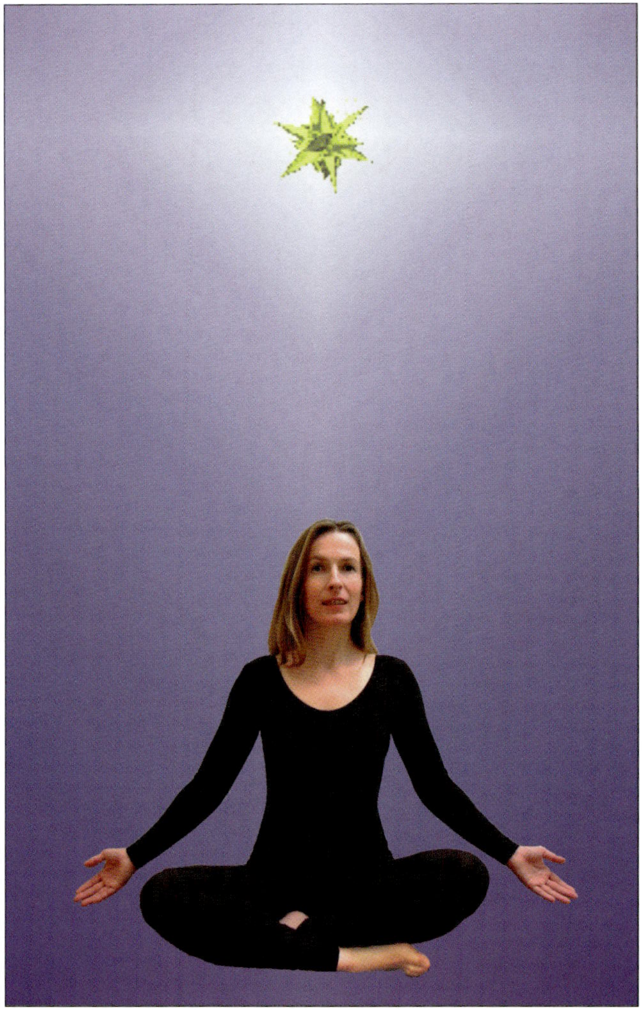

20e chakra : Centre de la vocation.

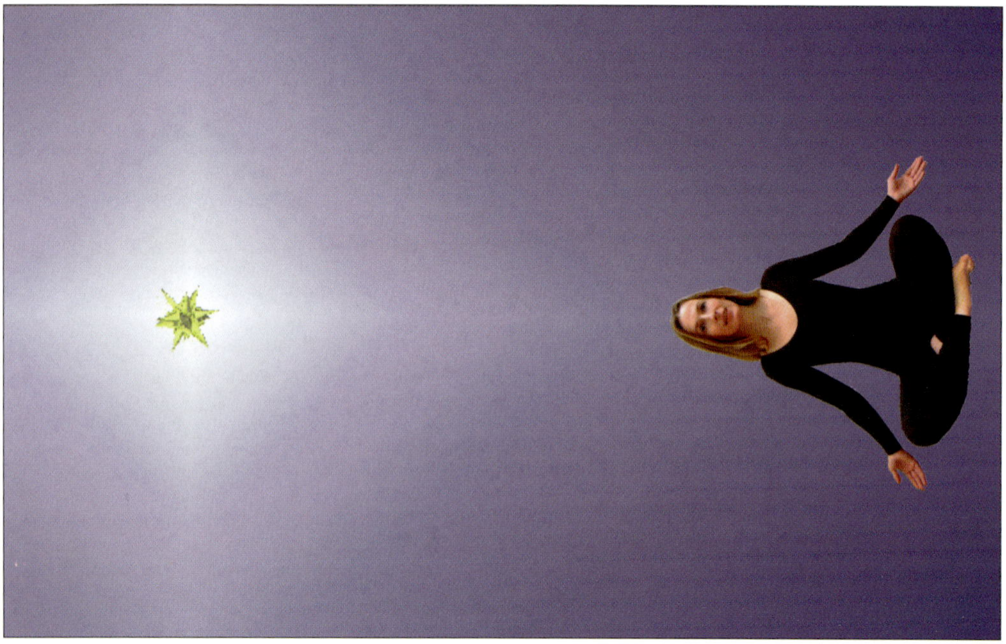

21e chakra : Étoile céleste.

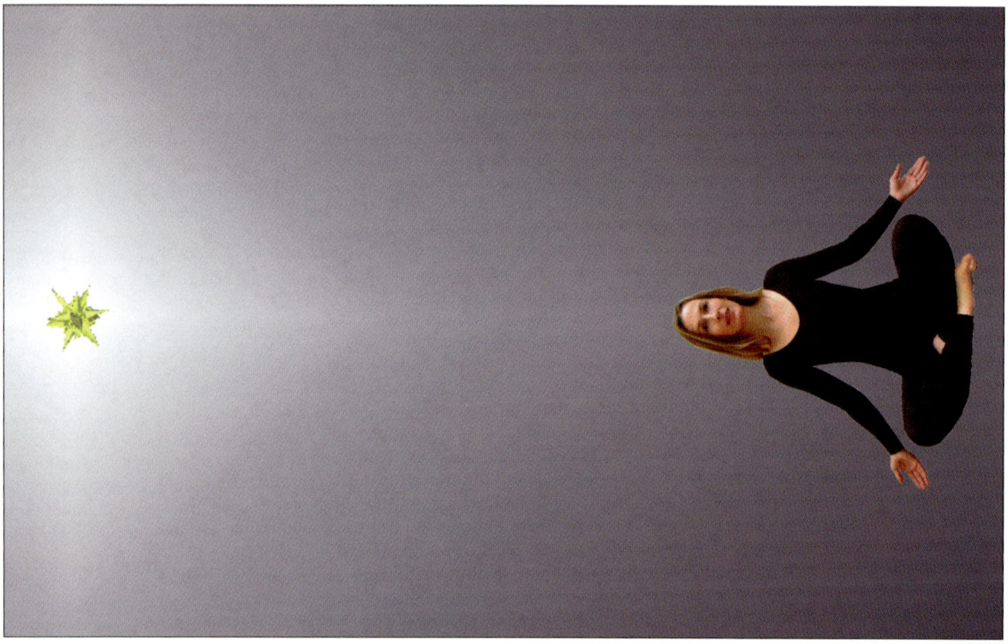

22e chakra : Étoile de l'espace.

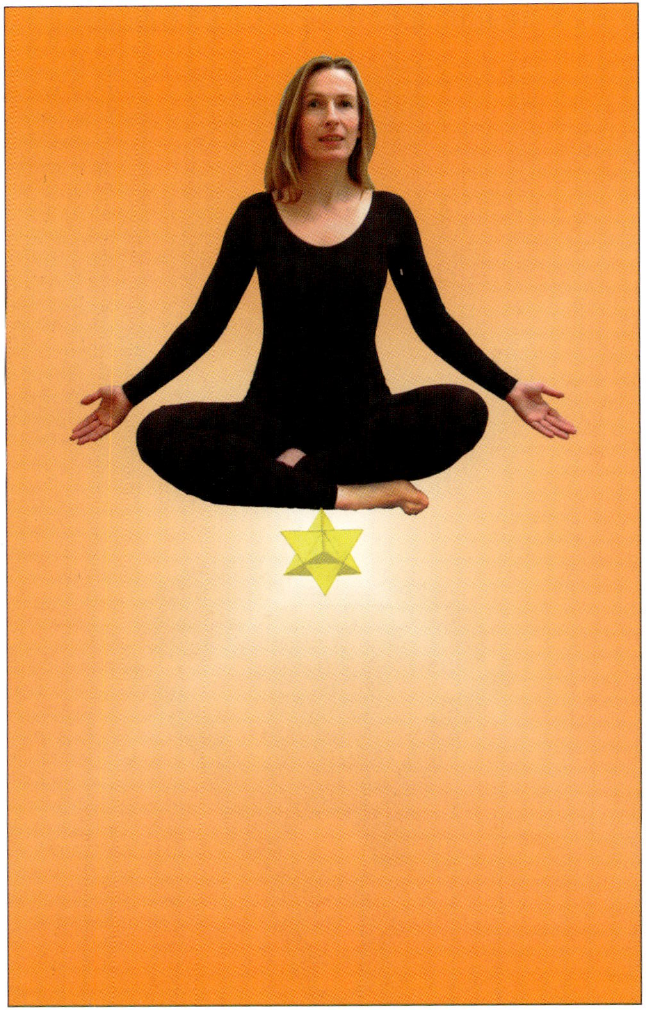

23e chakra : Point inca.

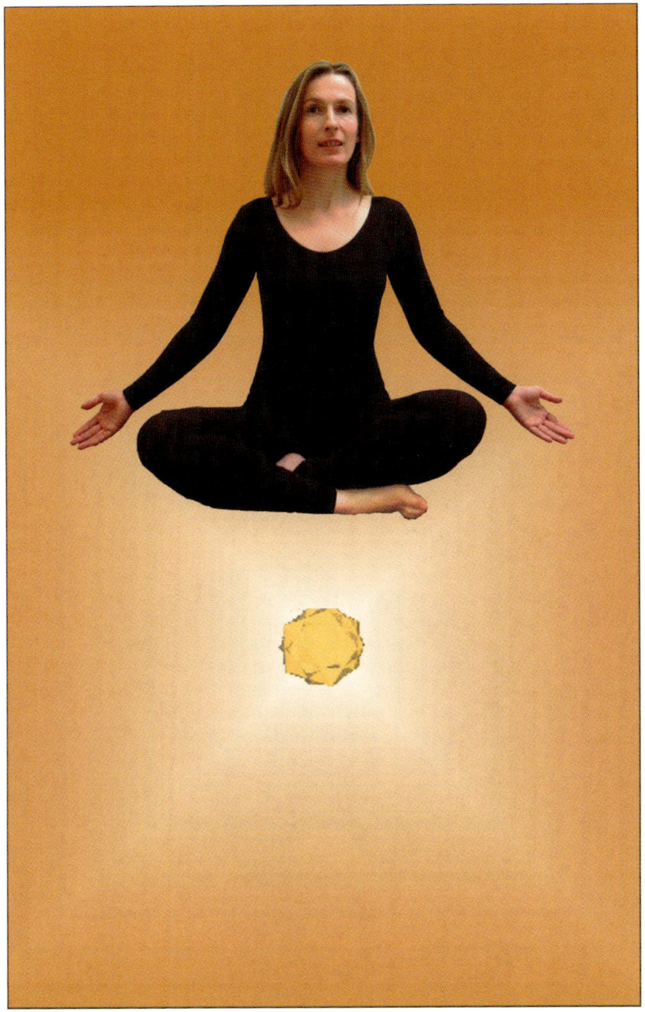

24e chakra : Porte inca.

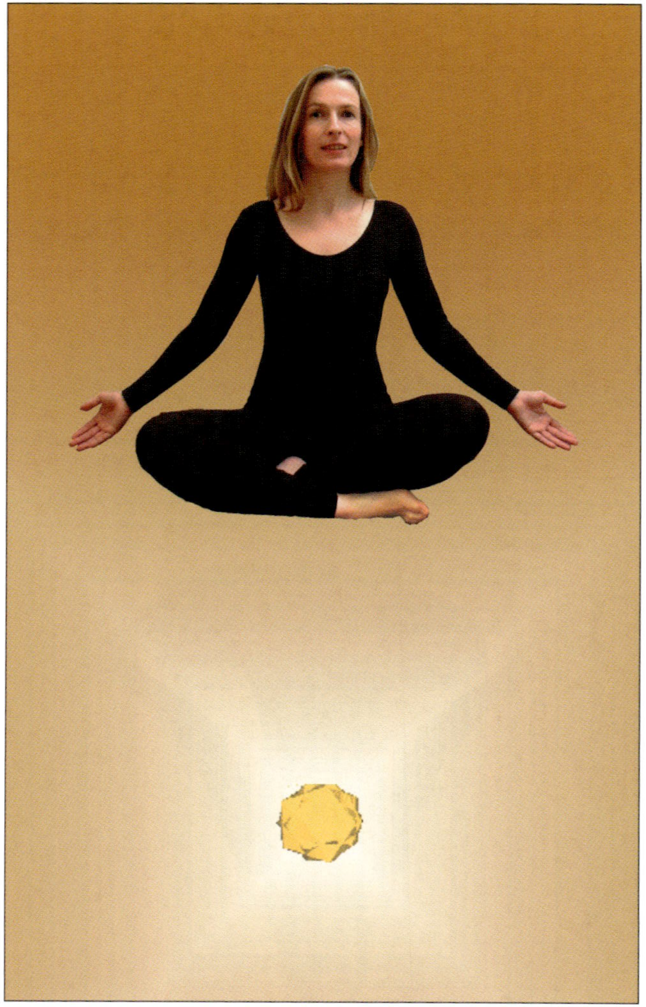

25e chakra : Porte de guidance inférieure.

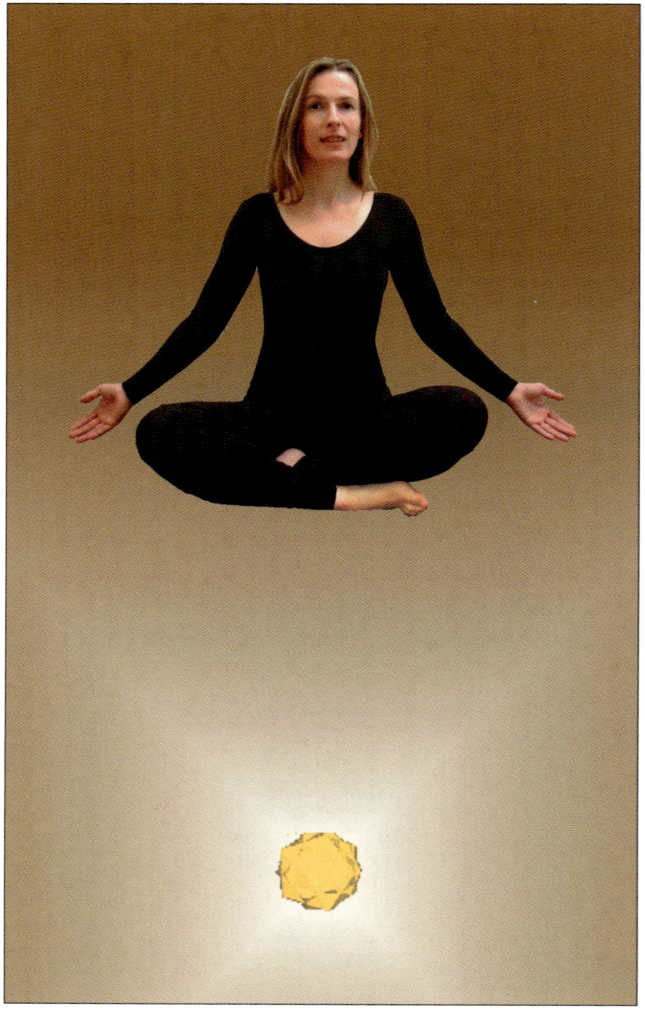

26e chakra : Centre de la force terrestre.

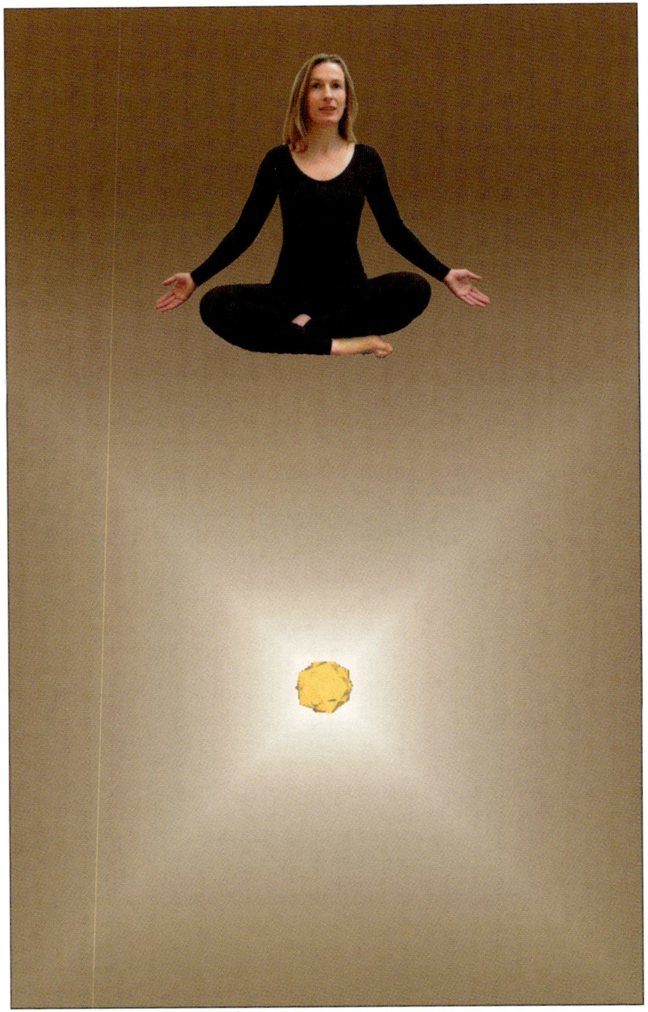

27e chakra : Chakra des êtres vivants.

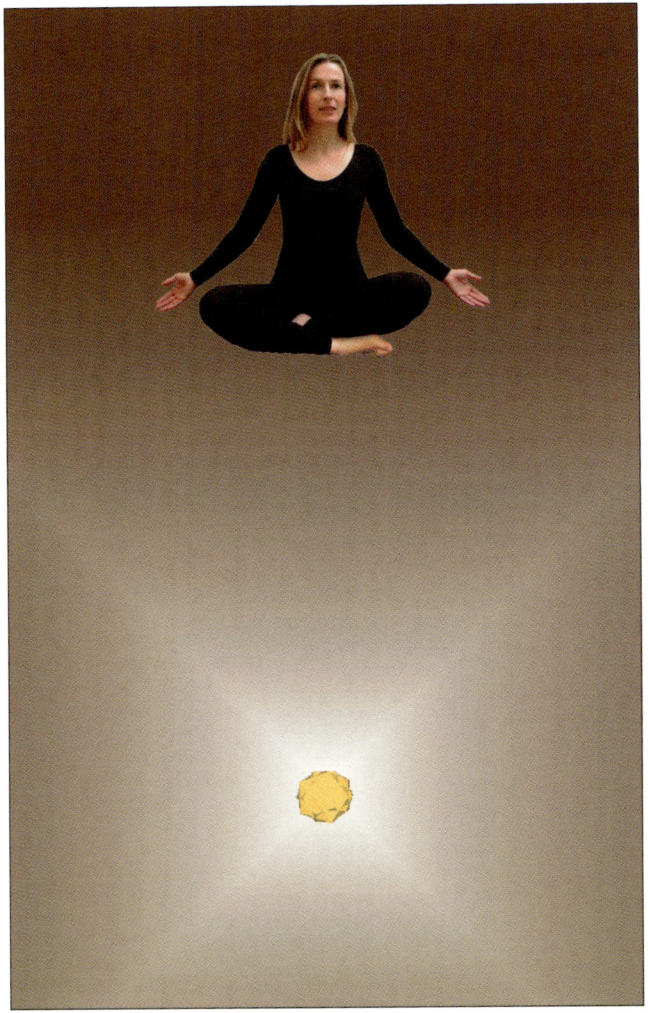

28e chakra : Étoile terrestre.

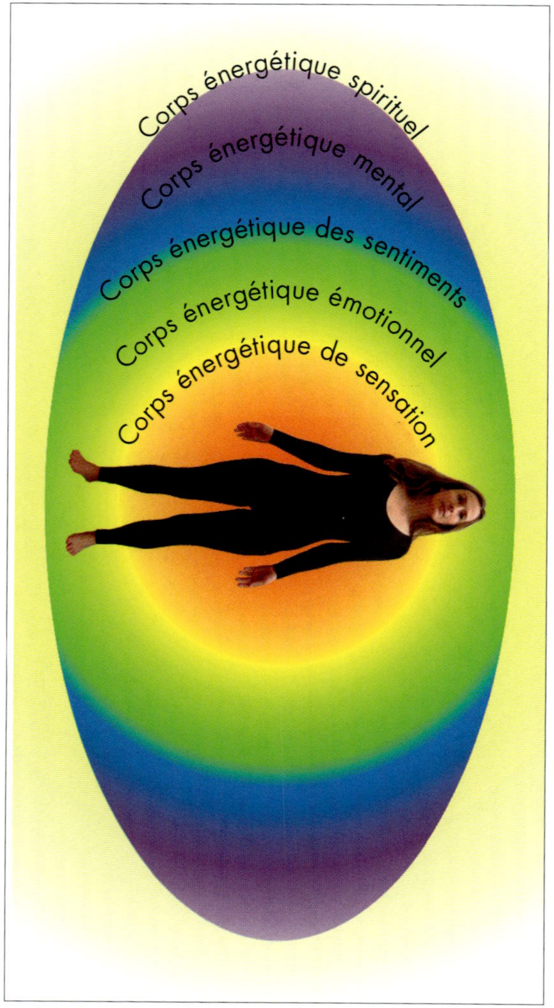

Structure de l'aura.

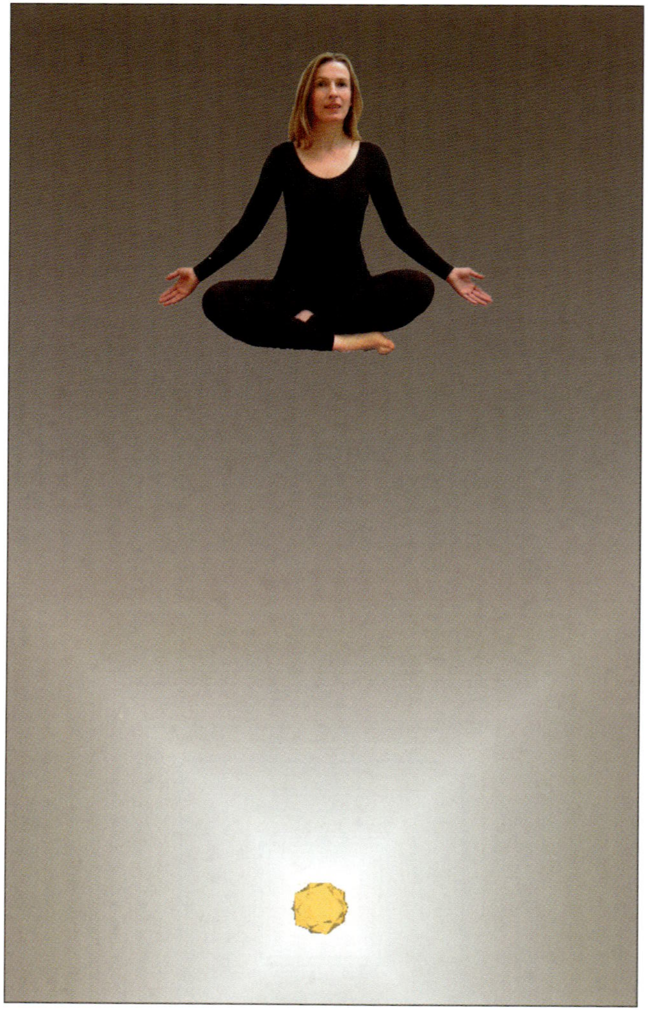

Chakra hypothétique : Étoile du temps.

Les chakras corporels

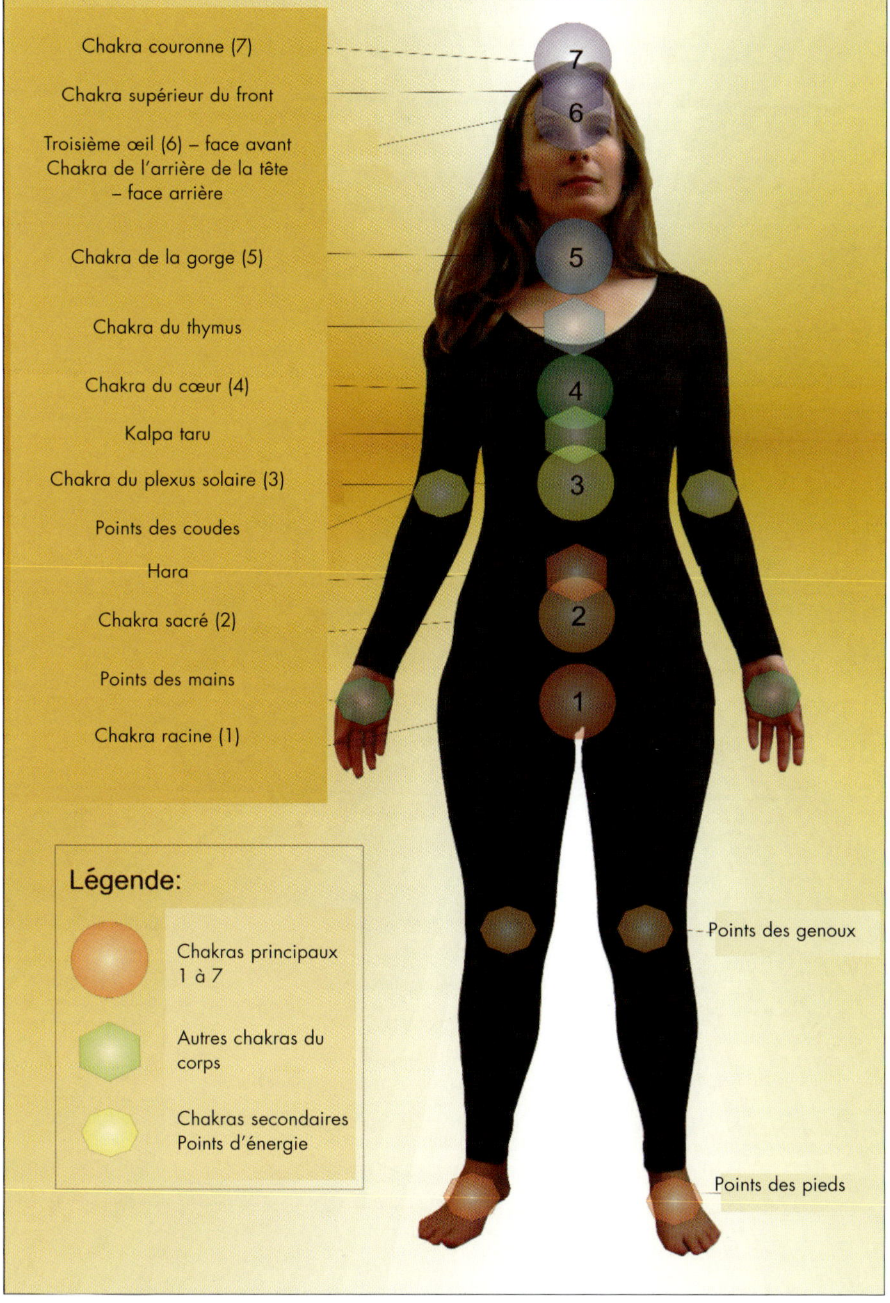

Les chakras transpersonnels

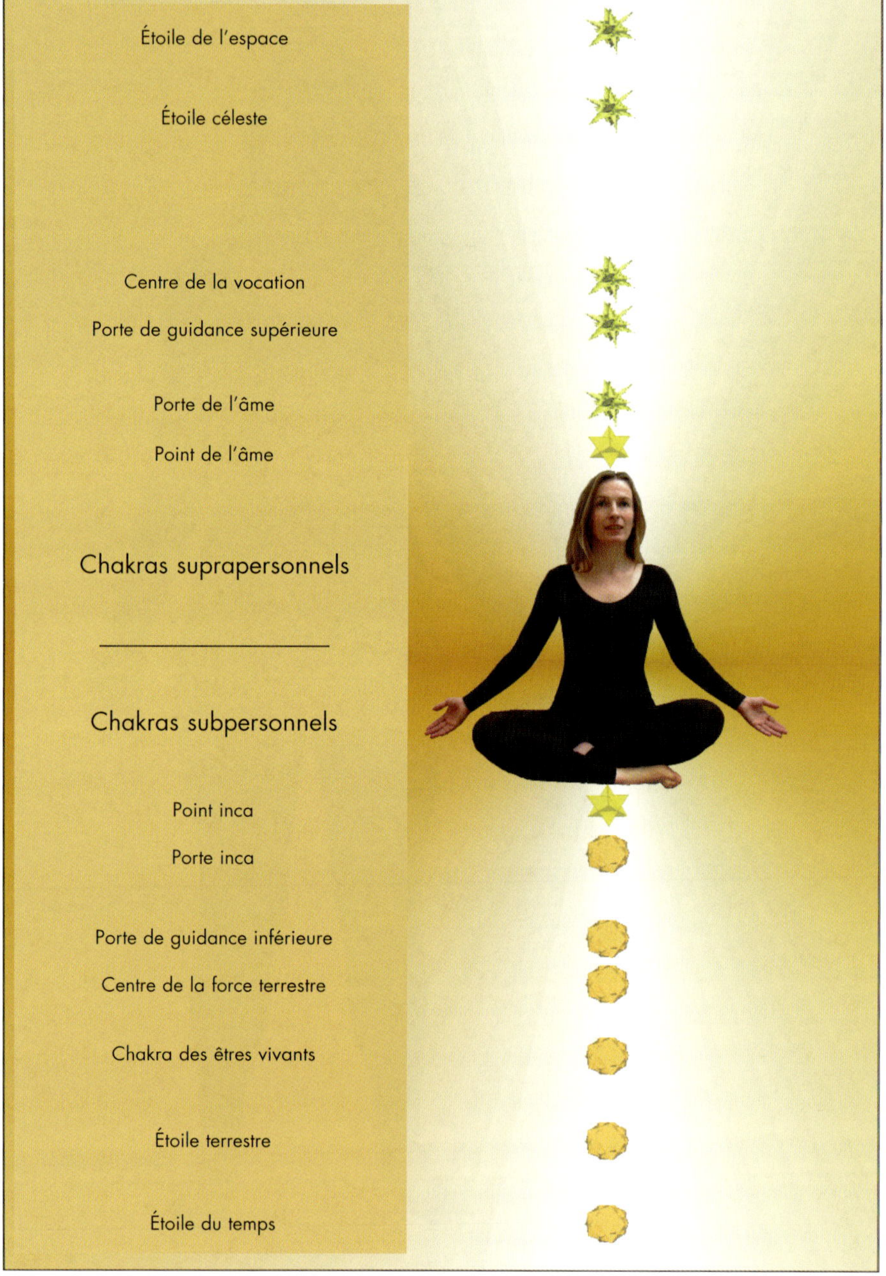

Liaisons particulières entre chakras

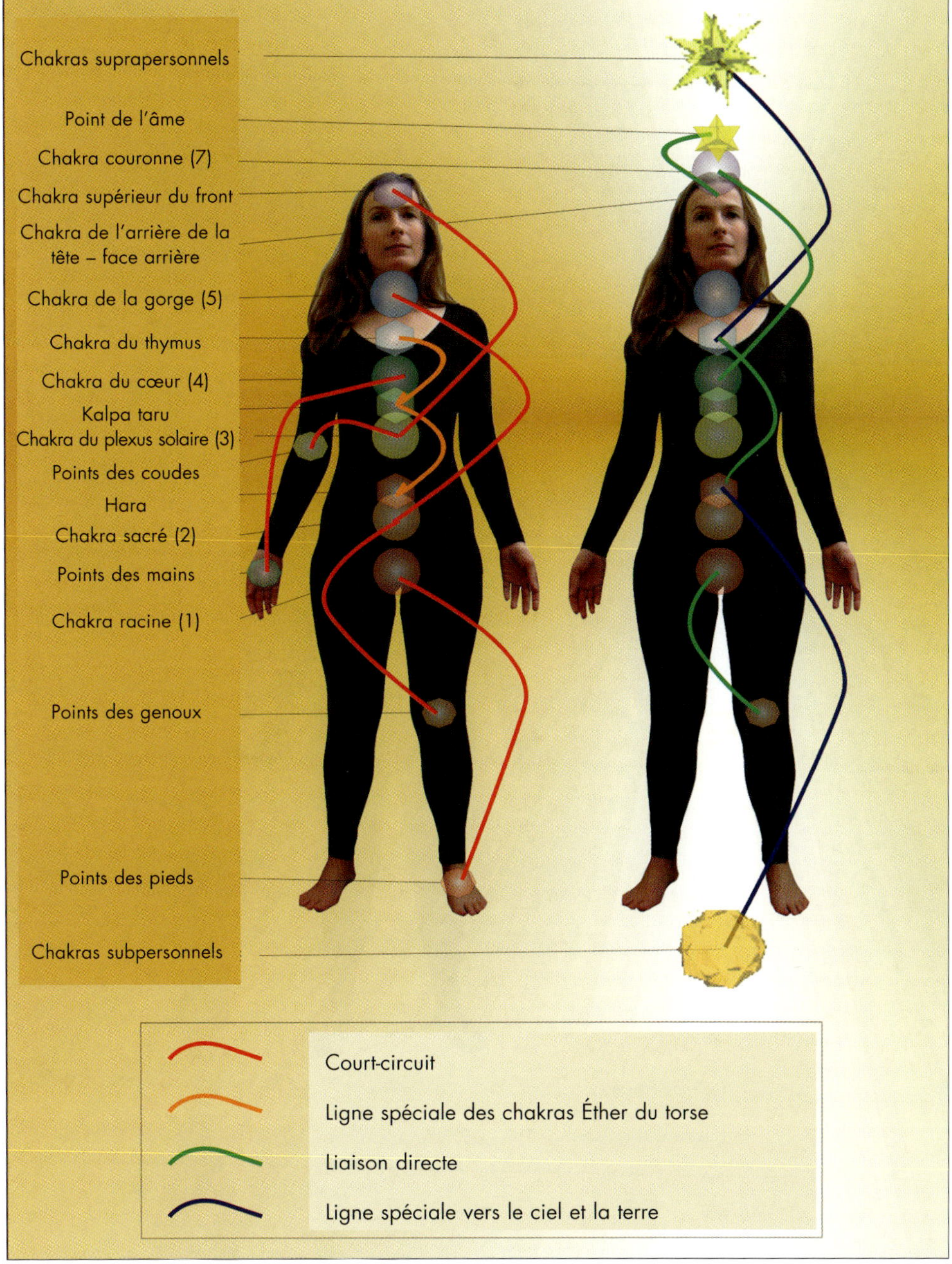

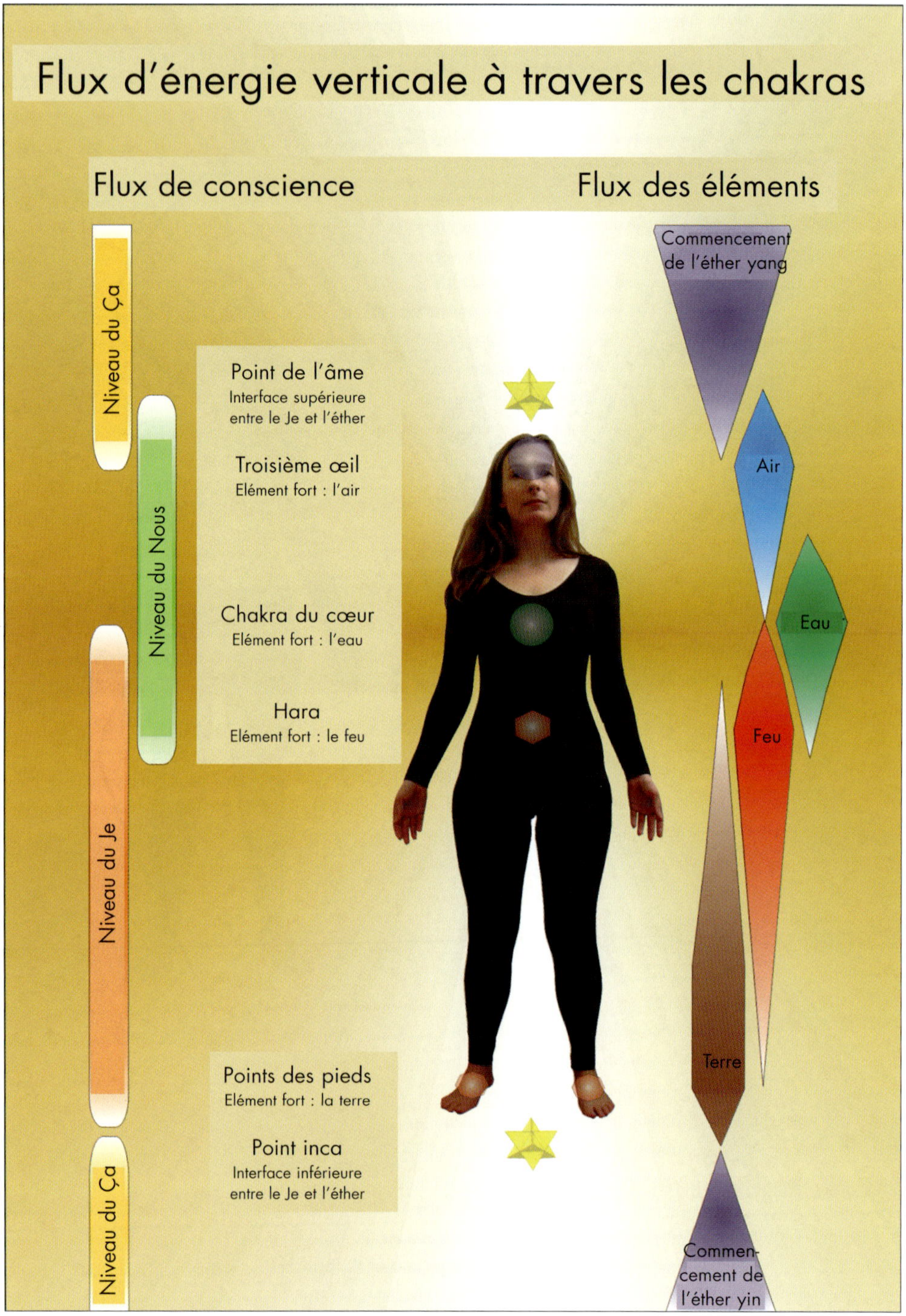
Flux d'énergie verticale à travers les chakras
Flux de conscience
Flux des éléments
Niveau du Ça
Niveau du Nous
Niveau du Je
Niveau du Ça
Point de l'âme
Interface supérieure entre le Je et l'éther
Troisième œil
Elément fort : l'air
Chakra du cœur
Elément fort : l'eau
Hara
Elément fort : le feu
Points des pieds
Elément fort : la terre
Point inca
Interface inférieure entre le Je et l'éther
Commencement de l'éther yang
Air
Eau
Feu
Terre
Commen-cement de l'éther yin

Les couleurs des chakras corporels (Tableau 1. EXT)

Chakra	Couleur principale	Couleur complémentaire
(7) Chakra couronne	violet	vert néon
Chakra supérieur du front	bleu violet	vert clair
Chakra de l'arrière de la tête	bleu glacier	brun noix
(6) Troisième œil	bleu indigo	vert jaune
(5) Chakra du cou	bleu roi	jaune soleil
Chakra du thymus	turquoise	rouge rubis
(4) Chakra du cœur	vert émeraude	magenta
Kalpa taru	vert herbe	lilas
(3) Chakra du plexus solaire	jaune canari	bleu foncé
Hara	orange jaune	bleu moyen
(2) Chakra sacré	orange	bleu clair
(1) Chakra racine	rouge éclatant	cyan

Les couleurs des chakras transpersonnels importants (Tableau 2. EXT)

Chakra	Couleur principale	Couleur complémentaire
Étoile de l'espace	bleu nuit	jaune craie
Étoile céleste	bleu foncé violet	or
Porte de guidance supérieure	bleu azur	or olive
Point de l'âme	bleu acier	vert olive
Point inca	orange saumon	bleu roi
Porte de guidance inférieure	brun clair	bleu bébé
Étoile terrestre	brun foncé	bleu clair
Étoile du temps	brun noir	bleu blanc

Achevé d'imprimer en juin 2007
sur les presses de la Nouvelle Imprimerie Laballery
58500 Clamecy
Dépôt légal : juin 2007
Numéro d'impression : 705201

Imprimé en France